Sport und Schlaf

Daniel Erlacher

Sport und Schlaf

Angewandte Schlafforschung für die Sportwissenschaft

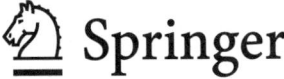

Daniel Erlacher
Institut für Sportwissenschaft
University of Bern Institut für Sportwissenschaft
Bern, Schweiz

ISBN 978-3-662-58131-5   ISBN 978-3-662-58132-2   (eBook)
https://doi.org/10.1007/978-3-662-58132-2

Die Deutsche Nationalbibliothek verzeichnet diese Publikation in der Deutschen National-bibliografie; detaillierte bibliografische Daten sind im Internet über http://dnb.d-nb.de abrufbar

Springer
© Springer-Verlag GmbH Deutschland, ein Teil von Springer Nature 2019
Das Werk einschließlich aller seiner Teile ist urheberrechtlich geschützt. Jede Verwertung, die nicht ausdrücklich vom Urheberrechtsgesetz zugelassen ist, bedarf der vorherigen Zustimmung des Verlags. Das gilt insbesondere für Vervielfältigungen, Bearbeitungen, Übersetzungen, Mikroverfilmungen und die Einspeicherung und Verarbeitung in elektronischen Systemen.
Die Wiedergabe von allgemein beschreibenden Bezeichnungen, Marken, Unternehmensnamen etc. in diesem Werk bedeutet nicht, dass diese frei durch jedermann benutzt werden dürfen. Die Berechtigung zur Benutzung unterliegt, auch ohne gesonderten Hinweis hierzu, den Regeln des Markenrechts. Die Rechte des jeweiligen Zeicheninhabers sind zu beachten.
Der Verlag, die Autoren und die Herausgeber gehen davon aus, dass die Angaben und Informationen in diesem Werk zum Zeitpunkt der Veröffentlichung vollständig und korrekt sind. Weder der Verlag, noch die Autoren oder die Herausgeber übernehmen, ausdrücklich oder implizit, Gewähr für den Inhalt des Werkes, etwaige Fehler oder Äußerungen. Der Verlag bleibt im Hinblick auf geografische Zuordnungen und Gebietsbezeichnungen in veröffentlichten Karten und Institutsadressen neutral.

Umschlaggestaltung: deblik Berlin
Fotonachweis Umschlag: © LMproduction/stock.adobe.com

Springer ist ein Imprint der eingetragenen Gesellschaft Springer-Verlag GmbH, DE und ist ein Teil von Springer Nature.
Die Anschrift der Gesellschaft ist: Heidelberger Platz 3, 14197 Berlin, Germany

Vorwort

Sport und Schlaf – das sind zwei Pole wie: Action und Ruhe, Höchstleistung und Paralyse. Größer könnte ein Kontrast kaum sein. Auf den ersten Blick. Auf den zweiten wird deutlich, dass sich Schlaf und Sport gegenseitig beeinflussen. Das Eine bedingt das Andere. Von daher ist es verwunderlich, dass der Zusammenhang zwischen den Leistungen am Tag und der Erholung in der Nacht so wenig Beachtung findet – weder in praktischen Anwendungsfeldern wie dem Leistungssport noch in der entsprechenden wissenschaftlichen Forschung.

Betrachtet man den Spitzensport, dann kann der Wachzustand vereinfacht – und nicht ganz ernst gemeint – als vorübergehende hyperaktive katabole Phase betrachtet werden, die dem Training, der Nahrungsaufnahme und dem Wettkampf dient. Aber warum schlafen wir? Warum hat die Evolution einen Zustand hervorgebracht, in dem der Mensch vollkommen inaktiv und schutzlos ist? Die Funktion des Schlafes muss enorm wichtig sein, denn er hat sich trotz gravierender Nachteile – wie der Tatsache, sich nicht vor Säbelzahntigern retten zu können – evolutionär durchgesetzt. Dabei verschläft der Mensch ein Drittel seines Lebens und er braucht den Schlaf wie das Essen und das Trinken. Noch mehr Rätsel hat uns die Natur mit dem nächtlichen Traumerleben aufgegeben. Warum produziert unser schlafendes Gehirn eine Fantasiewelt in der wir teilweise bizarre Abenteuer bestehen, dabei nicht einmal wissen, dass *wir* träumen und uns nach dem Erwachen selten an die Inhalte erinnern können? Im Alter von 40 Jahren haben wir gut drei Jahre in dem „holografischen Deck" in unserem Kopf verbracht. Und dennoch ist die Funktion des Traums noch schleierhafter als die Funktion des Schlafes.

Was hat das nun alles mit Sport zu tun? Dazu drei Beispiele: Auf einem Turnlehrgang üben junge Sportler zum ersten Mal einen Saltoabgang vom Reck, am Ende der Übungsstunde sitzt das neue Element noch nicht richtig. Am Nachmittag will man sich zum zweiten Training treffen. Lohnt sich ein Mittagsschlaf, um das neu gelernte zu festigen? Ein Mädchen träumt nachts davon, Bälle und Speere möglichst weit zu werfen. Am nächsten Tag fährt sie auf eine Schülermeisterschaft. Erzielt sie durch das nächtliche „Training" eine neue Bestweite? Bei den Olympischen Spielen steht der Medaillenhoffnung im Schwimmen ein wichtiges Qualifikationsrennen bevor. In der Nacht vor dem Wettkampf bekommt die Sportlerin kein Auge zu. Wird sich der versäumte Schlaf auf ihre Leistung auswirken? Antworten auf diese Fragen finden Sie in diesem Buch.

Zwischenzeitlich wird dem Schlaf im Sport eine gewisse Bedeutung zugeschrieben, deshalb ist eine grundlegende Aufklärung über das Thema Schlaf in der Sportpraxis wünschenswert. Der komplexe Gegenstand benötigt jedoch einer differenzierten Zusammenschau von vielen Faktoren – so wie sie im ersten Teil dieses Buchs beschrieben werden. Erst vor dem Hintergrund solider Grundlagen lassen sich im zweiten Buchteil verschiedene Anwendung im sportlichen Umfeld beschreiben und spezifische Empfehlungen für eine Reihe von Situation in der Sportpraxis formulieren. Dabei wird nicht der Anspruch gestellt, alle Facetten der Schlaf-Sport-Verknüpfung darzustellen – manche Anwendungen bleiben unberücksichtigt, einige Aspekte kommen zu kurz und vieles bleibt noch zu entdecken.

Dieses Buch ist das Ergebnis von einer nun zwanzigjährigen Auseinandersetzung mit den verschiedenen Themenfeldern in der Schnittstelle zwischen Schlafmedizin, Schlaf- und Traumforschung sowie Sportwissenschaft im Rahmen von Forschungsprojekten, Lehrveranstaltungen, Vorträgen, Beiträgen in Medien, Diskussionen sowie Beratungen und schliesslich durch die Betreuungen von allerhand Abschlussarbeiten und einigen Promotionen. Mein Dank geht deshalb an all jene Menschen, die mit mir über all diese Themen diskutiert und dadurch das Buch bereichert haben. Außerdem danke ich den Mitarbeiterinnen des Springer-Verlags, die sich für das Thema begeistern liessen und mich professionell während der Entstehung dieses Buches begleitet haben, insbesondere Renate Eichhorn und Ulrike Niesel. Unendlich dankbar bin ich Michael Schredl, meinem Mentor und Freund. Ohne seine kostbare Unterstützung würde es dieses Buch nicht geben. Mein grösster Dank geht an meine Liebsten: Carmen, Jola und Jakob. Ihr seid die Besten!

Inhaltsverzeichnis

I Grundlagen

1 Perspektiven der Sportwissenschaft 3
1.1 Trainingswissenschaftliche Perspektive 5
1.2 Sportmotorische Perspektive 6
1.3 Sportpsychologische Perspektive 8
1.4 Sportmedizinische Perspektive 9
1.5 Sportbiomechanische Perspektive 10
     Literatur 12

2 Einblicke in die Schlafforschung 13
2.1 Polysomnographie beim Menschen 14
2.2 Schlafkennwerte 18
2.3 Körperliche Inaktivität als Indikator von Schlaf 20
2.4 Subjektive Erfassung von Schlaf 22
2.5 Schlaf über die Lebensspanne 23
2.6 Funktionen des Schlafes 26
     Literatur 27

3 Zirkadianik und Schlafregulation 29
3.1 Biologische Rhythmen 30
3.2 Exogene oder endogene Steuerung 32
3.3 Isolationsexperimente beim Menschen 33
3.4 Neurobiologische Komponenten der Zirkadianik 37
3.5 Zwei-Prozess-Modell der Schlafregulation 39
     Literatur 41

4 Schlafstörungen im Überblick 43
4.1 Einteilung der Schlafstörungen 44
4.2 Insomnie 45
4.3 Schlafbezogene Atmungsstörungen 47
4.4 Hypersomnische Störungen 48
4.5 Zirkadiane Rhythmusschlafstörungen 49
4.6 Parasomnien 51
4.7 Bewegungsstörungen im Schlaf 52
     Literatur 53

5 Experimentell-psychologische Traumforschung 55
5.1 Definition eines Traums 56
5.2 Die Traumerinnerung 58
5.3 Methoden der Traumforschung 60
5.4 Inhalte von Träumen 62

5.5	Kontinuität zwischen Wacherleben und Trauminhalten	65
5.6	Funktionen des Träumens	66
	Literatur	67
6	**Das Phänomen Klartraum**	**69**
6.1	Definition eines Klartraums	70
6.2	Häufigkeit und Einflussfaktoren	72
6.3	Inhalte von Klarträumen	75
6.4	Klarträume im Schlaflabor	77
6.5	Induktion von Klarträumen	79
	Literatur	81

II Schlaf und Träume im Sport

7	**Schlafdeprivation und sportliche Leistung**	**85**
7.1	Schlafentzug, Schlafdeprivation und Schlafrestriktion	86
7.2	Auswirkung von Schlafdeprivation bei Tieren	87
7.3	Auswirkung von Schlafdeprivation beim Menschen	88
7.4	Schlafdeprivation und sportliche Leistungsfähigkeit	91
7.5	Sportpraktische Empfehlungen und Perspektiven	94
	Literatur	95
8	**Schlaf von Athletinnen und Athleten**	**97**
8.1	Schlafmessungen im Sport	98
8.2	Schläfrigkeit, Müdigkeit und Erschöpfbarkeit	99
8.3	Schlafverhalten in den Sportarten	101
8.4	Schlaf während Trainingsperioden	104
8.5	Sportpraktische Empfehlungen und Perspektiven	107
	Literatur	108
9	**Schlaf und sportliche Wettkämpfe**	**111**
9.1	Sportliche Wettkämpfe als Stressoren	112
9.2	Auswirkungen von Stress auf Schlaf	113
9.3	Schlaf vor und nach sportlichen Wettkämpfen	115
9.4	Schlaf während mehrtägiger Wettkämpfe	117
9.5	Sportpraktische Empfehlungen und Perspektiven	120
	Literatur	122
10	**Jetlag im Sport**	**125**
10.1	Beispiel einer Flugreise von Frankfurt nach Auckland	126
10.2	Unterscheidung Reisemüdigkeit und Jetlagsymptomatik	128
10.3	Flugreisen und sportliche Leistungsfähigkeit	129
10.4	Sportpraktische Empfehlungen und Perspektiven	131
	Literatur	133

11	**Gedächtniskonsolidierung im Schlaf**	135
11.1	Gedächtnissysteme	136
11.2	Experimentelle Herangehensweisen	137
11.3	Motorische Expertise und Schlafstadien	140
11.4	Schlafbegleitende „offline" Lernprozesse	142
11.5	Sportpraktische Empfehlungen und Perspektiven	143
	Literatur	144
12	**Sport fördert Schlaf**	147
12.1	Bewegung, Sport und Training	148
12.2	Auswirkung von Sport auf Schlaf	149
12.3	Sporttherapie bei Insomnie	151
12.4	Sporttherapie bei SBAS und RLS	153
12.5	Sportpraktische Empfehlungen und Perspektiven	154
	Literatur	155
13	**Sensorik und Motorik im Schlaf**	159
13.1	Innen und Außen	160
13.2	Wandeln im Schlaf	162
13.3	Wandeln im Traum	164
13.4	Interne Modelle im Schlaf und Traum	165
13.5	Sportpraktische Empfehlungen und Perspektiven	167
	Literatur	168
14	**Traumerleben von Athletinnen und Athleten**	171
14.1	Kontinuität zwischen Sport und Trauminhalt	172
14.2	Albträume vor sportlichen Wettkämpfen	175
14.3	Kreative Träume im Sport	176
14.4	Konsolidierung und Trauminhalte	178
14.5	Sportpraktische Empfehlungen und Perspektiven	179
	Literatur	180
15	**Techniktraining im Klartraum**	183
15.1	Definition Klartraumtraining	184
15.2	Anekdotische Berichte und weitere Befunde	186
15.3	Klartraumtraining unter der Forschungs-Lupe	188
15.4	Wirkungsweise des Klartraumtrainings	191
15.5	Sportpraktische Empfehlungen und Perspektiven	194
	Literatur	195

Grundlagen

Inhaltsverzeichnis

Kapitel 1   Perspektiven der Sportwissenschaft – 3

Kapitel 2   Einblicke in die Schlafforschung – 13

Kapitel 3   Zirkadianik und Schlafregulation – 29

Kapitel 4   Schlafstörungen im Überblick – 43

Kapitel 5   Experimentell-psychologische Traumforschung – 55

Kapitel 6   Das Phänomen Klartraum – 69

Perspektiven der Sportwissenschaft

1.1 Trainingswissenschaftliche Perspektive – 5

1.2 Sportmotorische Perspektive – 6

1.3 Sportpsychologische Perspektive – 8

1.4 Sportmedizinische Perspektive – 9

1.5 Sportbiomechanische Perspektive – 10

Literatur – 12

© Springer-Verlag GmbH Deutschland, ein Teil von Springer Nature 2019
D. Erlacher, *Sport und Schlaf*, https://doi.org/10.1007/978-3-662-58132-2_1

Auf einem Turnlehrgang trainieren junge Sportler zum ersten Mal einen Saltoabgang vom Reck. Ein Mädchen übt den Ballwurf für eine Schülermeisterschaft. Bei den olympischen Sommerspielen steht der Medaillenhoffnung im Schwimmen ein wichtiges Qualifikationsrennen bevor. Die Welt des Sports ist bunt, vielfältig und bietet etwas, an dem es den meisten Menschen mangelt: Erlebnisse. Der „Sport" reicht in viele Lebensbereiche. Er ist Teil der Kultur. Teil der Gesellschaft. Er reicht vom Spitzensport, von Olympischen Spielen, bis zum Breiten-, Gesundheits- und Schulsport. Er umfasst Athletinnen und Athleten, die durch tägliches Training ihr Geld verdienen, Jungen und Mädchen, die zum ersten Mal einen Purzelbaum schaffen, Seniorinnen und Senioren, die sich mit Zumba oder auf Langlaufskiern fithalten. Der Sport ist strukturiert und organisiert – in Vereinen, Ligen, Schullehrplänen oder in Regelwerken. Er umfasst klassische Jahrtausende alte Sportarten wie das Laufen oder das Ringen. Und moderne Trendsportarten wie Parcours oder Crossfit.

Die Sportpraxis wirft dementsprechend viele Fragen auf: Wie häufig müssen die Jungs trainieren, bis der Salto sitzt? Welche Rückmeldung soll die Lehrerin dem Mädchen nach einem misslungenen Wurf geben, um den Lernprozess zu optimieren? Wie kann die Schwimmerin ihre mentale Stärke verbessern, um eine Top-Leistung im Rennen abzurufen? Die Beispiele zeigen, dass die Fragen und ihre Antworten stark von den jeweiligen Blickwinkeln abhängen: In diesem Fall von einem trainingswissenschaftlichen, sportmotorischen und sportpsychologischen. Sie zählen zu den sportwissenschaftlichen Disziplinen, die einen natur- und sozialwissenschaftlichen Hintergrund pflegen, und werden in diesem Kapitel näher vorgestellt. Ein Ziel soll dabei sein, vor allem jene Leserinnen und Leser abzuholen, die kaum einen Bezug zur Sportwissenschaft haben und durch diese Ausführungen einen ersten Einblick in die akademische Welt des Sports erhalten.

Die Perspektiven sind dabei nicht willkürlich ausgewählt, sondern betreffen die Themenfelder mit interessanten Bezügen zur Schlaf- und Traumforschung: Lohnt es sich nach den Reckübungen ein Mittagsschlaf zu machen, um sich schneller zu regenerieren oder gar das neu gelernte zu festigen? Vor der Schülermeisterschaft träumt das Mädchen nachts davon, Bälle und Speere möglichst weit zu werfen. Wird sie durch das nächtliche „Training" eine neue Bestweite erreichen? In der Nacht vor dem Wettkampf bekommt die Schwimmerin kein Auge zu. Wird sich der versäumte Nachtschlaf auf ihre Leistung auswirken? Neben der Trainingswissenschaft, Sportmotorik und Sportpsychologie sollen noch die Sportmedizin und die Sportbiomechanik in den Blick genommen werden. Auch hier ergeben sich interessante Anknüpfungspunkte. Damit werden fünf der elf Sektionen angesprochen, die unter dem Dach der *Deutschen Vereinigung für Sportwissenschaft* beheimatet sind und die Vielfalt der natur-, sozial- oder geisteswissenschaftlichen Perspektiven wiederspiegelt. Für eine ausführliche Einführung in das akademische Fach Sportwissenschaft in Forschung und Lehre sei auf „Das Lehrbuch für das Sportstudium" (2013) herausgegeben von Arne Güllich und Michael Krüger verwiesen [5].

> **Ziel der Sportwissenschaft ist aus unterschiedlichen natur-, sozial- oder geisteswissenschaftlichen Perspektiven, den Sport und das Sporttreiben der Menschen zu beschreiben, zu verstehen und zu erklären.**

1.1 Trainingswissenschaftliche Perspektive

Gegenstand. Die Trainingswissenschaft ist die Teildisziplin der Sportwissenschaft, die sich mit der inhaltlichen Gestaltung und Planung von Training beschäftigt [8]. Es geht beispielsweise um die Frage, wieviel Gewicht man mit welchen Übungen wie häufig bewegen muss, damit der Bizeps an Masse zulegt und dadurch kräftiger wird. Eng verknüpft mit dem Training ist die Regeneration, denn bei der Trainingsplanung geht es auch immer um die Gestaltung von Erholungspausen – sei es als Pausen innerhalb eines Trainings oder als Pausen zwischen Trainingseinheiten. Wenn durch ein Hanteltraining die Muskulatur beansprucht wird, werden katabole, also den Abbaustoffwechsel betreffende, Prozesse in Gang gesetzt. Beispielsweise wird Energie verbraucht, muskuläre Strukturen beansprucht (evtl. geschädigt), damit sich der Körper erschöpft. Nach dem Training muss die Homöostase, das Gleichgewicht, im Körper wiederhergestellt werden. In der Regeneration dominieren deshalb anabole, also den Aufbaustoffwechsel betreffende, Prozesse. Damit verbunden ist das Auffüllen von Energiespeichern und das Wiederherstellen von verletzten Muskelstrukturen. Durch wiederholte körperliche Belastung adaptiert der Körper an diese Trainingsreize mit einer effizienteren Energieversorgung und einer kräftigeren Muskulatur; was letztlich in einer gesteigerten Leistungsfähigkeit resultiert. Wenn im trainingswissenschaftlichen Sinn von Leistungsverbesserung gesprochen wird, dann bezieht sich die Verbesserung auf die sportmotorischen Fähigkeiten: Kraft, Ausdauer, Schnelligkeit, Beweglichkeit und Koordination. Bei der Regeneration steht neben der zeitlichen Einschätzung, also der Frage, wie lange es dauert bis sich verschiedene Prozesse des Körpers erholt haben, auch die Frage im Raum, ob diese Zeit durch Regenerationsmaßnahmen verkürzt werden kann. Typische Angebote sind beispielsweise Kälteanwendungen, Autogenes Training, Massagen, aber auch Ernährung und Schlaf, um einerseits die Energievorräte wieder zu füllen und andererseits Muskelgewebe zu restaurieren.

Theoretische Verankerung. Die Trainingswissenschaft ist zunächst aus den Erfahrungen erfolgreicher Athletinnen und Athleten entstanden. Es ist somit ein ureigenes Feld der Sportwissenschaft. Durch die systematische Beobachtung identifizierte man jene Trainingsstrategien, die zu Goldmedaillen führten. Die Leistungsoptimierung stand dabei lange Zeit im Rampenlicht und die Rezepte erfolgreicher Trainerinnen und Trainer galten als ein heiliges Gut. Da induktiv gewonnenes Wissen aber auch falsche Schlüsse zulässt, wurden die „Meisterlehren" zunehmend im Rahmen sportmedizinischer Untersuchungen auf den wissenschaftlichen Prüfstand gestellt. Für die Regeneration spielt die Physiologie die wichtigste Rolle. Da in diesem Bereich die Sportmedizin in den vergangenen Jahrzehnten keinen eindeutig verlässlichen biologischen Marker identifizieren konnte, gewinnt auch immer mehr die Sportpsychologie an Bedeutung. So kann beispielsweise die Kreatinkinase als physiologischer Belastungsparameter zwar die Veränderungen durch Training widerspiegeln, allerdings ist er nicht in der Lage, Übertrainingszustände frühzeitig vorherzusagen [9]. Dort könnte das Erstellen eines Erholungsprofils anhand von psychologischen Indikatoren ein besserer Prädiktor für Übertraining sein.

Forschungsmethoden. Die quantitative Erfassung von normativen Belastungsvorgaben wie Umfang, Dauer, Häufigkeit müssen in der Trainingswissenschaft genauso vorgenommen werden, wie die systematische Beschreibung von psychologischen und physiologischen Beanspruchungsparametern wie Herzfrequenz, muskuläre Sauerstoffsättigung oder mentale Leistungsfähigkeit. Die Identifikation, Beschreibung, Entwicklung und Normierung von geeigneten Trainingsparametern steht dabei im Vordergrund. In der Leistungsdiagnostik werden sportmotorische Tests und sportmedizinische Verfahren angewendet. Das in Deutschland vom Bundesinstitut für Sportwissenschaft geförderten Verbundprojekt „Regenerationsmanagement im Spitzensport" (REGman) ist ein aktuelles Projekt, welches ein Paradebeispiel für angewandte Forschung in Kooperation von Trainingswissenschaft, Sportmedizin und Sportpsychologie wiederspiegelt [11]. Darin geht es um die Entwicklung von unterschiedlichen physiologischen und psychometrischen Messinstrumenten zur Quantifizierung und Erfassung von Erholung und Beanspruchung im Sport.

Bezüge zur Schlaf- und Traumforschung. Der Leistungssport ist das klassische Anwendungsfeld der Trainingswissenschaft. Trainerinnen und Trainer sind demnach genauso an der optimalen Ausnützung und Planung von Belastungsnormativen interessiert wie Ihre Schützlinge. Vor allem in der Regeneration durch Schlaf dürfte hiernach ein großes Interesse der Trainingswissenschaft bestehen (▶ Kap. 7, 8, und 9). Darüber hinaus ist das Wissen über den optimalen Umgang mit Jetlag (▶ Kap. 10) als auch die Kenntnisse um die Auswirkungen von Schlafentzug (▶ Kap. 7) von besonderer Relevanz.

1.2 Sportmotorische Perspektive

Gegenstand. Die Sportmotorik ist die Teildisziplin der Sportwissenschaft, die sich mit den inneren Mechanismen der Bewegungskontrolle und dem Bewegungslernen im sportreibenden Individuum auseinandersetzt [7]. Es geht beispielsweise um die Frage wie die internen Kontrollprozesse der Stützmotorik agieren, damit eine Gymnastin auf einem Schwebebalken balancieren kann, oder wie die neuromuskuläre Ansteuerung sich verändert, damit im Laufe der Zeit eine Basketballerin häufiger in den Korb trifft. Motorik bezieht sich auf die efferenten Nervenbahnen, die vom Gehirn an die Skeletmuskulatur ziehen und dadurch Bewegungen ermöglichen. Die Bewegungen führen zu Handlungen, die ein intendiertes Handlungsziel, wie das Werfen eines Balls in den Korb, um dadurch ein Spiel zu gewinnen, erreichen lässt. Der Fokus auf die Motorik ist dabei etwas unglücklich, da die Rückmeldung über Erfolg bzw. Misserfolg der Motorik nur in der Sensorik also in der Wahrnehmung erfolgen kann: Ball im Korb-Ball daneben. Sensorik bezieht sich auf die afferenten Nervenbahnen, die von sämtlichen Sinneszellen im Körper in das Gehirn ziehen und dadurch die Motorik-relevante Informationen und die Wahrnehmung bildet. Um diesem Wechselspiel gerecht zu werden, müsste man eigentlich von Sensomotorik sprechen oder von Wahrnehmungs-Handlungs-Kopplung, wenn das Zusammenspiel auf einer höheren Ebene verorten werden soll. Die Ziele der Sportmotorik beziehen sich auf die Bewegungskontrolle und das Bewegungslernen im sportlichen Kontext. In der Sportpraxis werden die Befunde beispielsweise aus dem motorischen Lernen auf methodische Übungsreihen übertragen, um so ein rasches Einüben zu ermöglichen. Beispielsweise kann der Basketballwurf über die Metapher einer Peitsch veranschaulicht werden, um das Abklappen der Wurfhand zu vermitteln. Dabei kann die Anordnung von unterschiedlichen Bewegungsausführungen, die Gabe von Rückmeldung oder Fokussierung der Aufmerksamkeit bei der Bewegungsausführung thematisiert werden.

Theoretische Verankerung. Die Sportmotorik bedient sich bei allen Fachdisziplinen, die ganz allgemein Bewegungen verstehen, erklären oder nachbilden möchten. Schließlich sollten die zu ergründenden Kontrollmechanismen bei einem Basketballwurf sich

1.2 · Sportmotorische Perspektive

nicht grundsätzlich unterscheiden, wenn ein Kind, eine Leistungssportlerin oder ein Bäcker einen Ball wirft. Innerhalb der Psychologie sind das vor allem kognitionswissenschaftliche Denkrichtungen der Motorik und in der Medizin die Neurologie, die sich mit Bewegungsstörungen beschäftigt. Aber auch die Informatik und Ingenieurswissenschaft, die sich daran versucht, Robotern das Werfen beizubringen, hat ein reges Interesse an dem Thema. In den aktuellen Theorien zur Motorik werden vor allem interne Modelle diskutiert, welche die motorischen Kommandos mit den sensorischen Konsequenzen in Beziehung setzen. Üblicherweise wird dort von einem inversen Modell und einem Vorwärtsmodell ausgegangen. Das inversen Modells berechnet die Efferenzen, die unter gegebenen situativen Bedingungen erforderlich sind, um eine Bewegung zu erzeugen, mit welcher der intendierte Effekt erzielt wird. Das Vorwärtsmodell errechnet die Effekte, die unter gegebenen situativen Bedingungen bei bestimmten efferenten Signalen eintreten würden. Tatsächliche Handlungsergebnisse können so mit den simulierten Effekten verglichen und mit den zugehörigen motorischen Kommandos verknüpft werden.

Forschungsmethoden. Die Forschungsmethoden sind vor allem im Experiment verankert. Um grundlegende motorische Mechanismen zu verstehen, werden relevante Parameter systematisch in Kontroll- und Lernaufgaben verändert, beispielsweise die Variation des Aufmerksamkeitsfokus auf die Hand oder den Korb beim Basketball-Freiwurf. Die Überbrückung des Theorie-Praxis-Grabens, also die Untersuchung von möglichst sportmotorischen Bewegungen, ist dabei eine stetige Herausforderung. Allzu häufig sind die Laborexperimente zu „künstlich", um die Ergebnisse auf die Welt des Sports direkt zu übertragen. Nicht zu Letzt aus diesem Grund, werden immer häufiger auch Virtuelle Realitäten im Labor erzeugt, um so eine möglichst sportnahe Untersuchung zu ermöglichen (◘ Abb. 1.1).

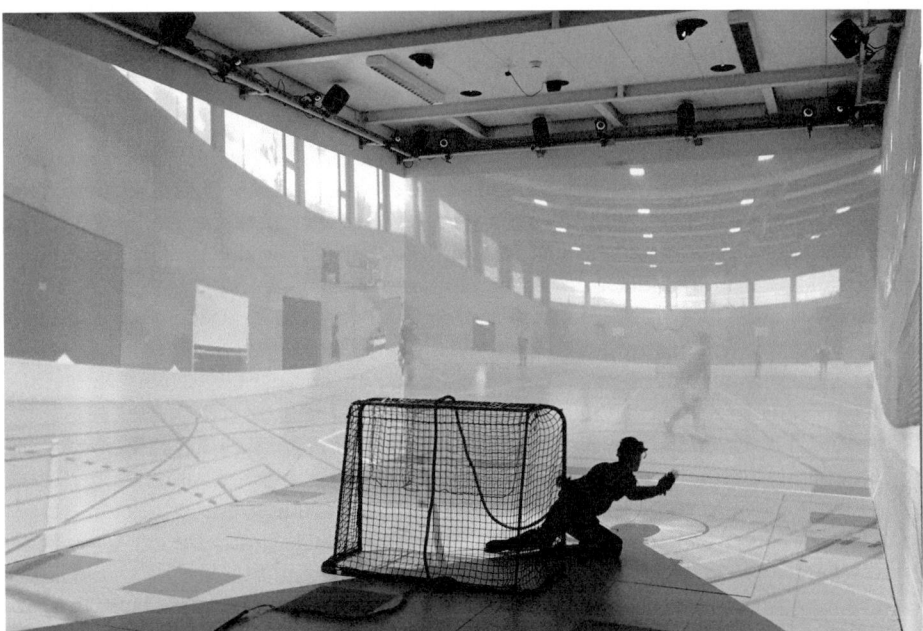

◘ Abb. 1.1 Einblick in die Laborforschung unter möglichst realen Bedingungen (mit freundlicher Genehmigung von Steven Lingenhag)

Bezüge zur Schlaf- und Traumforschung. Die Sportmotorik hat im Rahmen der Gedächtniskonsolidierung einen ersten zaghaften Austausch mit der Schlafforschung gewagt, beispielsweise in Studien, in denen nach dem Erlernen von sportlichen Bewegungen (z. B. Trampolinspringen) der nachfolgende Schlaf im Labor gemessen wurde (▶ Kap. 11). Ansonsten sind Berührungspunkte zur Schlaf- und Traumforschung in der Sportmotorik eher sporadisch. Ein besonderes Interesse dürfte die Ausführungen über das Wechselspiel von Sensomotorik und Schlaf wecken (▶ Kap. 13). Darüber hinaus sollten auch die Befunde zum motorischen Lernen im Klartraum aufhören lassen. Sind die Lerneffekt dort wie beim mentalen Training durch ein „mentales" bewegen ohne tatsächliche Ausführung erzeugt worden. Die Erklärungsansätze dahinter dürften auch motorischen Lerntheorie betreffen (▶ Kap. 15).

1.3 Sportpsychologische Perspektive

Gegenstand. Die Sportpsychologie ist die Teildisziplin der Sportwissenschaft, die sich mit den psychischen Komponenten des Sporttreibens auseinandersetzt [3]. Die Sportpsychologie ist ein weitgefächerter Bereich und deckt dabei unterschiedliche Themen ab. Es geht beispielsweise um die Frage, warum Menschen überhaupt Sport treiben und welche Motive eine Rolle spielen, wenn ein Mensch lieber in den Bergen klettert anstatt Handball zu spielen. Neben diesen theoretischen Fragen widmet sich die Sportpsychologie aber auch angewandten Fragen und versucht beispielsweise die mentale Stärke von Athletinnen und Athleten durch sportpsychologische Verfahren zu fördern. Drei Anwendungsfelder der Sportpsychologie sollen hier hervorgehoben werden: sportpsychologische Trainingsverfahren, Wettkampfangst und die psychologische Sicht auf Erholung und Beanspruchung. Zu den sportpsychologischen Trainings zählen Verfahren, die sich auf die Bewegungsregulation oder die Handlungsregulation beziehen. Im Rahmen der erst genannten Verfahren ist vor allem das Mentale Training bekannt [4]. Dabei wurde mehrfach gezeigt, dass das wiederholte mentale Ausführen beispielsweise eines Freiwurfs im Basketball die tatsächliche Trefferquote verbessert. Zu den zweit genannten Verfahren zählen psychoregulative Verfahren wie das Autogene Training oder die progressive Muskelentspannung. Diese Interventionen sollen Sportlerinnen helfen, die beispielsweise Angst in einer Wettkampfsituation erleben, ihre negativen Emotionen zu regulieren. Das dritte Anwendungsfeld bezieht sich auf die bereits bei der Trainingswissenschaft erwähnten Vorteile von psychophysiologischen Befindlichkeitsskalen, um die Erholung und Beanspruchung im Trainingszyklus zu monitoren.

Theoretische Verankerung. Die Mutterwissenschaft der Sportpsychologie ist die Psychologie, die sowohl in der Grundlagenforschung als auch in der klinischen Anwendung wurzelt. Die klassischen Felder der Psychologie wie Wahrnehmung, Kognition, Emotion, Motivation, Entwicklung oder Persönlichkeit werden dabei auf sportliche Themen übertragen. Die Beschreibung von menschlichem Verhalten in Person-Situation-Bezug zu erklären, ist das Anliegen vieler theoretischer Ansätze. Beispielsweise erhielt die Handlungstheorie in der Sportpsychologie eine große Beachtung. Dort wird der Mensch als aktives, handelndes Wesen angesehen, das sich zukunftsorientierte Ziele setzt und in der Lage ist, sein Handeln zu planen und zu reflektieren. Dieses Modell wurde beispielsweise herangezogen, um die Motivation von Sportlerinnen und Sportlern im Hochleistungssport zu erklären. Die angewandte Sportpsychologie versucht theoretisch gewonnen Erkenntnisse auf den Sport zu übertragen. Ein anschauliches Beispiel ist der so genannte

Trainingsweltmeister. Also ein Sportler, der zwar im Training absolute Bestleistungen zeigt, aber im Wettkampf nicht seine optimale Leistung abrufen kann. Liegen die Ursachen dabei in einer emotionalen Dysfunktion, kann durch verhaltenstherapeutische Intervention dem Athleten eine hilfreiche Strategie angeboten werden.

Forschungsmethoden. Die Forschungsmethoden der Sportpsychologie weist ein breites Spektrum auf und reichen von der Psychometrie, also der psychologischen Diagnostik, über das Experiment hin zur Interventionsstudie. Für die individualisierte Intervention bei Sportlerinnen und Sportlern durch mentales Training gibt es umfassende Forschungsarbeiten sowohl in der Grundlagenforschung als auch in der sportpraktischen Anwendung [10]. Beim Umgang mit Wettkampfangst bedarf es maßgeschneiderter psychometrischer Skalen wie das Wettkampfangstinventar (WAI) [2]. Für das Monitoren beispielsweise des Risikos zum Übertraining ist die Kurzskala zur Erfassung von Erholung und Beanspruchung (KEB) im Sport sehr gut geeignet [6]. Diese lassen sich im Trainings- und Wettkampfverlauf auch in der Forschung im Spitzensport anwenden.

Bezüge zur Schlaf- und Traumforschung. Die Schlaf- und Traumforschung spielt in der Sportpsychologie noch eine untergeordnete Rolle. Die zuvor dargestellten drei Anwendungsbeispiele sollten für Sportpsychologinnen und Sportpsychologen, die in der Sportpraxis tätig sind, jedoch ersichtlich sein. Das Klartraumtraining bietet eine kognitive Trainingsintervention, die weit über das Einüben von Techniken hinausweist. Das Schlafmanagment vor, während und nach Wettkämpfen im Sport (▶ Kap. 15) und das Vermitteln von geeigneten Strategien sollten zu dem festen Bestandteilen der sportpsychologischen Betreuung zählen (▶ Kap. 9). Nicht nur im Bezug zur Wettkampfangst, sondern auch in den psychologischen Facetten der Beanspruchungs- und Regenerationsprozesse sollten Schlafprobleme ein ernst zu nehmendes Signal darstellen. In der Individualisierung von Diagnostik, Ermüdungsbeurteilung und Regenerationsinterventionen wird der Schlaf bereits fest verankert (▶ Kap. 8). In wie fern auch Trauminhalte zusätzliche Informationen für die Diagnostik und Intervention darbietet könnte ein spannendes Forschungsfeld sein (▶ Kap. 14).

1.4 Sportmedizinische Perspektive

Gegenstand. Die Sportmedizin ist die Teildisziplin der Sportwissenschaft, die den Einfluss von sportlicher Aktivität auf den menschlichen Körper aus klinischer als auch aus leistungsphysiologischer Sicht untersucht [1]. Am geläufigsten ist wohl der Sportmediziner, der auf das Spielfeld rennt, wenn sich ein Superstar im Zweikampf verletzt hat. Das liegt auf der Hand, da bei traumatischen Ereignissen wie Prellungen, Stauchungen, Quetschungen der Bewegungsapparat am ehesten leidet und wieder „in Ordnung" gebracht werden muss. Die Kenntnisse über das funktionelle Zusammenspiel von Knochen, Gelenk und Muskeln ist demnach ein fundamentales Basiswissen. Die Physiologie spielt ebenfalls eine wichtige Rolle, beispielsweise ist die Bereitstellung von Energie ein limitierender Faktor in vielen leistungssportlichen Bereichen. Die Energiebereitstellung wird durch die Zufuhr von Nährstoffen, die Ventilation von Atemgasen, die Zirkulation des Blutes und den „Abnehmern" in den Muskeln reguliert, um grob die wichtigsten Eckpfeiler zu benennen. Ein weiterer Kernbereich betrifft die Kommunikation im Körper, sei es über Nervenbahnen, um das Zusammenspiel von Muskeln zu koordinieren, oder über Hormone, um katabole und anabole Prozesse im gesamten Körper zu regulieren. Die Themen von sportrelevanten Anknüpfungspunkten ließen sich beliebig fortsetzen. Hier soll jedoch ein weiterer Gegenstand der Sportmedizin genannt werden: Die systematische Evaluation von sporttherapeutischen Effekten in der Gesundheitsförderung, Primärprävention, Frühbehandlung und Rehabilitation. Mehrfach wurde dabei gezeigt, dass beispielsweise Sporttherapie positiv bei der Behandlung von körperlichen Erkrankungen (z. B. Rückenschmerzen) und psychiatrischen Störungen (z. B. Depression) wirkt.

Theoretische Verankerung. Die Sportmedizin ist eine Querschnittsdisziplin und orientiert sich an dem Wissen der Orthopädie, Neurologie, Pneumologie, Kardiologie, Endokrinologie und so weiter. Die einzelnen Bereiche liefern die Kenntnisse über den anatomischen Aufbau der einzelnen Organsysteme oder deren funktionelle Teile wie den Bewegungsapparat, das Nervensystem, die Lunge, das Herz oder den Hypothalamus. Die Physiologie beinhaltet das Wissen der Organfunktionen in Ruhe sowie unter körperlicher Arbeit wie das Nerv-Muskel-Zusammenspiel, die Ventilation, die Zirkulation oder die hormonelle Regulation. Die Zusammenschau aller biologischer Prozesse bietet somit ein grundlegendes Verständnis, um beispielsweise Leistungsveränderungen durch Training zu verstehen. Die Pathophysiologie beschreibt dagegen krankhafte Veränderungen des menschlichen Körpers, die einerseits Einblicke in die Funktion der betroffenen Organsysteme gibt und andererseits klinisch zu behandeln sind.

Forschungsmethoden. Die Forschungsmethoden sind sowohl im Grundlagenbereich als auch im klinischen Bereich verankert. Als Paradebeispiel der deutschsprachigen Sportmedizin sei auf die Ergometrie und Leistungsdiagnostik verwiesen. Die unzähligen Forschungsarbeiten beispielsweise über Lactatveränderungen unter Belastung führten zu einem unschätzbaren Wissen sowohl in der Forschung über den metabolischen Stoffwechsel als auch im Leistungssport für die Bestimmung von Leistungszustand, Trainingsvorgaben und Adaptationseffekten. Im klinischen Kontext sind randomisierte kontrollierte Interventionsstudie mit sportlicher Intervention auf verschiedene Erkrankungen zu nennen. Beispielhaft hierfür sei der Einfluss von High Intensity Training in der kardiovaskulären Rehabilitation aufgeführt.

Bezüge zur Schlaf- und Traumforschung. Die Schlafforschung dürfte für Sportmedizinerinnen und Sportmediziner in allen leistungssportlichen und therapeutischen Bezügen interessant sein. Im Rahmen der Regeneration spielt der Schlaf eine wichtige Rolle, das Verständnis über die Schlafphysiologie, Zirkadianik und Schlafstörungen sollte demnach ein sportmedizinisches Grundwissen darstellen (▶ Kap. 2, 3, und 4). In der Vorbereitung auf sportliche Großveranstaltungen wie die Olympischen Spiele hat die sportmedizinische Betreuung eine wichtige Rolle. Für die optimale Reiseorganisation und die Akklimatisation vor Ort sind demnach das Wissen um den Jetlag (▶ Kap. 10) als auch um die Auswirkungen von Schlafentzug (▶ Kap. 7) von besonderer Relevanz. In den Anwendungsfeldern sei exemplarisch auf den sporttherapeutischen Effekt bei verschiedenen Schlafstörungen vornehmlich der Insomnie verwiesen (▶ Kap. 12).

1.5 Sportbiomechanische Perspektive

Gegenstand. Die Sportbiomechanik ist die Teildisziplin der Sportwissenschaft, die sich mit den physikalischen Eigenschaften des Körpers und der sportlichen Bewegung auseinandersetzt [12]. Während die Sportmedizinerin daran interessiert ist einen Knochen zu heilen, analysiert die Sportbiomechanikerin, bei welcher Krafteinwirkung beispielsweise bei der Landung nach einem doppelten Salto im Kunstturnen der Knochen überlastet wird und evtl. bricht. Das Interesse kann sich dabei auf einzelne Gewebestrukturen konzentrieren oder aber auf die physikalische Beschreibung des Körpers in unterschiedlichen Sportsituationen. Die Unterteilung der Themen in innere und äußere Biomechanik ist dabei sinnvoll und notwendig. Der Bewegungsapparat mit der engen Kopplung zwischen Skelett und Muskeln wird dabei als mechanisches System angesehen. Das Skelett mit der Gesamtheit aller Knochen, Knochenverbindungen und Gelenken bildet das Gerüst. Die quer gestreifte Muskulatur, die nahezu am gesamten Skelett angeheftet ist und Gelenke überspannt, bildet den „Motor", der Kräfte erzeugt und Gelenkswinkel verändert. Die Impulse erhalten Sie durch das Nervensystem. Die exakte Darstellung des Bewegungsapparats hilft, die einzelnen Teilbewegungen zu beschreiben, die eine bestimmte Funktion aufweisen. Mit dieser funktionalen Analyse gelingt es Bewegungsstrukturen aufzuzeigen, um damit Bewegungen besser verstehen, erklären und optimieren zu können. Die Ziele der Sportbiomechanik reichen dabei von der Optimierung von sportmotorischen Bewegungstechniken, hin zu Analyse von Belastungen für die Verletzungsprophylaxe, aber auch der Optimierung von Sportgeräten oder Sportbekleidung.

Theoretische Verankerung. Die Wurzeln der Sportbiomechanik liegen in der Physik und Ingenieurswissenschaft. Die Gesetze der klassischen Mechanik sind fundamental und gliedern sich in die Dynamik und Kinematik. Gelenke sind Anwendungsbeispiele für Rotationsbewegungen, deren Drehmomente einen Ball im schiefen Wurf fliegen lassen. Die biomechanischen Größen weisen dabei die gesamte Bandbreite von physikalischen Parametern auf, die es ermöglichen Bewegungen zu messen. Die Raum-Zeitlichen-Veränderungen werden physikalisch betrachtet und liefern somit die Randbedingungen des Bewegungsraums und eröffnen damit die Möglichkeit der Optimierung. Zudem können auch komplexe Merkmale wie Arbeit und Energie beispielsweise einer Trainingseinheit aus den physikalischen Größen kalkuliert werden. Zudem gewinnt die Modellierung und Simulation von sportmotorischen Bewegungen zunehmend an Bedeutung.

Forschungsmethoden. Die Forschungsmethoden sind empirisch angelegt. Jegliche physikalische Größe die erfasst werden kann, wird erfasst. Die exakte Messung von biomechanischen Bewegungsmerkmalen (z. B. Gelenkwinkel, Bodenreaktionskräfte, Muskelaktivitäten) stellen hohe Ansprüche an die Messsysteme. Darum ist die Ingenieurwissenschaften auch außerordentlich gefragt, um die Messanforderungen der technischen Instrumente umzusetzen. Die sportbiomechanischen Methoden unterteilen sich in die Anthropometrie, also die mechanische Charakterisierung des Körpers oder Körpersegmenten (z. B. Waagen, Maßbänder), die Kinemetrie, also die Erfassung von räumlich-zeitlicher Merkmale bei Bewegungen (z. B. Stoppuhr, Videokameras), die Dynamometrie, also die Erfassung von kraftbezogenen Merkmalen von Bewegungen (z. B. IMUs, Kraftmessplatten), und die Elektromyographie, also die Erfassung von elektrischen Signale hervorgerufen durch Muskelkontraktionen.

Bezüge zur Schlaf- und Traumforschung. Die Querbezüge zur Schlafforschung sind vor allem in der exakten Messung von biomechanischen Größen zu sehen und dabei dürfte das Interesse der Schlafmedizin grösser an der (Sport-)Biomechanik sein, als umgekehrt. Beispielsweise ist die Elektromyographie eine wichtige Messgröße in der Polysomnographie (▶ Kap. 2). Der Parameter spiegelt das Nachlassen der Körpermuskulatur und in REM-Schlaf die Muskelatonie wieder. In wie fern diese Null-Aktivität sich im EMG vor dem Hintergrundrauschen sinnvoll erfassen lässt, wäre eine spannende Frage. Aber auch die exakte Bestimmung von energetischen Größen als Dosis-Angabe einer Sporttherapie, um die nachfolgende Wirkung in Schlafveränderungen zu beurteilen (▶ Kap. 12) oder auch die Objektivierung von muskulärer Erschöpfung durch EMG-Messungen und der mögliche Wiederhall von Regenerationsprozessen in der schlafenden

Muskulatur (▶ Kap. 7 und 8), dürften interessante Anwendungsfelder sein. Schließlich könnte man auch bei der Modellierung von Motorik und Schlaf auf Inputs aus der sportbiomechanischen Modellbildung hoffen (▶ Kap. 13).

Literatur

1. aus der Fünten, K., Faude, O., Skorski, S., & Meyer, T. (2013). Sportmedizin. In A. Güllich & M. Krüger (Hrsg.), *Sport. Das Lehrbuch für das Sportstudium* (S. 171–210). Berlin: Springer.
2. Brand, R., Ehrlenspiel, F., & Graf, K. (2009). *Das Wettkampfangst-Inventar. Manual*. Bonn: Bundesinstitut für Sportwissenschaft.
3. Conzelmann, A., Hänsel, F., & Höner, O. (2013). Individuum und Handeln – Sportpsychologie. In A. Güllich & M. Krüger (Hrsg.), *Sport. Das Lehrbuch für das Sportstudium* (S. 270–335). Berlin: Springer.
4. Erlacher, D. (2010). Mentales Training als Simulation. *Zeitschrift für Sportpsychologie, 17*, 69–77.
5. Güllich, A., & Krüger, M. (2013). *Sport. Das Lehrbuch für das Sportstudium*. Berlin: Springer.
6. Hitzschke, B., Holst, T., Ferrauti, A., Meyer, T., Pfeiffer, M., & Kellmann, M. (2016). Entwicklung des Akutmaßes zur Erfassung von Erholung und Beanspruchung im Sport. *Diagnostica, 62*, 212–226.
7. Hossner, E.-J., Müller, H., & Voelcker-Rehage, C. (2013). Koordination sportlicher Bewegungen – Sportmotorik. In A. Güllich & M. Krüger (Hrsg.), *Sport. Das Lehrbuch für das Sportstudium* (S. 211–335). Berlin: Springer.
8. Hottenrott, K., & Hoos, O. (2013). Sportmotorische Fähigkeiten und sportliche Leistungen – Trainingswissenschaft. In A. Güllich & M. Krüger (Hrsg.), *Sport. Das Lehrbuch für das Sportstudium* (S. 439–501). Berlin: Springer.
9. Kellmann, M., Bertollo, M., Bosquet, L., Brink, M., Coutts, A. J., Duffield, R., ... Beckmann, J. (2018). Recovery and performance in sport: Consensus statement. *International Journal of Sports Physiology and Performance, 13*, 1150–1154.
10. Mayer, J., & Hermann, H.-D. (2015). *Mentales Training. Grundlagen und Anwendungen in Sport, Rehabilitation, Arbeit und Wirtschaft* (3. Aufl.). Heidelberg: Springer Medizin.
11. Meyer, T., Ferrauti, A., Kellmann, M., & Pfeiffer, M. (2016). *Regenerationsmanagement im Spitzensport. REGman – Ergebnisse und Handlungsempfehlungen*. Bonn: Sportverlag Strauss.
12. Schwameder, H., Alt, W., Gollhofer, A., & Stein, T. (2013). Struktur sportlicher Bewegung – Sportbiomechanik. In A. Güllich & M. Krüger (Hrsg.), *Sport. Das Lehrbuch für das Sportstudium* (S. 123–169). Berlin: Springer.

Einblicke in die Schlafforschung

2.1 Polysomnographie beim Menschen – 14

2.2 Schlafkennwerte – 18

2.3 Körperliche Inaktivität als Indikator von Schlaf – 20

2.4 Subjektive Erfassung von Schlaf – 22

2.5 Schlaf über die Lebensspanne – 23

2.6 Funktionen des Schlafes – 26

Literatur – 27

Wer schläft, ist in einer anderen Welt. Dabei ist Schlaf ein eigenartiger und einzigartiger Zustand: Output und Input sind quasi abgeschaltet. Man ist paralysiert, weil die Muskulatur erschlafft, so dass der Körper nahezu haltungs- und bewegungslos wird. Man ist „bewusstlos", weil die Sinne nur noch sehr eingeschränkt wahrnehmen, so dass das Erleben der „Außenwelt" pausiert. Die Interaktion mit der Umwelt reduziert sich auf ein Minimum. Von außen betrachtet erscheint eine schlafende Person wie „ausgeschaltet". Der Schlaf ist allerdings ein komplexer Vorgang, nicht nur ein bloßes „Ausknipsen" der Neuronen im Kopf. Vielmehr ändert sich die Gehirn-Aktivität ständig: Von „viel" zu „wenig" – und das in wiederkehrenden Schleifen. Diese Veränderungen während des Schlafes sind messbar. Der goldene Standard der Schlafmedizin ist dabei die Polysomnographie, die eine Reihe von Schlafparametern liefert. Da diese jedoch sehr aufwendig ist, werden in diesem Kapitel auch alternative Erfassungsmethoden wie die Aktigraphie oder der Schlaffragebogen vorgestellt, die sich auch in der Sportpraxis leicht anwenden lassen. Ein Ziel soll dabei sein, die unterschiedlichen Parameter der drei Methoden kennen zu lernen, um zu verstehen, dass dabei unterschiedliche Aspekte des Schlafes abgebildet werden. Im Anschluss werden einige Zahlen zum normalen Schlaf über die Lebensspanne vorgestellt. Die Ausführungen beziehen sich auf den Menschen. Im letzten Abschnitt soll die Funktion des Schlafes diskutiert werden. Die Grundlagenwissenschaft zum Schlaf ist das Fundament der Schlafmedizin. Eine ausführliche Einführung in die Schlafforschung findet sich deshalb in dem Buch *Praxis der Schlafmedizin* (2018) von Boris Stuck, Joachim Maurer, Angelika Schlarb, Michael Schredl und Hans-Günter Weeß verwiesen [12].

2.1 Polysomnographie beim Menschen

Der Begriff Polysomnographie (PSG) ist ein Wortgefüge und lässt sich mit „mehrere Messungen während des Schlafes" übersetzen. Tatsächlich müssen drei physiologische Größen während der Nacht erfasst werden, um Schlafstadien bestimmen zu können:
- Die Gehirnaktivität durch die Elektroenzephalografie (EEG)
- Die Augenbewegungen durch das Elektrookulogramm (EOG)
- Der Muskeltonus durch die Elektromyographie (EMG)

Dazu verwendet man Elektroden, mit denen die geringen Spannungsänderungen im μV-Bereich erfasst und mit Hilfe von Verstärkern an einen Computer übertragen werden. Die unterschiedlichen Aktivitäten kann man dann am Monitor als Ausschläge verfolgen. Die Positionen und die Anzahl der Elektroden sind in einem Manual festgelegt. Von 1968 bis 2005 wurde das Manual von Rechtschaffen und Kales herausgegeben [7]. Im Jahr 2005 gab es eine moderate Überarbeitung und seitdem wird das Manual von der *Amerikanischen Akademie für Schlafmedizin* (AASM) herausgegeben und regelmäßig überarbeitet [1]. Die folgenden Ausführungen beziehen sich auf die deutsche Übersetzung der ersten Fassung, die im Jahr 2008 herausgegeben wurde [1].

Gehirnaktivität. Nach AASM müssen für die Erfassung der Gehirnaktivität die EEG-Elektroden F4-M1, C4-M1 und O2-M1 verwendet werden (◘ Abb. 2.1). Die Buchstaben stammen aus der EEG-Forschung und leiten sich aus den lateinischen Bezeichnungen der darunterliegenden vier Hirnlappen ab: **F**rontal, **P**arietal, **T**emporal und **O**kzipital. Der Buchstabe C steht für die zentrale Furche (lat. Sulcus **C**entralis) die zwischen der primärmotorischen und der primär-sensorischen Windung liegt. Für den Schlaf wird demnach die Gehirnaktivität des vorderen, mittleren und hinteren Bereichs erfasst. Die exakten Positionen ergeben sich aus dem internationalen Zehn-Zwanzig-Elektroden-System nach

2.1 · Polysomnographie beim Menschen

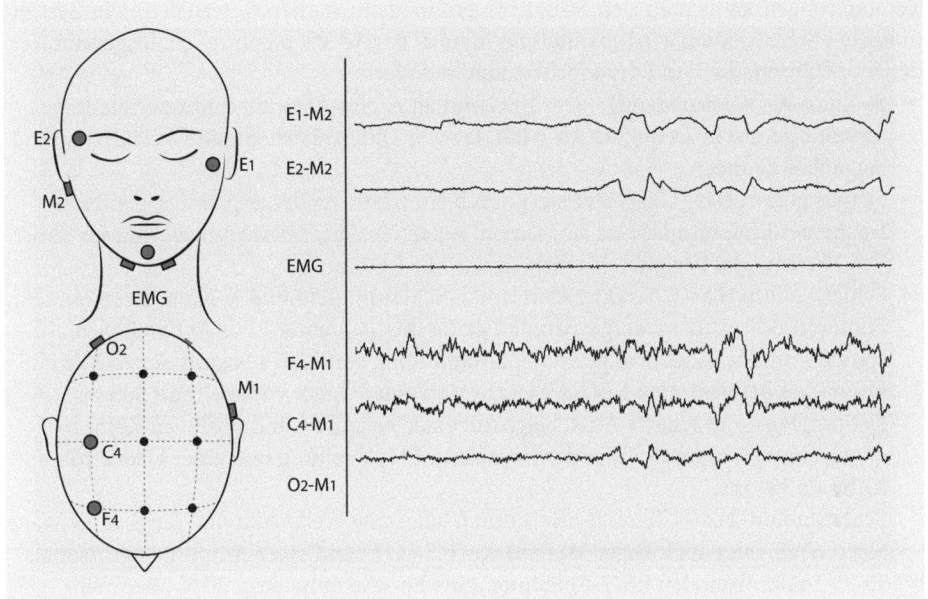

Abb. 2.1 Schlafableitung nach der Amerikanischen Akademie für Schlafmedizin (AASM)

Jasper aus dem Jahr 1958 [12]. Für die Verschaltung der EEG-Elektroden wird die Referenzelektrode hinter dem gegenüberliegenden Ohr (**M**astoid-Platzierung) angegeben. Das Anheften der Elektroden auf dem Kopf geschieht mittels einer besonderen „Klebepaste", die auch trotz Haaren und einem unruhigen Schlaf für einen guten Halt sorgt. Die Paste lässt sich am Morgen mit Wasser gut wieder entfernen. Um den Schlaf zu beurteilen, muss der Gesamtzustand des Gehirns betrachtet werden. Bereits die Aufzeichnung einer Elektrode würden genügen, um Schlafstadien ausreichend zu bestimmen. Durch die drei Elektroden können demnach auch lokale Veränderungen beobachtet werden, die für die Schlafmedizin hilfreich sind.

Augenbewegungen. Die Augenbewegungen werden durch zwei EOG-Elektroden (z. B. E1-M2 und E2-M2) erfasst, die links und rechts neben den Augen mit Kleberingen angebracht und zur gleichen Referenz verschaltet werden (Abb. 2.1). Wenn sich die Augen bewegen, verändert sich das elektrische Feld um das Auge, das wie ein elektrischer Dipol wirkt. Diese Veränderungen werden von den Elektroden erfasst und führen bei einer Augenbewegung, wegen der spiegelsymmetrischen Anordnung der Elektroden, zu gegenläufigen Ausschlägen in den beiden EOG-Kanälen. Dadurch werden Verwechslungen zu hochamplitudigen Hirnaktivitäten (z. B. Delta-Wellen im Tiefschlaf) ausgeschlossen, da diese in den beiden EOG-Kanälen gleichläufige Ausschläge bewirken würden.

Muskeltonus. Die Muskelspannung wird mit drei EMG-Elektroden gemessen (Abb. 2.1). Dabei wird eine Elektrode auf dem *M. mentalis* (Kinnmuskel) und die beiden anderen als Referenzelektroden submental positioniert, also unterhalb der unteren Kante des Unterkiefers. Eine der beiden submentalen Elektroden dient als Ersatzelektrode. Das EMG spiegelt dabei die Grundspannung der Muskulatur im Körper wider, die sich während der einzelnen Schlafstadien verändert.

Zeichnet man die Standardableitung über eine Nacht auf, so zeigen sich zyklisch wiederkehrende Veränderungen in den physiologischen Parametern. Anhand dieser

Veränderungen kann man den Schlaf in verschiedene Stadien unterteilen. Die Bestimmung der Schlafstadien wird ebenfalls im Manual der AASM beschrieben. Insgesamt werden vier Schlafstadien und der Wachzustand definiert:

- Stadium **W** (Wachzustand) – Das EEG enthält Alpha-Aktivität und/oder niedergespannte, gemischt-frequente Aktivität. Je nach Tätigkeit erhöhte Muskelaktivität und Augenbewegungen.
- Schlafstadium **N1** – Charakterisiert durch ein relativ niedergespanntes, gemischt-frequentes EEG oftmals von langsamen, rollenden Augenbewegungen (SEM = Slow Eye Movements) begleitet. Nachlassender Muskeltonus.
- Schlafstadium **N2** – Charakterisiert durch Schlafspindeln und K-Komplexen auf dem Hintergrund relativ niedergespannter, gemischt-frequenter EEG-Aktivität. Schlafspindeln sind spindelförmige Wellenansammlung von 12–14 Hz mit einem Maximum über der zentralen EEG-Ableitung und einer Dauer von mehr als 500 ms. K-Komplexe sind scharfe Ausschläge mit einer negativen und positiven Komponente, einem Maximum über der frontalen EEG-Ableitung und einer Dauer von mehr als 500 ms.
- Schlafstadium **N3** – Charakterisiert durch langsame Wellenaktivität (engl. Slow Wave Sleep, SWS, oder auch Delta-Wellen) von 0.5–2 Hz und einer Amplitude grösser als 75 µV in der frontalen EEG-Ableitung. Eine Epoche muss dazu 20 % oder mehr langsame Wellen aufweisen.
- Schlafstadium **R** – Charakterisiert durch ein relativ niedergespanntes, gemischt-frequentes EEG in Verbindung mit episodisch auftretenden, schnellen Augenbewegungen (REM = Rapid Eye Movement) und einem niederamplitudigen Elektromyogramm (EMG).

Die Stadien N1, N2 und N3 zusammengenommen werden auch als NREM-Schlaf (Non-REM) bezeichnet und stehen im Gegensatz zum Stadium R (häufig auch die alte Bezeichnung REM-Schlaf). Der REM-Schlaf ist ein besonderes Schlafstadium und wird in einem späteren Kapitel noch genauer betrachtet (▶ Kap. 5 und 13)

> **Mit der Polysomnographie kann der Schlaf anhand von Gehirnströmen, Augenbewegungen und Muskelaktivität gemessen und in verschiedene Schlafphasen eingeteilt werden.**

Im Schlaflabor erfolgt die Aufzeichnung zu festgelegten Zeiten und umfasst eine genau Bettzeit von beispielsweise acht Stunden. Die acht Stunden Schlafaufzeichnung werden in 30 Sekunden dauernde Epochen unterteilt, und anhand der EEG-, EOG- und EMG-Charakteristik einem Stadium zugewiesen. Insgesamt sind in diesem Beispiel 960 Epochen zu beurteilen (8 Stunden = 480 Minuten = 960 Epochen). Häufig geschieht die Auswertung von Schlafstadien noch manuell, z. B. ein menschlicher Beurteiler, der Epoche für Epoche bewertet, da bisherigen automatische Auswertung durch Computerprogramme noch nicht zuverlässig genug sind und nach wie vor kontrovers diskutiert werden.

Die polysomnographische Messung einer Nacht zeigt, dass NREM- und REM-Schlaf innerhalb von ca. 90 Minuten zyklisch aufeinander folgen. Das Stadium N3 ist eher in der ersten und das Stadium R eher in der zweiten Nachthälfte dominant. Pro Nacht ergeben sich bei einer Schlafzeit von acht Stunden durchschnittlich fünf bis sechs dieser Zyklen. Die Darstellung der Schlafstadien über eine Nacht erfolgt in einem Schlafprofil oder Hypnogramm (◘ Abb. 2.2).

2.1 · Polysomnographie beim Menschen

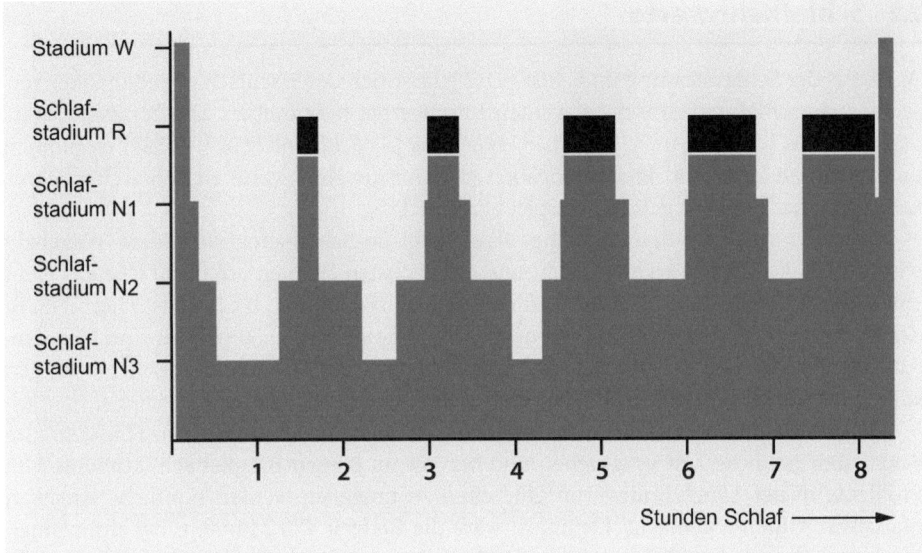

Abb. 2.2 Idealisiertes Schlafprofil

Die Schlafstadien können neben der Unterscheidung durch die Physiologie auch auf einer funktionalen Ebene unterschieden werden. Stadium N1 wird auch als Einschlafstadium bezeichnet. Das Stadium N2 nennt man auch stabiler Schlaf, weil es prozentual den größten Teil der Nacht ausmacht. Im Stadium N3 ist der Schlaf sehr tief, die Muskeln sind erschlafft, Herz- und Atemfrequenz sind regelmäßig und langsam. Deshalb wird dieses Stadium auch als Tiefschlaf angegeben. Im Stadium R ist die Muskulatur vollkommen erschlafft, wohingegen die kortikale Aktivierung erhöht ist. Weckt man Personen aus dieser Schlafphase, so erinnert sie mit einer sehr hohen Wahrscheinlichkeit einen lebhaften Traum. Daher wird der REM-Schlaf häufig auch „fälschlicherweise" als Traumschlaf bezeichnet. Da auch in anderen Stadien Träume erinnert werden, stimmt die physiologische Schlafklassifikation nur bedingt mit der subjektiven Wahrnehmung des Schlafes überein. Traumschlaf und REM-Schlaf sind zwei Ebenen, die sich nur zum Teil überlappen (▶ Kap. 5).

> Schlaf ist ein aktiver (zyklisch wiederkehrender) Prozess, der sich in REM-NREM-Zyklen unterteilt wobei in den frühen Morgenstunden die REM-Phasen am längsten sind.

Die PSG wird für die Differenzialdiagnostik von Schlafstörungen noch durch zahlreiche weitere Messung ergänzt. So umfasst eine vollumfängliche Schlafdiagnose bis zu acht weitere Messgrößen (z. B. Oronasaler Atemfluss, Pulsoximetrie, Videometrie). Es gibt aber auch in der Schlafmedizin vereinfachte portable Polygrafiesystem, die beispielsweise gezielt darauf abzielen Schlafapnoen zu diagnostizieren. Auch in der Schlafforschung wird versucht, die aufwendige und stationäre Schlafmessung durch ambulante PSGs für den Heimgebrauch zu vereinfachen. Zwischenzeitlich existieren kleine Messsysteme, die beispielsweise auch im Sport angewendet werden können (▶ Kap. 7).

2.2 Schlafkennwerte

Auf Basis der Schlafmessung und Auswertung lässt sich der Nachtschlaf anhand von verschiedenen schlafmedizinisch-relevanten Kennwerten beschreiben. Die Parameter werden ebenfalls von der *Amerikanischen Akademie für Schlafmedizin* (AASM) empfohlen und umfassen Zeit- und Prozentangaben [1]. Um die Kennwerte zu veranschaulichen, werden sie nach dem folgenden Beispiel berechnet.

Beispiel: Eine junge Frau verbringt eine Nacht im Schlaflabor. Nach dem Verkabeln wird um 23:00 Uhr das Licht gelöscht und am nächsten Morgen um 07:00 Uhr das Licht eingeschaltet. Nach dem Licht löschen benötigt sie 18 Minuten bis Schlafstadium N2. In der Nacht erwacht sie um 03:00 Uhr für 25 Minuten und um 05:30 Uhr für fünf Minuten. Am Morgen wird sie mit dem Licht einschalten geweckt. Die Anteile der Schlafstadien sind in der Tabelle angegeben (◘ Tab. 2.1).

Bettzeit (Time In Bed, TIB). Umfasst den Zeitraum von „Licht aus" bis „Licht an". Im Schlaflabor ist diese Zeit vorgegeben und beträgt im obigen Beispiel acht Stunden. Um Probleme in der Umrechnung von Uhrzeiten zu umgehen werden sämtliche Angaben oftmals in Minuten gemacht. Demnach wäre die Bettzeit 480 Minuten. Bei ambulanten Messungen im eigenen Zuhause kann die Bettzeit entweder den natürlichen Gewohnheiten folgen oder ebenfalls festgelegt werden.

Einschlaflatenzen (Sleep Onset Latency, SOL). Beschreibt die Dauer in Minuten, die für das Einschlafen benötigt wird. Normalerweise bezieht sich das Einschlafen auf das erstmalige Auftreten des Schlafstadiums N2 (oder auch R bei Narkolepsie). Die SOL beträgt im obigen Beispiel 18 Minuten. Die SOL kann aber auch durch das erstmalige Auftreten von Schlafstadium N1 (weniger strenges Kriterium, z. B. beim MSLT) oder das zusammenhängende Auftreten von drei Epochen Schlafstadium N2 (strengeres Kriterium) definiert sein. In der Schlafmedizin steht der Parameter für die Einschlaffähigkeit einer Person.

Wach nach Schlafbeginn (Wake After Sleep Onset, WASO). Beschreibt die Gesamtdauer in Minuten an Wachphasen, die nach dem Einschlafen bis „Licht an" auftauchen. Die WASO beträgt im obigen Beispiel 30 Minuten. Einen Sonderfall stellt das **morgendliche Erwachen** dar und beschreibt die Zeitdauer vom endgültigen Erwachen bis „Licht an". Im obigen Beispiel fällt das endgültige Erwachen mit dem Licht anschalten zusammen (beträgt also null Minuten). Bei schlafgestörten Personen kann das Erwachen allerdings weit vor dem eigentlichen Aufstehen passieren.

◘ **Tab. 2.1** Absolute und relative Anteile der Schlafstadien anhand einer fiktiven 20-jährigen Einzelperson (siehe auch Beispiel im Text)

Stadienanteile	Wach	N1	N2	N3	R
Bezogen auf Bettzeit	48 min	24 min	221 min	101 min	86 min
Bezogen auf Bettzeit	10 %	5 %	46 %	21 %	18 %
Bezogen auf Schlafperiode	6 %	5 %	48 %	22 %	19 %
Bettzogen auf Schlafzeit	-	6 %	51 %	23 %	20 %

Die Angaben spiegeln typische Werte einer jungen erwachsene Person wider

2.2 · Schlafkennwerte

Schlafperiodendauer (Sleep Period Time, SPT). Beschreibt den Zeitraum vom Einschlafen bis zum endgültigen Aufwachen. Die SPT beträgt im obigen Beispiel 7 Stunden und 42 Minuten bzw. 462 Minuten (480 Minuten Bettzeit minus 18 Minuten SOL).

Gesamtschlafzeit (Total Sleep Time, TST). Beschreibt den Zeitraum der tatsächlich geschlafenen Zeit während der Schlafperiode. Dazu werden von der Schlafperiodendauer die nächtlichen Wachphasen und das morgendliche Erwachen abgezogen. Die TST beträgt im obigen Beispiel 7 Stunden und 12 Minuten bzw. 432 Minuten (462 Minuten SPT minus 30 Minuten WASO).

Schlafeffizienz (Sleep Efficiency, SE). Gibt das Verhältnis zwischen der totalen Schlafzeit zur gesamten Bettzeit an. Sie wird in Prozent angegeben. Die SE beträgt im obigen Beispiel 90 Prozent (432 Minuten geteilt durch 480 Minuten). Die Schlafeffizienz gilt als ein Kennwert für das nächtliche Schlafvermögen. Werte unter 85 % gelten als auffällig, wobei in der Schlafmedizin keine klaren Grenzwerte definiert sind.

In dem schlafmedizinischen Bericht können darüber hinaus noch weitere Angaben gemacht werden. Beispielsweise können die Latenz zum erstmaligen Auftreten von Schlafstadium N3 und Schlafstadium R nach dem Einschlafen gemacht werden. Ebenso kann das Stadium R weiter differenziert werden, in dem die Anzahl der schnellen Augenbewegungen gezählt werden. Die 30-Sekunden-Epoche wird dazu in zehn 3-Sekunden-Abschnitte unterteilt. Findet sich beispielsweise in acht dieser Abschnitte eine Augenbewegung, so wird der Zusatz „8" notiert (hohe REM-Aktivität). Wird hingegen nur in einem Abschnitt eine schnelle Augenbewegung gezählt, wird der Zusatz „1" vermerkt (niedrige REM-Aktivität). Diese phasischen REM-Schlafepochen können von tonischen REM-Phasen, in denen überhaupt keine Augenbewegung auftauchen, unterschieden werden. Die Auswerteregeln sind hierbei schon recht komplex, da vorangegangene Epochen ebenfalls berücksichtigt werden müssen [1].

Schließlich lassen sich auch absolute und relative Angaben zu den einzelnen Schlafstadien machen. Die Minutenangaben hängen von der individuellen Schlafdauer ab und sind deshalb für den Vergleich zwischen Menschen manchmal ungeeignet. Dagegen lassen sich relative Angaben gut vergleichen. Beispielsweise zeigt sich, dass der Anteil am Stadium R über die Lebensspanne recht stabil bei 15–20 % bleibt. Eine gewisse Vorsicht ist bei den relativen Angaben geboten, da sie sich auf die Bettzeit, die Schlafepisode oder die Schlafzeit beziehen können (◘ Tab. 2.1). Die absoluten und relativen Angaben zu den Schlafkennwerten sind altersabhängig (◘ Tab. 2.2) und unterscheiden sich auch über das Geschlecht.

◘ **Tab. 2.2** Relative Schlafanteile bezogen auf die Schlafperiode. Die Werte sind der Median und in Klammer die Spannweite. Daten aus Mitterling et al. ([6])

	Wach	N1	N2	N3	R
< 30 Jahre	6 (1,9–22,8)	8,7 (3,4–16,5)	45,2 (28,6–55,3)	20,7 (15,2–37,5)	15,6 (7,5–23,6)
31–40 Jahre	8,5 (3,2–35,0)	10,2 (3,7–26,0)	45,2 (17,7–59,3)	19,3 (10,1–30,8)	14,(7,3–21,4)
41–50 Jahre	11,2 (4,3–32,8)	9,2 (3,9–20,4)	46,2 (26,9–58,2)	14,1 (5,5–29,7)	14,8 (1,3–25,6)
51–60 Jahre	15,3 (5,6–63,1)	9,3 (3,4–35,4)	45,7 (20,1–56,6)	15,5 (0,0–21,4)	12,2 (1,0–18,7)
> 60 Jahre	15,2 (6,3–48,7)	10,3 (4,0–20,5)	44,2 (22,3–54,9)	14,9 (2,4–35,6)	10,3 (1,9–21,9)

[Tabellenfußzeile – bitte überschreiben]

> Aus der Polysomnographie werden verschiedene Schlafkennwerte berechnet, anhand der Schlaf charakterisiert werden kann.

2.3 Körperliche Inaktivität als Indikator von Schlaf

Die Polysomnographie ist aufwendig und für die klinische Differenzialdiagnostik von Schlafstörungen konzipiert. Deshalb war die Schlafforschung seit jeher daran interessiert alternative objektive Parameter zu erfassen, die einen Rückschluss auf den Schlaf zulassen, aber deutlich weniger Aufwand bedeuten. Eine dieser recht leicht zu erfassenden Größen sind Körperbewegungen, denn wer schläft, bewegt sich nur wenig und wer wach ist relativ viel. Körperbewegungen können dabei einfach durch Beschleunigungssensoren erfasst werden. Solche Sensoren können in einem am Handgelenk getragenen Armband integriert sein und zuverlässig Beschleunigungen in ein bis drei Achsen über die Zeit messen. Beschleunigungen werden in Meter pro Sekunde im Quadrat (m/s^2) und als Rohdaten über das Vielfache der mittleren Erdbeschleunigung mit g angegeben ($1g = 9.81$ m/s^2). Da jede Bewegung beschleunigt bzw. abgebremst werden muss, bieten solche Sensoren zuverlässig Korrelate für körperliche Aktivität bzw. Inaktivität.

In der Sportwissenschaft nutzt man die Akzelerometrie (engl. acceleration = Beschleunigung), oder auch als Aktigraphie bezeichnet, um die physische Aktivität während eines Tages oder von sportlichen Tätigkeiten zu erfassen. Zur Quantifizierung der körperlichen Aktivität werden die Rohdaten häufig in sogenannte *activity counts* überführt [2]. Dazu werden beispielsweise über eine Zeitspanne von 60 Sekunden, die Anzahl der Überschreitung über einen gewissen Schwellenwert gezählt. Je nach Hersteller werden dazu unterschiedliche Methoden verwendet (z. B. Nullwert-Überschreitung, Bereich unter einer Kurve). Die *activity counts* können dann bestimmten Intensitätsbereichen zugeordnet und beispielsweise als Energieumsatz einer Trainingseinheit umgerechnet werden.

In der Schlafforschung nutzt man die Aktigraphie, um inaktive Zeiträume mit fehlenden Beschleunigungen zu bestimmen. Diese Zeiträume können dann als Schlaf gewertet werden. Dazu müssen die Sensoren eine hohe Auflösung besitzen (< 1 *mg*) und es wird empfohlen den Aktigraphen an der nicht-dominanten Hand zu tragen, da im Wachzustand fast immer – zumindest kleine – Bewegungen der Arme durchgeführt werden. In der Abbildung sind die Rohdaten einer siebentägigen Messung von einem Handballspieler abgebildet. Deutlich unterscheiden sich Zeiträume von Inaktivität und Aktivität, die als Schlaf-Wach-Phasen interpretiert werden können (◘ Abb. 2.3).

Zur Quantifizierung der Schlaf-Anteile werden ebenfalls die *activity counts* verwendet [9]. Wobei auch hier unterschiedliche Verfahren je nach Hersteller favorisiert werden. Zunächst muss der Algorithmus den Schlaf-Beginn und das Schlaf-Ende einer Schlafperiode definieren. Dazu braucht es wiederum einen Schwellenwert um *immobile* (z. B. *activity counts* < 4) von *mobilen* (z. B. *activity counts* ≥ 4) Epochen zu unterscheiden. Anschließend werden die *activity counts* verwendet, um Wachepisoden während der Schlafperiode zu bestimmen. Dazu gibt die Software meist verschiedene Einstellungsmöglichkeiten für den Schwellenwert vor: gering, mittel und hoch (entsprechend beispielsweise 20, 40 und 80 *activity counts*). Diese Einstellung hat einen direkten Einfluss auf die Sensitivität der

2.3 · Körperliche Inaktivität als Indikator von Schlaf

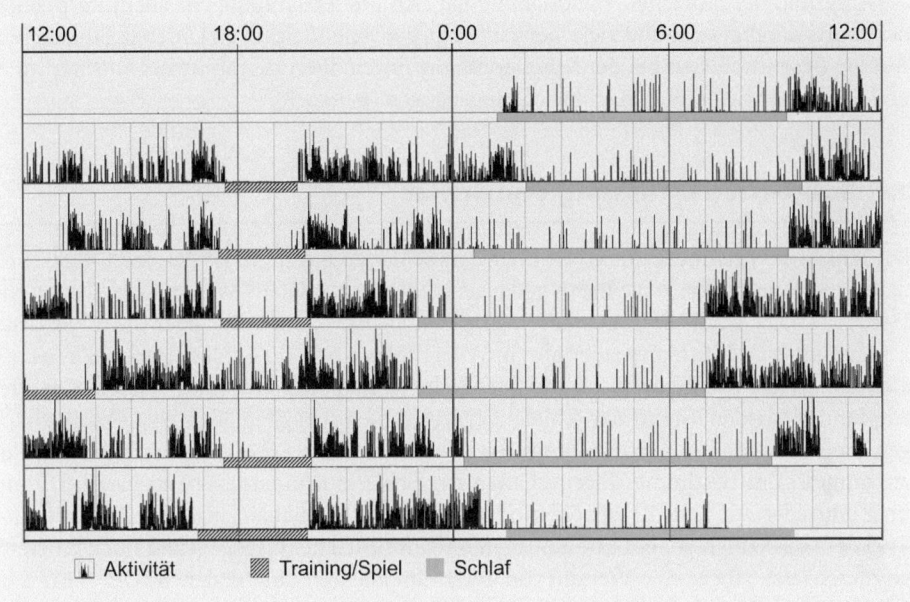

Abb. 2.3 Aktigraphiedaten von einem Handballspieler über sieben Nächte (Eigene unveröffentlichte Daten)

Schlaf-Wach-Bestimmung (Mehr dazu in ▶ Kap. 8). In Validierungsstudien wurde die Auswertung der Aktigraphie mit der Polysomnographie verglichen. Insgesamt liefern die Aktigraphen bei jungen gesunden Probanden Übereinstimmungen von 91 bis 93 Prozent [12]. Die hohe Übereinstimmung bezieht sich auf die Angabe der Schlafperiode und der Gesamtschlafzeit. Auch für die Bestimmung der Bettzeit, Schlaflatenz und Schlafeffizienz zeigen sich gute Genauigkeiten, allerdings müssen die Zubettgehzeiten (Licht aus) und die Aufstehzeiten (Licht an) aus einem handgeführten Protokoll hinzugezogen werden. Die Auswertung ist an dieser Stelle nicht automatisch.

Manche Geräte versuchen durch zusätzliche Lichtsensoren das Problem zu lösen. Allerdings kann der Sensor immer versehentlich beispielsweise durch die Bettdecke oder durch den Schlafanzugsärmel verdeckt sein. Eine weitere Lösung ist ein sogenannter Patientenmarker in Form eines Knopfes am Gerät. Die Person kann dann die Zubettgeh- und Aufstehzeit durch einen Knopfdruck quittieren. Jedoch bieten sich auch hier verschiedene Fehlerquellen wie das Vergessen oder das versehentliche Drücken des Knopfs.

In der Schlafmedizin ist die Aktigraphie in Kombination mit einem Verhaltensprotokoll ein fester Bestandteil und findet beispielsweise bei zirkadianen Rhythmusschlafstörungen oder Bewegungsstörungen im Schlaf zu diagnostischen und therapeutischen Zwecken seine Anwendung (vgl. ▶ Kap. 4). Nichtsdestotrotz sollte die Aktigraphie nicht als Ersatz für klinische Interviews, Schlaftagebücher oder benötigte polysomnographische Aufzeichnungen angesehen werden. Bei manchen Formen der insomnischen Störungen kann die Aktigraphie zu Überschätzungen der Schlafdauer im Vergleich zu Polysomnographie führen. Der Grund hierfür ist, dass bei einer schweren Einschlafstörung, die Betroffenen häufig extrem ruhig liegen, aber gedanklich hellwach sind.

Aufgrund der einfachen Handhabung hat sich die Aktigraphie vor allem im Bereich des Sports durchgesetzt und zwischenzeitlich liegen eine Vielzahl an Untersuchungen vor. Auf die Besonderheiten bei der Schlaferfassung durch die Aktigraphie bei Sportlerinnen und Sportlern wird später ausführlich eingegangen (▶ Kap. 7).

2.4 Subjektive Erfassung von Schlaf

Die einfachste Methode, um etwas über den Schlaf zu erfahren, ist es, einen Menschen danach zu fragen: Wie lange hat es gedauert bis Sie einschliefen? Waren Sie nachts wach? Darüber hinaus ist die Befragung die einzige Möglichkeit, um etwas über die subjektiven Empfindungen des Schlafes zu erfahren: Wie erholsam war Ihr Schlaf? Haben Sie tief geschlafen? Denn das Erleben, ob die nächtliche Schlafphase erholsam war oder als tief empfunden wurden, ist nur der schlafenden Person selbst zugänglich. Beispielsweise hängen Tiefschlafanteil nur sehr bedingt mit dem Gefühl des Erholtseins nach dem Schlaf zusammen. Um bestimmte Eigenschaften des Schlafes standardisiert abzufragen, kann man entweder auf Schlaffragebögen oder auf Schlaftagebücher zurückgreifen. Wie der Titel des von Azmeh Shahid und Kollegen im Jahre 2012 herausgegebenen Buches bereits vermuten lässt, gibt es eine Vielzahl von unterschiedlichen Schlafskalen: *STOP, THAT and One Hundred Other Sleep Scales* [10].

Die Fragebögen variieren dabei im Umfang und ob spezifische oder verschiedene Schlafstörungen abgefragt werden sollen. Beispielsweise umfasst der Fragebogen *STOP-Bang* acht Items und ist ein Screening-Verfahren zur Erfassung der obstruktiven Schlafapnoe. Die einzelnen Buchstaben des Fragebogennamens stehen dabei für die Items (z. B. **S**noring, **T**iredness). Das *Landecker Inventar für Schlafstörungen* (LISST) ist dagegen ein Screening-Fragebogen, der 75 Items umfasst, und verschiedene Schlafstörungen abfragt (z. B. Insomnie, Narkolepsie) [13]. Im Folgenden sollen kurz zwei häufig verwendete Fragebögen und das Schlaftagebuch vorgestellt werden. Auf sportspezifische Erhebungsinstrumente, die auf die Erfassung des Schlafes abzielen, wird in einem späteren Kapitel eingegangen (▶ Kap. 7).

Pittsburgh Sleep Quality Index (PSQI). Der Fragebogen umfasst 19 Fragen, die rückblickend für einen Zeitraum von vier Wochen beantwortet werden müssen, und fünf Fragen zur Fremdbeurteilung durch den Bettpartner. Von den 24 Fragen werden 18 Selbstbeurteilungsfragen sieben Faktoren zugeordnet: Subjektive Schlafqualität, Schlaflatenz, Schlafdauer, Schlafeffizienz, Schlafstörungen, Schlafmittelkonsum sowie Tagesmüdigkeit. Jeder Faktor erhält einen Wert zwischen 0 und 3. Die Summe der Punkte über alle Faktoren ergibt einen Wert für die Gesamtqualität des Schlafes und reicht von 0 bis 21, wobei höhere Werte auf ein höheres Maß an schlafbezogenen Symptomen hinweisen. Ein Gesamtscore von mehr als 5 (Cut-off) verweist auf eine schlechte Gesamtschlafqualität. Der PSQI ist ein weit verbreitetes Instrument und es existieren mehrere validierte Übersetzungen für verschiedene Sprachen [3].

Schlaffragebogen A und B (SF-A, SF-B). Der Fragebogen SF-A erfragt das Schlafverhalten und Schlaferleben der vergangenen Nacht. Der Fragebogen SF-B bezieht sich auf die Schlafgewohnheiten und das Erleben des Schlafes in den vergangenen zwei Wochen. Der SF-A umfasst 25 Fragen zu quantitativen Schlafaspekten (z. B. Zubettgehzeit, Einschlafdauer) sowie qualitativen Schlafaspekten (z. B. schlafbezogene Verhaltensweisen, allgemeine Schlafbeurteilung). Drei Fragen bestehen aus Listen mit 22 Eigenschaftswörtern, die es zu beurteilen gilt. Aus den Items lassen sich fünf Schlafindizes (z. B. Einschlafschwierigkeiten) berechnen und fünf Faktoren; Schlafqualität, Gefühl des Erholtseins nach dem Schlaf, Psychische Ausgeglichenheit und Psychisches Erschöpftsein vor dem Schlafenlegen sowie Psychosomatische Symptome in der Schlafphase. Jeder Index und Faktor kann einen Wert zwischen 1 und 5 annehmen, wobei höhere Werte bessere Schlafwerte wiederspiegeln. Sowohl für den SF-A als auch für den SF-B bestehen Normwerte von Personen mit normalem Schlaf als auch Werte aus Patientengruppen mit Schlafstörungen [4].

Schlaftagebuch. Das Schlaftagebuch kann entweder allein oder in Kombination mit einem Aktigraphen verwendet werden. Es bietet zusätzliche Schlafinformationen, die Schwankungen im Schlaf-Wach-Verhalten über einen längeren Zeitraum aufdecken sowie als Fortschritt- und Ergebniskontrolle genutzt werden kann. Ein Schlaftagebuch sollte deshalb mindestens zwei Wochen geführt werden. Schlaftagebücher können entweder einzelne Items beinhalten oder eine unterschiedliche Anzahl von Fragen umfassen. Das Anwenden eines einzigen Items hat sich als problematisch erwiesen, da beispielsweise die Wahrnehmung der Schlafqualität sich auf die Beurteilung des Schlafes (z. B. „Ich habe tief geschlafen") oder das Erholtsein nach dem Schlaf (z. B. „Ich fühle mich ausgeschlafen") beziehen kann. Deshalb sollten die quantitativen Schlafaspekte (Zubettgehzeit, Schlafzeit etc.) auf jeden Fall miterhoben werden. Bei mehreren Fragen lohnt es sich, diese in ein Abendprotokoll und ein Morgenprotokoll aufzuteilen, sodass relevante Informationen bereits am Abend eingetragen werden müssen. Beispielsweise:
- Wann werden Sie das Licht löschen mit der Absicht zu schlafen?
- Wie würden Sie Ihre körperliche Aktivität am Tag einschätzen?
- Haben Sie sich heute erschöpft gefühlt?

Am nächsten Morgen werden dann spezifische Fragen zu quantitativen und qualitativen Schlafaspekten gefragt.
- Wie lange hat es nach dem Licht löschen gedauert bis Sie einschliefen?
- Waren Sie nachts wach?
- Wann sind Sie heute Morgen endgültig aufgewacht? (nicht noch mal eingeschlafen)
- Wann sind Sie heute Morgen aufgestanden? (Bett verlassen)
- Wie beurteilen Sie die Schlafqualität?
- Fühlen Sie sich ausgeschlafen?

Zudem können auch weitere relevante Fragen gestellt werden, die für eine bestimmte Forschungsfrage relevant sind. Beispielsweise wird in einem späteren Kapitel auf den positiven Einfluss von sportlicher Aktivität auf den Schlaf eingegangen (▶ Kap. 12). Bei so einer Frage würde es sich anbieten am Abend sämtliche Sportaktivitäten des Tages protokollieren zu lassen.

> Schlafkennwerte können sowohl aus der Polysomnographie, der Aktigraphie oder dem Schlaffragebogen berechnet werden und müssen vor diesem Hintergrund interpretiert werden.

2.5 Schlaf über die Lebensspanne

Eine häufig gestellte Frage lautet: Wie viel Schlaf braucht ein Mensch? Dass die Antwort darauf nicht so einfach ausfallen kann, offenbart bereits ein kurzer Blick auf die Abbildung (◘ Abb. 2.4). In der Abbildung sind Daten aus zwei Publikationen eingetragen. Die

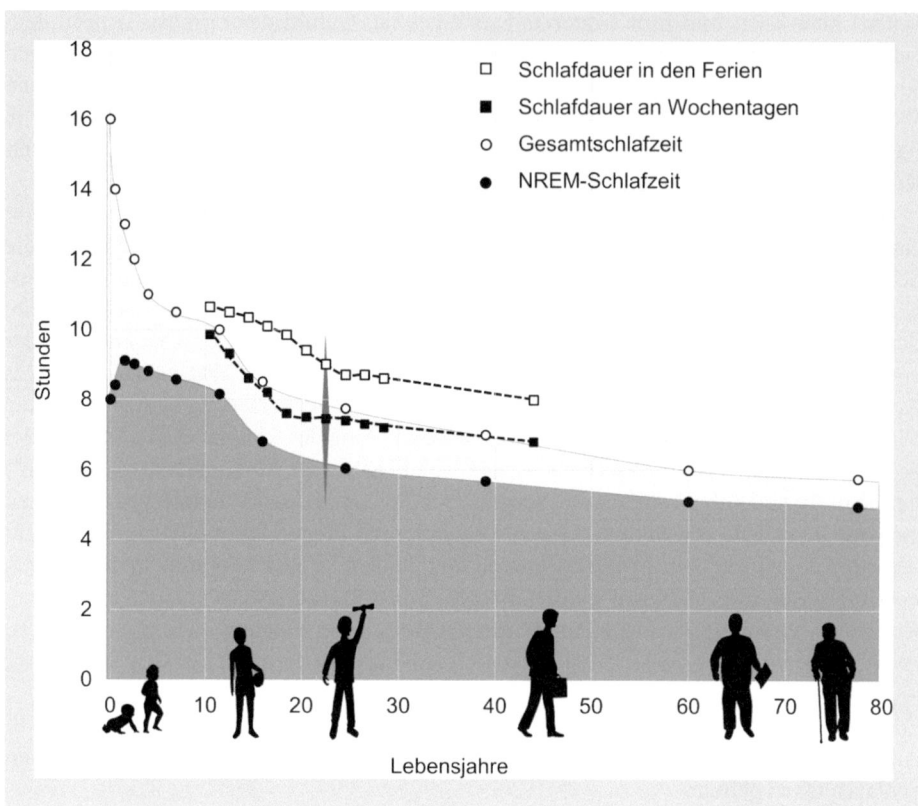

☐ **Abb. 2.4** Schlafdauer über die Lebensspanne. Daten aus Roffwarg, Muzio und Dement (1966) und Strauch (2010)

durchgezogene Linie mit den Kreisen repräsentieren querschnittlich erhobene Schlaflabordaten über die Lebensspanne [8]. Die beiden gestrichelten Linien mit den Vierecken sind längsschnittlich erhobene Fragebogendaten über 36 Lebensjahre [11]. Schaut man zunächst auf die Schlaflabordaten, so fällt auf, dass ein neugeborenes Baby zwei-Drittel des Tages schläft. Der Schlafrhythmus ist dabei polyphasisch, so dass mehrere Schlafepisoden pro 24 Stunden auftreten: Das Baby erwacht nach zwei bis sechs Stunden Schlaf, trinkt Milch und schläft bald darauf wieder ein und so weiter. Nach drei Monaten sind die Wachzeiten in der Nacht nur noch selten, so dass sich eine nächtliche Hauptschlafphase und ein Mittagsschlaf etabliert. Am Ende des Säuglingsalters sind es 12 bis 13 Stunden Schlaf, wobei im Kleinkindalter vor allem der Schlaf tagsüber abnimmt. In der frühen Kindheit beträgt die Schlafzeit 10 bis 11 Stunden und mit Eintritt in die Schule sind die Kinder meist den ganzen Tag über wach, so dass sich also im Laufe der ersten sechs Jahre ein monophasisches Schlaf-Wach-Muster entwickelt hat. Ab der späten Kindheit über die Pubertät hin zur Adoleszenz nimmt die Schlafzeit nochmals deutlich ab, so dass sie im jungen Erwachsenenalter etwa 7 bis 8 Stunden beträgt. Die Schlafzeit nimmt über das Erwachsenenalter weiterhin moderat ab. Ältere Leute schlafen auch oftmals tagsüber und wachen häufiger während der Nacht auf. Damit ähnelt der Schlaf im hohen Alter einem polyphasischen Schlaf.

Der Abbildung ist ebenfalls zu entnehmen, dass sich die Verteilung der Schlafstadien vor allem in Säuglingsalter rasch verändert. Während beim Neugeborenen die Hälfte des Gesamtschlafes aus dem Schlafstadium R besteht, verringert sich im ersten Lebensjahr die REM-Schlafzeit auf 30 Prozent, während die NREM-Stadien gleichbleiben. Im Kleinkindalter ist der Anteil an Stadium R bereits zwischen 18 und 20 Prozent und damit so hoch wie im jungen Erwachsenenalter. In der zuvor dargestellten Tabelle sind die Anteile der Schlafstadien vom frühen bis zum späten Erwachsenenalter angegeben (◘ Tab. 2.2). Es zeigt sich, dass sowohl REM-Schlaf als auch Tiefschlaf um drei bzw. fünf Prozentpunkte abnehmen und die Wachzeiten entsprechend in der Schlafperiode zunehmen.

Die gestrichelten Linien in der Abbildung sind Fragebogendaten, die von Inge Strauch in den Jahren von 1975 bis 1991 alle zwei Jahre von 61 Knaben/Männern und 67 Mädchen/Frauen erhoben wurden [11]. Im Jahr 2008 führte sie mit den gleichen Personen eine weitere Nacherhebung durch. Die längsschnittlichen Fragebogendaten spiegeln fast exakt die querschnittlich erhobenen Schlaflabordaten wieder. Deutlich ist der Abfall in der Adoleszenz zu erkennen, der durch ein immer späteres Zubettgehen erklärt werden kann. In diesem Zeitraum nimmt ebenfalls die Bettzeitkontrolle der Eltern deutlich ab, so dass der Schlaf autonomer bestimmt wird. Die zweite gestrichelte Linie gibt die Schlafzeit in den Ferien wieder, wenn also morgens ausgeschlafen werden kann, schläft man auch länger. Ein Hinweis für die intra-individuellen Schwankungen in der Schlafzeit. Es wirft aber auch die Frage auf, ob beispielsweise 14-jährige Kinder, die in den Ferien 10,3 Stunden schlafen und während der Schultage nur 8,6 Stunden, ein zu großes Schlafdefizit eingehen. Ein Beleg für die inter-individuelle Schwankungen der Schlafzeit findet sich in den grauen Fehlerbalken im Alter von 22 bis 23 Jahren. Im Mittel liegt die Schlafzeit bei der Altersgruppe bei 7,5 Stunden die Spannweite reicht jedoch von 5.5 Stunden bis 10 Stunden. Knapp 18 % wurden als Kurzschläfer (6,5 oder weniger Stunden) und 13 % als wurden als Langschläfer (8,5 oder mehr Stunden) identifiziert [11]. Die Längsschnittdaten offenbaren, dass es dabei keine konstanten Kurz- oder Langschläfer und zumindest für das zweite und dritte Lebensjahrzehnt können keine übergreifenden Merkmale für eine solche Unterscheidung gefunden werden.

Angesichts dieser intra- und inter-individuellen Streuung in der angegebenen Schlafzeit, ist die Schlafforschung der Frage nachgegangen, wie viel Stunden Schlaf der Mensch tatsächlich benötigt, um gut zu funktionieren. Dabei haben gesunde Versuchsteilnehmende unter kontrollierten Bedingungen im Schlaflabor ihre Schlafdauer reduziert [12]. Zunächst zeigte sich, dass eine Schlafreduktion auf fünf bis sechs Stunden Nachtschlaf, bei den meisten Teilnehmenden zu keinen körperlichen Veränderungen und Einbußen in der Leistungsfähigkeit führte. In späteren Studien wurden die positiven Erkenntnisse zum Schlafentzug jedoch grundlegend revidiert. Es zeigte sich, dass die Reduktion der Schlafzeit von den gewohnten sieben bis neun Stunden auf fünf Stunden die Schlafbereitschaft tagsüber erhöhte, ohne dass sich die Personen dessen bewusst waren. Zur Messung der Tagesschläfrigkeit nutzte man den sogenannten *multiplen Schlaflatenz-Test* (MSLT). Für den Test legt sich die Person für 20 Minuten in einen verdunkelten Raum und versucht einzuschlafen. Der Test wird alle zwei Stunden für insgesamt fünf Durchgänge wiederholt. In den Tagen der Schlafrestriktion verringerte sich die Einschlafzeit dramatisch, was damals als Beleg für eine erhöhte Schläfrigkeit und als Risikofaktor eines Sekundenschlafes gewertet wurde. Wenn auch die alarmierenden Interpretationen in der Zwischenzeit deutlich revidiert wurden, so zeigt sich, dass die gewohnte Schlafzeit sowohl für die physische als auch kognitive Leistungsfähigkeit wichtig ist [12].

> Die Schlafdauer weist eine hohe intra- und interindividuell Variabilität auf, so dass eine optimale Schlafdauer nur schwer zu benennen ist.

2.6 Funktionen des Schlafes

„Sleep remains a scientific enigma" so lautet der einleitende Satz einer Überblicksarbeit von James M. Krueger und Kollegen aus dem Jahre 2016 [5]. Und damit stehen die Schlafforscher nicht alleine da, sondern ganz allgemein kommt die Schlafforschung zum Schluss, dass die Frage, warum wir überhaupt schlafen, noch nicht abschließend beantwortet werden kann. Eine übergreifende Theorie müsste zunächst sicherlich auch die Frage klären, was unter Schlaf zu verstehen ist. Bislang wurde der Schlaf des Menschen fokussiert und überhaupt nicht auf das mitunter spannende Schlaf-Wach-Verhalten von anderen Säugetieren und Vögeln sowie auf den Ruhe-Aktivitäts-Rhythmus von Amphibien, Reptilien, Fischen oder Insekten eingegangen. Dabei wechseln sich Ruhe und Aktivität bei nahezu allen Lebewesen zyklisch ab. Und bereits niedrige Wirbeltiere zeigen bereits schlafähnliche Ruhezustände. Schlaf mit klar abgrenzbaren REM- und NREM-Phasen finden sich hingegen nur bei Vögeln und Säugetieren. Evolutionär betrachtet stellt der Schlaf eine besonders ausgeprägte Ruhephase mit hoher Verwundbarkeit dar. Was auch immer die Vorteile von Schlaf sind, sie müssen die gravierenden Nachteile während des Schlafes gefressen zu werden, überwogen haben. Wie später gezeigt wird, kann der Schlaf auch nicht komplett entzogen werden, da dies in Versuchstieren nach mehreren Wochen zum Tod führt.

Die äußerlich sichtbaren Hauptmerkmale von Schlaf im Gegensatz zum Wachzustand sind eine kaum vorhandene motorische Aktivität und eine sehr geringe Reaktionsbereitschaft sowohl auf interne als auch externe Stimuli. Die langfristige Erschlaffung der Skelettmuskulatur wurde als Indiz gewertet, dass evtl. wichtige Restaurationsprozesse am Bewegungsapparat während des Schlafes stattfinden. Dafür spricht, dass die Zunahme des Wachstumshormonspiegels direkt nach dem Einschlafen sowie die Zunahme von Tiefschlaf nach starker körperlicher Beanspruchung. Auf der anderen Seite belegen der Herzmuskel und das Diaphragma, der Hauptmuskel für die Atemtätigkeit, dass die kontraktilen Elemente eines Muskels über die Lebensspanne wohl nie eine wirkliche Pause benötigen. Wenn dann scheint es eher die motorische Einheit der Stütz- und Zielmuskulatur gesamthaft (einschließlich der Reflexwege) zu sein, die eine Erholung braucht. Eine weitere Hypothese mit Blick auf die fehlende Muskelaktivität im Schlaf scheint die Funktion des Energiesparens. Der Energieverbrauch sinkt im Schlaf tatsächlich um etwa 10 % und die Körpertemperatur sinkt. Der Nachweis von Neuronen im anterioren Hypothalamus, die sowohl an der Thermo- als auch der Schlafregulation beteiligt sind, unterstützt das Konzept, dass Schlaf- und Thermoregulation eng miteinander verknüpft sind und das zum Zwecke der Input und Output nicht gänzlich ausgeschaltet sind. Beispielsweise strampelt ein Kind mit viel Energie die Bettdecke von ihren Füssen, wenn es zu warm wird. Wird es dann jedoch nach einiger Zeit zu kalt, dann kauert sich der kleine Körper zusammen, um sich aufzuwärmen. Wenn das nicht reicht, erwacht es kurz und kuschelt sich zurück zu Mama oder Papa unter die Decke.

Verschiedene Theorien zur Schlaffunktion legen deshalb das Augenmerk nicht auf die Peripherie, sondern auf die zentralnervösen Prozesse. Der Schlaf wird beispielsweise benötigt um die Stärke der Synapsen im Gehirn zu regulieren. Als wissenschaftlich gesichert gilt die Konsolidierung des Gedächtnisses im Schlaf. In Studien zeigt sich beispielsweise, dass Lernaufgaben (Vokabeln lernen), die vor einer Schlafperiode dargeboten werden, besser behalten werden als Aufgaben vor einer Wachperiode derselben Dauer. Aktuelle Studien haben einen Zusammenhang zwischen NREM-Schlaf und der deklarativen Gedächtnisleistung sehr gut abgesichert. In einem späteren Kapitel wird auf die Bedeutung des REM-Schlafes für das prozedurale Gedächtnis (z. B. Fahrrad fahren) eingegangen (► Kap. 11).

James M. Krueger und Kollegen fassen den bisherigen Kenntnisstand folgendermassen zusammen [5]: Von den vorgestellten Theorien scheinen sich einige früher oder später in der Evolution entwickelt zu haben. Dass der Schlaf die Energiespeicher im Gehirn auffrischt oder im Wachen angesammelte toxische Nebenprodukte entfernt, sind spannende Annahmen, aber es fehlen konsistente experimentelle Nachweise. Momentan scheint vor allem die weit verbreitete Hypothese, dass der Schlaf eine Konnektivitäts- und Plastizitätsfunktion ausübt, als sehr attraktiv. Es existieren zahlreiche experimentelle Hinweise, dass sich die Konnektivität mit dem Schlaf, bei Schlafentzug und mit wechselnder afferenter Anforderung ändert und dass diese Änderungen mit den Regulationsmechanismen des Schlafes zusammenhängen. Um die Beziehung zwischen Schlaf und Konnektivität abschließend zu klären, sind jedoch viel Ideen und innovative experimentelle Ansätze erforderlich.

> Die Frage warum wir überhaupt schlafen kann noch nicht abschließend beantwortet werden.

Literatur

1. AASM (Hrsg.). (2008). *Das AASM-Manual zum Scoring von Schlaf und assoziierten Ereignissen: Regeln, Technologie und technische Spezifikationen*. Heidelberg: Steinkopff.
2. Bös, K. (2017). *Handbuch motorische Tests* (3. Aufl.). Göttingen: Hogrefe.
3. Buysse, D. J., Reynolds, C. F., Monk, T. H., Berman, S. R., & Kupfer, D. J. (1989). The Pittsburgh sleep quality index: A new instrument for psychiatric practice and research. *Psychiatry Research, 28*, 193–213.
4. Görtelmeyer, R. (2011). *SF-A/R und SF-B/R. Schlaffragebogen A und B. Revidierte Fassung*. Göttingen: Hogrefe.
5. Krueger, J. M., Frank, M. G., Wisor, J. P., & Roy, S. (2016). Sleep function: Toward elucidating an enigma. *Sleep Medicine Reviews, 28*, 46–54.
6. Mitterling, T., Högl, B., Schönwald, S. V., Hackner, H., Gabelia, D., Biermayr, M., & Frauscher, B. (2015). Sleep and respiration in 100 healthy Caucasian sleepers – A polysomnographic study according to American Academy of Sleep Medicine standards. *Sleep, 38*, 867–875.
7. Rechtschaffen, A., & Kales, A. (1968). *A manual of standarized terminology, techniques and scoring system for sleep stages of human subjects*. Washington: U. S. Public Health Service.
8. Roffwarg, H. P., Muzio, J. N., & Dement, W. C. (1966). Ontogenetic development of the human sleep-dream cycle. *Science, 152*, 604.
9. Sargent, C., Lastella, M., Halson, S. L., & Roach, G. D. (2016). The validity of activity monitors for measuring sleep in elite athletes. *Journal of Science and Medicine in Sport, 19*, 848–853.
10. Shahid, A., Wilkinson, K., Marcu, S., & Shapiro, C. (2012). *STOP, THAT and one hundred other sleep scales*. New York: Springer.
11. Strauch, I. (2010). *Schlafgewohnheiten und Schlafqualität. Von der Kindheit bis ins Erwachsenenalter*. Stuttgart: Schattauer.
12. Stuck, B. A., Maurer, J. T., Schlarb, A. A., Schredl, M., & Weeß, H.-G. (2018). *Praxis der Schlafmedizin. Diagnostik, Differenzialdiagnostik und Therapie bei Erwachsenen und Kindern* (3. Aufl.). Heidelberg: Springer Medizin.
13. Weeß, H.-G., Schürmann, T., & Steinberg, R. (2002). Das Landecker Inventar für Schlafstörungen (III-2.3.2). In H. Schulz (Hrsg.), *Kompendium Schlafmedizin* (S. 1–3). Landsberg: Ecomed.

Zirkadianik und Schlafregulation

3.1 Biologische Rhythmen – 30

3.2 Exogene oder endogene Steuerung – 32

3.3 Isolationsexperimente beim Menschen – 33

3.4 Neurobiologische Komponenten der Zirkadianik – 37

3.5 Zwei-Prozess-Modell der Schlafregulation – 39

Literatur – 41

© Springer-Verlag GmbH Deutschland, ein Teil von Springer Nature 2019
D. Erlacher, *Sport und Schlaf*, https://doi.org/10.1007/978-3-662-58132-2_3

Wir leben auf einem Planeten, der sich zyklisch um sich selbst und um die Sonne dreht. Aufgrund der Erdrotation ergibt sich Tag und Nacht. Aufgrund der Sonnenumlaufbahn sowie einer geneigten Erdrotationsachse entstehen die Jahreszeiten. Der ständige Wechsel zwischen Hell und Dunkel (in unterschiedlicher Dauer) hat die Entwicklung des Lebens geprägt. Diese Rhythmik führt in Tieren und Menschen zu periodischen Schwankungen, die einen starken Einfluss auf das Schlaf-Wach-Verhalten haben: Tagaktive Säugetiere sind am Tag wach und schlafen in der Nacht. Was keineswegs selbstverständlich ist. Man könnte ja auch genauso gut erwarten, dass wir schlafen, wenn wir müde sind und aufstehen, wenn wir ausgeschlafen haben: Eine Homöostase unabhängig von Hell und Dunkel. Um ein geregeltes Leben miteinander zu ermöglichen, macht es jedoch durchaus Sinn, einen internen Rhythmusgeber zu haben, der erleichtert, sich auf entsprechende Situationen vorzubereiten (z. B. Kortisolausschüttung vor dem Aufwachen). Die Chronobiologie und die Schlafmedizin haben in den vergangenen Jahren gezeigt, dass beide Prozesse eine Rolle bei der Schlafregulation spielen. In diesem Kapitel soll eine Einführung in die chronobiologische Forschung als auch in die Schlafhomöostase gegeben werden. Ziel ist es, ein Verständnis für die Interaktion der beiden Einflussgrößen anhand des Zwei-Prozess-Modells zu vermitteln. Darüber hinaus sollen Bezüge an sportwissenschaftliche Themen hergestellt werden. Für eine ausführliche Einführung in die chronobiologische Schlafforschung sei auf das Buch *Schlafen und Wachen als biologischer Rhythmus* (1993) von Jürgen Zulley verwiesen [7], im Hinblick auf die Schlafhomöostase und das Zwei-Prozess-Modell auf das Buch *Schlaf* (2004) von Alexander Borbély [3].

3.1 Biologische Rhythmen

Die Chronobiologie befasst sich mit biologischen Rhythmen. Rhythmen sind durch periodisch wiederkehrende Ereignisse gekennzeichnet und können mathematisch durch die Phase, Periodendauer, Frequenz und Amplitude charakterisiert werden. Die **Phase** charakterisiert einen Zeitpunkt in Relation zum Gesamtzyklus (z. B. Maximalwert). Die **Periodendauer** ist die Zeit, in der sich eine bestimmte Phase wiederholt. Die **Frequenz** gibt an, wie oft sich ein Rhythmus in einer Zeiteinheit wiederholt. Als abgeleitete SI-Einheit wird die Frequenz in der Einheit Hertz (Hz) angegeben, bezieht sich auf Sekunden ($1\,\text{Hz} = \text{s}^{-1}$) und ist der Kehrwert der Periodendauer (◐ Tab. 3.1). Die **Amplitude** definiert die maximale positive und negative Abweichung der Schwingung vom Mittelwert.

Anhand der Frequenz lassen sich verschiedene Rhythmen unterscheiden. Wenn die Frequenzen über einem Herz ($>1\,\text{Hz}$) liegen, sind die Angaben sehr anschaulich, weil Sekunden und Millisekunden im Dezimalsystem (mit der Basis 10) angegeben werden: Beispielsweise hat die Schallwelle des Kammertons A eine Frequenz von 440 Hz, sichtbar rotes Licht eine Frequenz von beispielsweise 400 THz (4×10^{14}). Für Frequenzen unter einem Hertz ($<1\,\text{Hz}$) sind die Angaben unübersichtlich, da die Stunden und Minuten im Sexagesimalsystem (mit der Basis 60) angegeben werden: Eine Stunde hat 60 Minuten je 60 Sekunden. Größere Zeitabschnitte wechseln nochmals das Zahlensystem: 24 Stunden ergeben einen Tag und sieben Tage eine Woche etc. (◐ Tab. 3.1). Deshalb werden langsamere Rhythmen meist auf Minuten, Stunden oder Tage bezogen.

Bei Tieren und Menschen verlaufen viele Körperfunktionen rhythmisch ab, die eine Frequenz unter einem Hertz aufweisen. Einige dieser biologischen Rhythmen sind uns Menschen unmittelbar zugänglich (z. B. Puls, Atmung, Schlaf-Wach-Rhythmus). Viele andere sind uns nicht bewusst (z. B. Körperkerntemperatur). In der Chronobiologie

3.1 · Biologische Rhythmen

Tab. 3.1 Verschiedene biologische Rhythmen und deren Periodendauer und Frequenz. Die Umrechnung ist teilweise unanschaulich, weil das Zahlensystem wechselt

Rhythmus	Sekunden (s)	Minuten (min)	Stunden (h)	Tage (d)	1 pro s (Hz)*	1 pro min	1 pro h	1 pro d
Nerven	0,02	$3,33 \times 10^{-4}$	$5,56 \times 10^{-6}$	$2,31 \times 10^{-7}$	50	$3,00 \times 10^3$	$1,80 \times 10^5$	$4,32 \times 10^6$
Herzfrequenz	1	0,0167	$2,78 \times 10^{-4}$	$1,16 \times 10^{-5}$	1	60	3600	$8,64 \times 10^4$
Atmung	4,615	0,0769	$1,28 \times 10^{-3}$	$5,34 \times 10^{-5}$	0,217	13	780	$1,87 \times 10^4$
NREM-REM-Zyklus	5400	90	1,5	0,0625	$1,85 \times 10^{-4}$	0,011	0,667	16
Körperkerntemperatur	86400	1440	24	1	$1,16 \times 10^{-5}$	$6,94 \times 10^{-4}$	0,0417	1
Muskelkater	604800	10080	168	7	$1,65 \times 10^{-6}$	$9,92 \times 10^{-5}$	$5,95 \times 10^{-3}$	0,143

*Die Einheit der Frequenz ist Hertz (Hz) wobei $1 \text{ Hz} = \text{s}^{-1}$ ist

spielt der 24-Stunden-Rhythmus eine wichtige Rolle und deshalb ist ein Tag häufig das Bezugssystem.

Zirkadiane Rhythmen. Wenn sich die Periodendauer bei ungefähr 24 Stunden einstellt, dann werden die Rhythmen als zirkadian bezeichnet. Das Wortgefüge bedeutet ungefähr (lat. circa) einen Tag (lat. dies). Zahlreiche Forschungsergebnisse haben gezeigt, dass die meisten psychologischen, physiologischen und biochemischen Funktionen beim Mensch zirkadian organisiert sind, also ein Maximum und ein Minimum im Tagesverlauf aufweisen. Zu diesen Funktionen zählen beispielsweise Hormonausschüttung (Kortisol, Wachstumshormon, Melatonien, Ghrelin, etc.) aber auch Schmerzempfinden, Zeitschätzung oder Stimmung. Zirkadiane Rhythmen stehen besonders im Fokus der Chronobiologie.

Infradiane Rhythmen. Wenn die Periodendauer länger als 24 Stunden ist, dann werden die Rhythmen als infradian bezeichnet. Die Frequenz liegt dabei unter (lat. infra) einem Tag. In diese Kategorie zählen die zirkaseptane Rhythmen mit einer Periodendauer von ca. 7 Tage (z. B. Verlauf von Krankheiten, Muskelkater), zirkalunaren Rhythmen mit einer Periodendauer von ca. 29.5 Tagen, also ungefähr ein Mondzyklus (z. B. Menstruationszyklus) und die zirkannualen Rhythmen mit einer Periodendauer von 365 Tagen, also ungefähr ein Jahr (z. B. Winterschlaf). Zirkannuale Rhythmen kommen fast ausnahmslos in Regionen mit klar abgrenzbaren Jahreszeiten vor.

Ultradiane Rhythmen. Wenn die Periodendauer kürzer als 24 Stunden ist, dann werden die Rhythmen als ultradian bezeichnet. Die Frequenz liegt dabei über (lat.: ultra) einem Tag. Ein ultradianer Rhythmus mit Bezug zum Schlaf ist das rhythmische Durchlaufen von vier bis sechs etwa 90-minütigen NREM-REM-Schlafzyklen pro Nacht.

> Die Periode und Periodendauer charakterisieren den Rhythmus. In der Chronobiologie spielt der 24-Stunden-Rhythmus eine wichtige Rolle. Er wird als zirkadianer Rhythmus bezeichnet.

3.2 Exogene oder endogene Steuerung

In der Vergangenheit gab es immer wieder einen Diskurs über die Ursache der zirkadianen Körpervorgänge, die durch zwei Extreme geprägt war: Die eine Gruppe sah die verursachenden Faktoren der tagesperiodischen Vorgänge ausnahmslos in der Umwelt. Das zentrale Argument dieser Gruppe liegt auf der Hand: Menschen sind (in der Regel) am Tag aktiv und schlafen in der Nacht. Tag und Nacht bestimmen also den inneren Rhythmus und die rhythmischen Vorgaben sind in der Umwelt zu verorten. Vor allem wenn man sich in vergangene Zeiten ohne künstliches Licht hineinversetzt, dürfte dieses Argument einleuchten. Wenn man beispielsweise in einer abgelegenen Gegend in einer Neumondnacht, draußen in der Natur die Taschenlampe ausschaltet, dann wird einem rasch bewusst, dass wir in der Dunkelheit nichts sehen können, und die Handlungsoptionen auf ein Minimum reduziert sind. Exogene Faktoren in der Umwelt und vor allem das Sonnenlicht bestimmen demnach für diese Gruppe den Schlaf-Wach-Rhythmus von lebenden Organismen.

Die andere Gruppe sah die Ursache der zirkadianen Rhythmen hingegen im Lebewesen selbst. Folgt man dieser Argumentation, so bedarf es mindestens einen endogenen Oszillator, der die periodische Schwingung auslöst. Bereits die genaue Beobachtung von Blumen bekräftigt diese Vermutung. Wäre das Sonnenlicht der Grund für das Öffnen und Schließen der Blüten, müssten alle Blütenpflanzen zur gleichen Zeit blühen, was sie nicht tun. Beispielsweise öffnen Ringelblumen ihre Blüten vormittags, die Königin der Nacht, ein Kakteengewächs, öffnet ihre Blüten am frühen Abend. In der Tat finden sich beim genaueren Hinsehen viele Hinweise, beispielsweise in skandinavischen Gefilden jenseits des Wendekreises, wo für viele Wochen die Sonne überhaupt nicht unter- bzw. aufgeht. Auch dort leben Menschen und Tiere und haben einen Schlaf-Wach-Rhythmus. Vertreter der Umweltfaktoren würden jedoch argumentieren, dass sich der Lebensrhythmus der dort lebenden Menschen dennoch „ortszeitgetreu" verhält, d. h. selbst bei Mittsommer im hohen Norden, wo die Nächte kaum dunkel werden, ist man am „Tag" wach und schläft in der „Nacht". Die Ursache ist in einer unbekannten, „terrestrisch meteorologischen" oder „kosmischen" Steuerung zu suchen. In der Chronobiologie wurden deshalb besondere Bedingungen gesucht, um die inneren Rhythmen systematisch in Tier- und Humanstudien zu manipulieren, um auch solche Faktoren zu berücksichtigen.

Zur Erfassung des Ruhe-Aktivitäts-Rhythmus eignet sich die Messung der lokomotorischen Aktivität, also das Bewegungsverhalten der Tiere. Jürgen Aschoff untersuchte die Lokomotion beispielsweise an Nagern, an Grünfinken und an Buchfinken. Die Abbildung (◘ Abb. 3.1) zeigt die Registrierungen der Aktivitätsperiodik von drei Vögeln. Unter künstlichen Licht-Dunkel-Wechsel von je zwölf Stunden (linke Seite) ist die Aktivität der Tiere auf die Lichtzeit reduziert. In der Dunkelheit herrscht Ruhe. Wäre dieser künstliche 24-Stunden-Rhythmus durch den Belichtungswechsel verursacht, so sollte er bei konstanter Belichtung verschwinden. Die rechte Hälfte der Abbildung verdeutlicht jedoch, dass bei allen drei Tieren der Rhythmus beibehalten wird.

Diese Studienergebnisse können jedoch exogene Faktoren nicht komplett ausschließen, schließlich läuft in Buchfink 1 und 3 der Rhythmus „ortszeitgetreu" weiter und somit kön-

3.3 · Isolationsexperimente beim Menschen

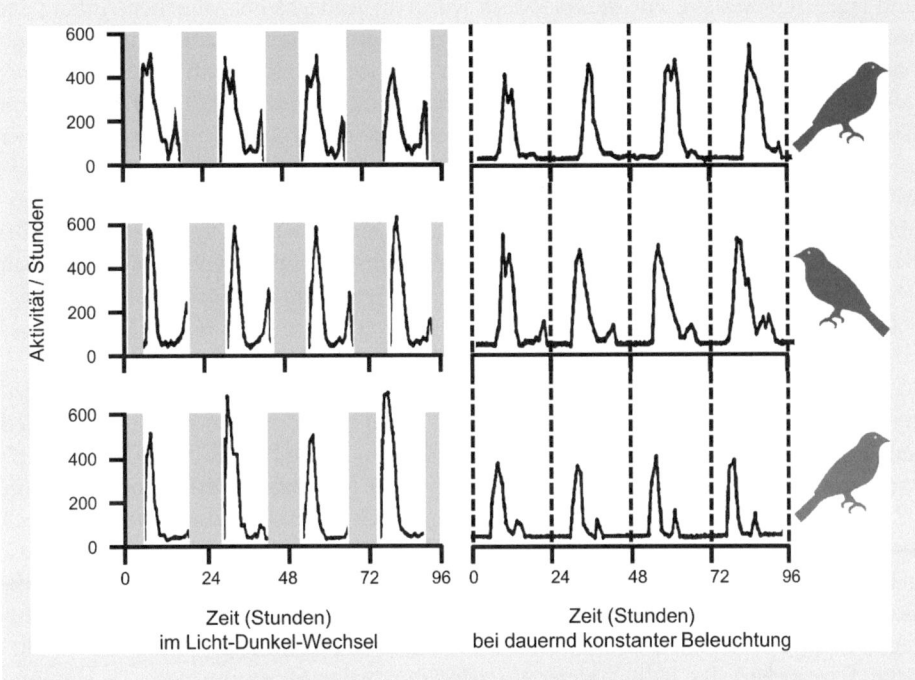

◘ **Abb. 3.1** Aktivitäten von drei Grünfinken unter künstlichen Licht-Dunkel-Wechsel (links) und unter konstanter Belichtung. Daten aus Aschoff ([1], S. 61)

nen auch dort äußere, mit der Erddrehung verbundene Steuerfaktoren, die Rhythmik erklären. Wenn man sich allerdings genau den zweiten Buchfinken anschaut, dann kann man erkennen, dass dessen Aktivität jeden Tag etwa ein bis zwei Stunden früher beginnt. Aschoff schreibt dazu, dass sich die Phase der Periodik von dem zweiten Vogel im weiteren Verlauf gegen die Phase der anderen Tiere und gegen die Ortszeit verschiebt. Dieses Ergebnis spricht eindeutig gegen einen exogenen, mit der Erddrehung gekoppelten Umweltfaktor.

> Durch systematische Beobachtung bei Tieren konnte die Chronobiologie bereits vor längerer Zeit nachweisen, dass endogene Rhythmen beispielsweise Ruhe- und Aktivitätsphasen mitbestimmen.

3.3 Isolationsexperimente beim Menschen

Die vermeintlich simple Idee exogene Faktoren auch beim Menschen auszuschalten, um die endogenen Faktoren zu ergründen, stellt sich in der Praxis als durchaus kompliziertes Unterfangen dar. Denn Informationen über die momentane Tageszeit oder zumindest eine grobe Einschätzung, ob gerade Tag oder Nacht ist, lassen sich an vielen kleinen Hinweisen feststellen. Der Mensch muss in einer solchen Versuchsanordnung von jeglichen Umwelteinflüssen hermetisch abgeschirmt werden, sodass die „innere Uhr" nicht synchronisiert werden kann. Die Abschirmung betrifft nicht nur Licht, sondern auch Geräusche, soziale Kontakte, Strahlung usw. Gleichzeitig müssen sämtliche Aktivitäten erfasst und registriert werden. Für diesen Zweck wurde in Andechs bei München Anfang der sechziger Jahre ein „Bunker" für das Max-Planck-Institut für Verhaltensphysiologie gebaut. Jürgen Aschoff und sein Forschungsteam untersuchten zwischen 1964 und 1989 insgesamt 447 freiwillige, seelisch stabile Versuchspersonen, die jeweils für vier Wochen am Isolationsexperiment teilnahmen. Jeder Person stand ein komfortabel ausgestatteter 20 m^2 großer Raum zur Verfügung. Während der Studiendauer konnte der Alltag frei gewählt werden. Nur die Messungen waren streng vorgegeben: Täglich musste der Tagesablauf protokolliert, Aktivitäten erfasst, Tests durchgeführt werden und vieles mehr. Außerdem wurde die Rektaltemperatur der Versuchspersonen fortlaufend mit einem Thermofühler gemessen. Die Tage im Bunker konnten durch zwei Bedingungen geprägt sein: Entweder wurden die Aktivitätszeit und Ruhezeit vorgegeben oder die Personen bestimmten ihren Rhythmus zwischen Aktivität und Ruhe selbst.

Synchronisierte Periodik. In der ersten Bedingung lebten die Versuchspersonen dazu im künstlichen Licht-Dunkel-Wechsel streng nach der Uhr: Beispielsweise für 15 Stunden außerhalb des Bettes (Aktivitätszeit) und für neun Stunden im Bett (Ruhezeit). Die Schlaf-Wachzeiten wurden in der Mehrzahl der Experimente nur indirekt über Knopfdrücke für „Zu-Bett-Gehen" oder „Aufstehen" registriert, nur in wenigen Experimenten wurde auch eine Polysomnographie durchgeführt. In der synchronisierten Bedingung wurde herausgefunden, dass jede durchgeführte Messung tagesperiodische Schwankungen aufweist. Beispielsweise die Körpertemperatur sowie die Kaliumausscheidung im Urin als physiologische Rhythmen, weisen gut erkennbare Maxima und Minima auf. Der durchschnittliche Tagesverlauf der Rektaltemperatur wird durch das Maximum nach 18 Uhr und durch das Minimum zwischen 5 und 6 Uhr charakterisiert. Um weitere physiologische Daten (z. B. Urin, Blut) auch in der Ruhezeit erheben zu können, wurde die Versuchsperson in festen Abschnitten geweckt. Wie die Körpertemperatur, erreicht auch die Elektrolytausscheidung Maximalwerte in der Aktivitätszeit und Minimalwerte in der Ruhezeit. Ebenso weisen psychologische Variablen eine zirkadiane Rhythmik auf: Die Rechengeschwindigkeit, Reaktionszeiten, Vigilanz und Zeitschätzung erreichen am Tag höhere Leistungen als in der Nacht (◘ Abb. 3.2).

Die gleichlaufende Periodik von verschiedenen Parametern, sagt jedoch nichts darüber aus, ob diese an den Schlaf gekoppelt sind. Das dies nicht der Fall ist, zeigt sich beispielsweise durch das zeitweise Einführen einer Dauerlicht-Bedingung, mit konstantem Licht über 24 Stunden und der Anweisung in dieser Zeit nicht zu schlafen. Unter dieser Bedingung behalten die verschiedenen Parameter (z. B. Körperkerntemperatur, Kaliumausscheidung) weiterhin einen zirkadianen Verlauf, unabhängig vom Schlaf-Wach-Rhythmus.

> Unter synchronisierten 24-Stunden-Tag-Bedingungen zeigen alle erfassten physiologischen (z. B. Körpertemperatur) und psychologischen Parameter (z. B. Reaktionszeit) einen zirkadianen Verlauf.

Freilaufender Rhythmus. In der zweiten Bedingung regulierten die Versuchspersonen die künstlichen Licht-Dunkel-Wechsel selbst. Eines der zentralen Erkenntnisse aus dieser Bedingung ist, dass der freilaufende Rhythmus beim Menschen im Mittel etwas länger dauert als 24 Stunden und dabei intern synchronisiert bleibt. Im Mittel beträgt die autonome zirkadiane Periode 25 Stunden, wobei die inter-individuelle Variabilität gering ist. In der Abbildung ist die Verteilung der autonomen Periode von 137 Versuchspersonen zu erkennen (◘ Abb. 3.3). Nur eine Person hat eine Periode die kürzer als 24 Stunden ausfällt. Die Mehrheit verteilen sich zwischen 24 und 26 Stunden mit dem Mittelwert bei 25 Stun-

3.3 · Isolationsexperimente beim Menschen

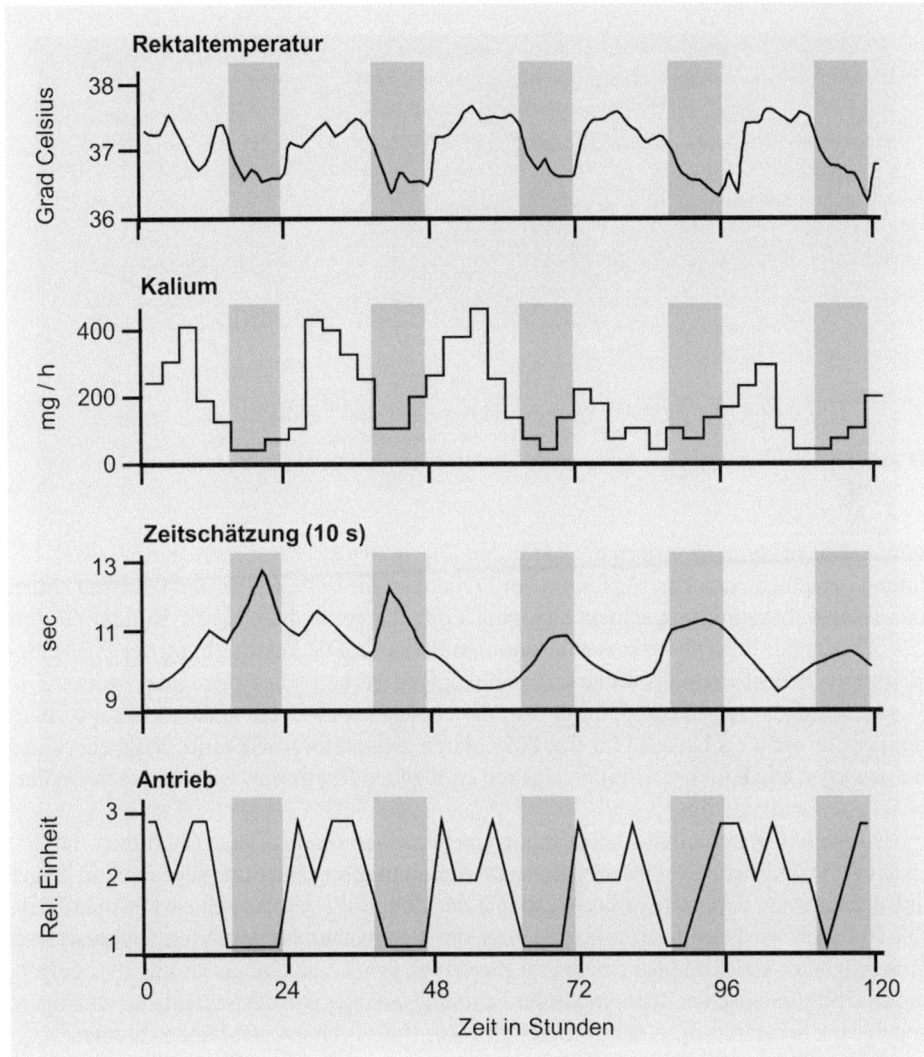

◘ Abb. 3.2 Synchronisierte Tagesperiodik verschiedener Funktionen. Daten aus Aschoff ([1], S. 71)

den. Fünf Personen weisen eine Periode über 26 Stunden auf. In der Chronobiologie werden die Personen, die eine kürzere Periodik, also eher bei 24 Stunden liegen, als *Morgentypen* – umgangssprachlich auch „Lerchen" – bezeichnet, da sie frühmorgens aktiv sind, am frühen Abend aber bereits müde werden. Umgekehrt werden die Personen, die eine längere Periodik aufweisen, also eher bei 26 Stunden liegen, als *Abendtypen* – umgangssprachlich auch als „Eulen" – bezeichnet, da sie abends lange wach sind und am Vormittag noch gerne schlafen. Von der Gesamtbevölkerung machen extreme „Lerchen" und „Eulen" etwa 20 Prozent aus; die übrigen 80 Prozent sind Mischtypen. Morgen- und Abendtypen finden sich auch überzufällig in den unterschiedlichen Sportarten wieder (► Kap. 7).

Bei langfristiger Beobachtung der autonomen Periode zeigt sich ein weiterer Unterschied zu der synchronisierten Periodik. Die Phase der Körperkerntemperatur verschiebt sich gegenüber der Wachzeiten und Ruhezeiten. Während sich das Maximum der Rektal-

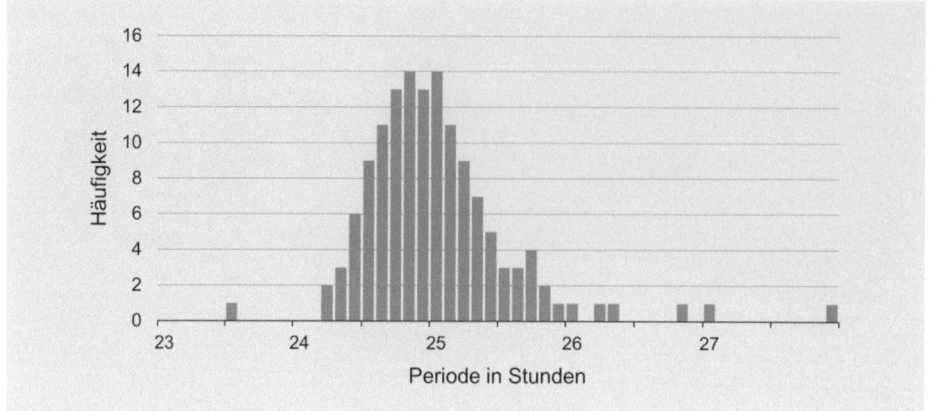

Abb. 3.3 Häufigkeitsverteilung der ermittelten autonomen Perioden beim Menschen. Daten aus Zulley ([7], S. 10)

temperatur im synchronisierten 24-Stunden-Tag in der zweiten Hälfte der Wachzeit befindet, verschiebt sich das Maximum im Freilauf in die erste Hälfte der Wachzeit. Auch das Temperaturminimum schiebt sich vom Ende der Ruhephase im 24-Stunden-Tag an den Anfang der Ruhephase in der autonomen Periodik. Die Verschiebung der Phasenbeziehungen spricht ebenfalls für einen unabhängigen Verlauf von zirkadianen Parametern. Darüber hinaus weisen die Befunde auf, dass beispielsweise eine sinkende Körperkerntemperatur nicht als Ursache für das Einschlafen gedeutet werden kann. Möglicherweise beherbergen alle Funktionen einen eigenen endogenen Rhythmus, wobei diese normalerweise aneinandergekoppelt sind.

Die isoliert lebenden Versuchspersonen hielten einen regelmäßigen Rhythmus von Aktivität (2/3) und Bettruhe (1/3) der freilaufenden Bedingung aufrecht. Blieb jemand länger auf, erfolgte eine verkürzte Ruhezeit, sodass der Zeitpunkt des Aufstehens konstant blieb. Die Ruhezeit wird demnach je nach Länge der vorangehenden Wachzeit angepasst, um eine möglichst gleichmäßige zirkadiane Periode zu erreichen. Daraus könnte man folgen, dass die physiologischen Bedürfnisse der Erholung weniger von der Schlafdauer abhängen, solange die Schwankungen der Wachzeiten bestimmte Grenzen nicht überschreiten.

Während der „Bunkerexperimente" wurden sechs Versuchsteilnehmer für insgesamt 246 „Nächte" mit der Polysomnographie erfasst. Da die Versuchsteilnehmer isoliert lebten, erlernten sie vor dem Versuch mittels eines Spiegelsystems, sich die Elektroden selbst zu kleben. Die mittlere Schlafdauer im 24-Stunden Tag betrug 7.3 Stunden und unter autonomer Periode 8.8 Stunden. Im Vergleich von synchronisierter und freilaufender Bedingung war man zuvor davon ausgegangen, dass die zusätzliche Zeit im Freilauf vor allem durch eine Zunahme der Aktivitätszeit stattfand. Die Schlafmessungen zeigen jedoch, dass in der synchronisierten Bedingung weniger geschlafen wird, als bislang angenommen. Ein zweites interessantes Detail machten die Schlafmessungen deutlich: Der Tiefschlaf bleibt auch in der Freilauf-Bedingung zu Beginn der Schlafphase dominant, was für eine homöostatische Regelung spricht.

> **Unter Freilauf-Bedingungen ergibt sich im Mittel eine autonome Periodendauer von 25 Stunden.**

Desynchronisierte Periodik. In etwa 30 Prozent der Personen unter autonomer Bedingung dessynchronisierte sich die Zirkadianik (z. B. Körperkerntemperatur) von dem Schlaf-Wach-Rhythmus. Dabei kann entweder eine Verlängerung der Schlaf-Wach-Phase gegenüber der zirkadianen Prozesse stattfinden oder eine Verkürzung. So kann es beispielsweise vorkommen, dass sich das Temperaturminimum in die Aktivitätsphase verschiebt. Da aber auch die Stimmungslage einer zirkadianen Phase folgt, kann es sein, dass trübe Stimmungen, die normalerweise während der Ruhephase gemessen werden, sich scheinbar grundlose in Wachphasen einstellen. Die Desynchronisation kann auch ohne Bunker bei den sogenannten zirkadianen Rhythmusschlafstörungen auftreten (▶ Kap. 4). Eine Desynchronisation wird auch durch den Jetlag verursacht, auf den noch vertieft in einem späteren Kapitel eingegangen wird (▶ Kap. 10).

Zeitgeber und Periodendauer. Im Isolationsexperiment kann durch eine Verlängerung oder Verkürzung der künstlichen Licht-Dunkel-Wechsel die synchronisierten zirkadianen Prozesse im Menschen in gewissen Grenzen verlängert oder verkürzt werden. Beispielsweise konnte im „Bunker" durch eine Verlängerung der Licht-Dunkel-Phasen über mehrere Tage hinweg die zirkadiane Periode der Körperkerntemperatur von 25 auf 27 Stunden verlängert werden. Versuchte man die Periodendauer weiter zu verändern, pendelte sie zurück, und eine sogenannte „erzwungene" Desynchronisation findet statt. In der Folge untersuchte man, welche *Zeitgeber* neben dem Licht die Periodendauer verändern konnte. Soziale Interaktionen, ein regelmäßiges Gongsignal, physische Aktivität, Essenzeitpunkt, alle regelmäßigen Ereignisse konnten die Periodendauer verlängern oder verkürzen. Interessanterweise wurde erst in späteren Jahren die Bedeutung der Helligkeit und noch später die Bedeutung der Farbanteile des Lichtes entdeckt. Während die ersten Experimente mit etwa 300 Lux ausgeführt wurde, verwendete man in späteren Studien künstliche Tage mit 2500 Lux (An sonnigen Tagen kann der Wert im Freien auf 10.000 Lux ansteigen). Mit dieser Helligkeit konnte die Periodendauer bis auf 31 Stunden ausgedehnt oder auf 19 Stunden verkürzt werden, ohne, dass die Körperkerntemperatur vom Schlaf-Wach-Rhythmus desynchronisiert. Dabei muss allerdings darauf geachtet werden, dass das Verhältnis von ein Drittel Dunkel und zwei Drittel Hell eingehalten wird. In der Zwischenzeit ist ebenfalls bekannt das beispielsweise die blauen Lichtanteile von Tablets oder Smartphones das lichtempfindliche Protein Melanopsin in den Ganglienzellen der Retina (▶ Abschn. 3.4) stimulieren und dadurch als Zeitgeber die endogenen Prozesse beeinflussen kann. Diese Hinweise sind auch für den Sport relevant, wenn es beispielsweise um die Strategien für einen guten Schlaf vor einem Wettkampf (▶ Kap. 9) oder dem Umgang mit Jetlag geht (▶ Kap. 10).

> Die Periodendauer kann durch unterschiedliche Zeitgeber im Isolationsexperiment verlängert oder verkürzt werden. Starke Zeitgeber sind helles Licht, soziale Kontakte, regelmäßige Essenszeitpunkte, etc.

3.4 Neurobiologische Komponenten der Zirkadianik

Im Jahre 2017 erhielten die amerikanischen Forscher Jeffrey C. Hall, Michael Rosbash und Michael W. Young den Medizin-Nobelpreis für die Entschlüsselung der molekularen Mechanismen der „inneren Uhr". Sie haben dafür oszillierende Gene in Fruchtfliegen identifiziert (z. B. timeless), die ein Protein kodieren, das sich in der Nacht in Zellen anhäuft und tagsüber abgebaut wird. Diese molekulare „Sanduhr" erklärt, dass in jeder einzelnen Zelle von Pflanzen, Tieren und Menschen eine zirkadiane Periodik zu finden ist.

In Menschen müssen die einzelnen Uhren-Gene durch einen Schrittmacher koordiniert werden. Diese Schlüsselrolle wird dem Nucleus suprachiasmaticus (SCN) im Hypothalamus zugeschrieben. Sein Name deutet darauf hin, dass er oberhalb (lat. supra) der Sehbahnkreuzung, dem Chiasma opticus, liegt. Der SCN kann durch unterschiedliche Zeitgeber den zirkadianen Rhythmus im Körper orchestrieren. Helles Licht (z. B. 2500 Lux), als starker Zeitgeber, lässt die Nervenzellen des SCN feuern und bei Dunkelheit stellen sie ihre Aktivität ein. Die Information erhält der SCN über Ganglienzellen in der Retina, die das lichtempfindliche Protein Melanopsin enthalten. Die Axone dieser retinalen Ganglienzellen sind über eine Nervenbahn, die dem Sehnerv und der Sehbahnkreuzung folgt, direkt mit dem SCN verbunden [2]. Fehlen bei blinden Menschen die retinalen Ganglienzellen inklusive Melanopsin gelingt die Synchronisation mit dem Hell-Dunkel-Wechsel nicht mehr. Umgekehrt können blinde Menschen, die über intakte retinale Ganglienzellen inklusive Melanopsin verfügen, mit dem Hell-Dunkel-Wechsel synchronisieren. Interessanterweise können diese Personen, trotz Blindheit, überzufällig zwischen Hell und Dunkel unterscheiden.

Über multisynaptische Verbindung wird die Hell-Dunkel-Information vom SCN zum einen an die Epiphyse weitergeleitet, die bei Dunkelheit das Hormon Melatonin ausschüttet und somit über den Blutweg den Körperzellen, die Dunkelheit vermitteln kann. Zum anderen ist der SCN mit der nahe gelegenen ventrolateralen präoptischen Gegend (VLPO) verbunden. Diese spielt für den Schlaf-Wach-Übergang eine wichtige Rolle und wird als Tor zum Schlaf diskutiert, da sie wichtige cholinerge, adrenerge, serotonerge und histaminerge Arousal-Systeme blockiert und damit Schlaf einleitet. Läsionsstudien an Ratten zeigen, zum einen, dass nach Läsion des SCN das Ruhe-Aktivitäts-Muster der Versuchstiere die zirkadiane Rhythmik vollständig verliert [6]. Zum anderen, dass eine Läsion des VLPO bei den Versuchstieren zu einer vollständigen Schlaflosigkeit führt.

Für die Schlaf-Wach-Regulation spielen verschiedene Aktivierungssysteme eine Rolle. Aktivierungssysteme sind besondere Zellverbände im zentralen Nervensystem und befinden sich vor allem im Hirnstamm. Im Folgenden sollen überblicksartig die Systeme kurz beschrieben werden [4]:

Das **Aszendierende retikulär aktivierende System (ARAS)**. Das ARAS ist das klassische, übergeordnete Aktivierungssystem und leitet sensorische Information aus dem Hirnstamm in die Großhirnrinde. Die im Folgenden beschriebenen Systeme sind Teilbereiche und Erweiterungen des ARAS.

Das **GABAerge System** ist das größte inhibitorische System. Es hat seinen Ursprung vornehmlich in der VLPO. Eine genaue Lokalisation der Wirkbereiche ist schwierig, da es weitläufige Signale ins gesamte Gehirn sendet. Es dient dazu, die angesteuerten Regionen zu dämpfen. Für die Einleitung des Schlafes ist es von zentraler Bedeutung und bewirkt auch die für den Schlaf typische Muskelrelaxation.

Das **Serotonerge System** hat seinen Sitz in den Nuclei Raphes (NR) im Hirnstamm und im verlängerten Rückenmark. Das Serotonerge System hat vorwiegend eine unterdrückende Funktion. Beispielsweise hemmt es sensorische Informationen, was eher für automatisierte Handlungen produktiv ist. Die Aktivität ist im Tiefschlaf gering und im REM-Schlaf kaum vorhanden. Es scheint jedoch für die Schlafinitiation von Bedeutung zu sein. Dabei korreliert die Serumkonzentration von Serotonin im Schlaf mit dem Tiefschlafanteil.

Das **Cholinerge System** wird im basalen Vorderhirn und der Pons verortet. Es steuert unter anderem die Aktivität im Hippocampus. Zellen dieses Systems feuern im REM-Schlaf unkontrolliert. Der verwirrte Zustand nach einem intensiven Traum wird mit der Zeit in Verbindung gebracht, die benötigt wird, um das cholinerge System wieder unter Kontrolle zu bringen. Es wird eine Beteiligung an der REM-NREM-Oszillation vermutet.

Das **Adrenerge System** mit Noradrenalin als hauptsächlichem Neurotransmitter wird im Locus coeruleus lokalisiert. Während es im Wachen aktiviert ist, wurden im Tiefschlaf sehr geringe und im REM-Schlaf praktisch keine Aktivität der Neurone gemessen. Es hat weitreichenden Einfluss in alle Hirnregionen und wird als Alarmsystem des ZNS verstanden.

3.5 Zwei-Prozess-Modell der Schlafregulation

Wie in den vorangegangenen Abschnitten dargelegt, hat die Zirkadianik einen großen Einfluss auf das Schlaf-Wach-Verhalten. Jedoch kann er eben nicht als einziger Einflussfaktor geltend gemacht werden. Wie beispielsweise zuvor gezeigt wurde, kann der Schlaf in der Dauerlicht-Bedingung für 24 Stunden unterdrückt werden, dennoch zeigen sich zirkadianen Schwankungen in den physiologischen und psychologischen Parametern. Natürlich kann man auch selbst bestimmen, wann man ins Bett geht und mögliche Tiefpunkte überwinden, um z. B. bis spät in die Nacht feiern (oder trainieren) zu können. Nicht destotrotz zeigen die Veränderung der Periodendauer durch verschiedene Zeitgeber, dass der Schlaf-Wach-Rhythmus in der Regel an die zirkadianen Verschiebungen gekoppelt ist. Die zirkadiane Periodik ist demnach der erste wichtige Prozess der Schlafregulation.

Neben der Zirkadianik scheint vor allem die vorangegangene Wachzeit einen Einfluss auf die Schlafregulation zu besitzen. Der Schlaf stellt, wie essen und trinken, für den Menschen eine Art Grundbedürfnis dar. Widersteht man längere Zeit dem Schlafbedürfnis, nimmt dieses mit fortdauernder Wachzeit zu. Umgekehrt nimmt das Schlafbedürfnis sukzessive nach dem Schlafeintritt ab. Nach beispielsweisen acht Stunden Schlaf ist das Bedürfnis bei schlafgesunden Menschen befriedigt und man fühlt sich erholt. Diese Regulierung des Gleichgewichts von Schläfrigkeit und Wachheit wird als Schlafhomöostase bezeichnet und stellt den zweiten wesentlichen Prozess der Schlafregulation dar.

Das theoretische Zusammenspiel zwischen Zirkadianik und Schlafhomöostase wurde im Jahr 1982 von Alexander Borbély als „Zwei-Prozess-Modell" der Schlafregulation vorgeschlagen. In der graphischen Darstellung zeigt sich in der oberen Reihe zunächst der Pro-

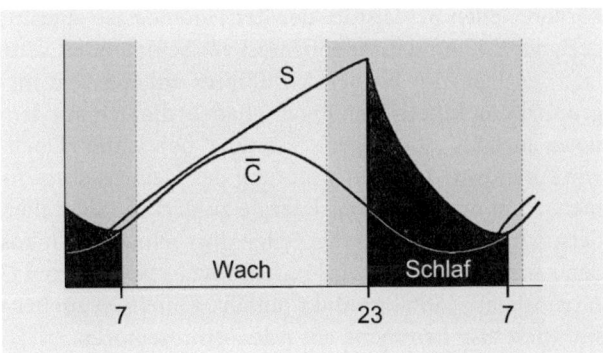

◘ **Abb. 3.4** Zwei-Prozess-Modell mit dem Prozess C und S. Daten aus Borbély [3]

zess S (**S**chlafhomöostase), der sich während der Wachzeit asymptotisch einem Maximum nähert und durch Schlaf wieder abgebaut wird. Darunter findet sich der Prozess C (**C**ircadianik), dort zeigen fast alle gemessen physiologischen und psychologischen Parameter während der Nacht ein Minimum und am Tag ein Maximum. In Borbélys Modell wird der Prozess C invertiert, so dass die Kurve C' als Grad der Wachheit angesehen werden kann, der am Abend die niedrigsten Werte annimmt und am Morgen die höchsten. Beim Zusammenführen der beiden Kurven kann der Abstand zwischen den beiden Kurven als „Schlafdruck" interpretiert werden. Je grösser der Abstand, um so grösser der „Druck" zu schlafen, dagegen stellt ein kleiner Abstand ein großes Maß an Wachheit dar (◘ Abb. 3.4).

Wie die idealisierte Abbildung zeigt, beginnt der Tag um 7 Uhr morgens aufgrund des erreichten Minimums an Schlafdruck. Im Verlauf des Morgens steigen die beiden Kurven beinahe parallel an, was heißt, dass der von Beginn weg steigende homöostatische Schlafdruck vom ebenfalls steigenden Aktivierungsniveau des zirkadianen Prozesses ausgeglichen wird. Am frühen Nachmittag erreicht der Prozess C sein Maximum und beginnt wieder abzufallen. Da der Prozess S jedoch weiter ansteigt, vergrößert sich die Schlafbereitschaft nun zunehmend und ermöglicht uns letztendlich beim Maximum um 23 Uhr ein müheloses Einschlafen.

Das Modell verdeutlicht seine Aussagekraft bereits intuitiv an der Selbstbeobachtung. Wenn man beispielsweise in einer Nacht nicht schläft. Geht man also nicht um 23 Uhr schlafen, so steigt der Prozess S weiter an. Die Differenz zwischen S und C' erreicht dann in den frühen Morgenstunden ein Maximum. Um etwa 4 Uhr sollte also der Schlafdruck am massivsten erlebt werden. In den folgenden Stunden nähern sich die Kurven wieder an. Trotz hohem Prozess S hält sich der Schlafdruck - aufgrund der Annäherung durch Prozess C' - am Morgen in Grenzen. Die Vorhersagen des Modells bzgl. Schlafdauer und Tiefschlafanteilen wurden experimentell erfolgreich überprüft. So zeigt sich beispielsweise die aus dem Modell vorhergesagte verkürzte Schlafdauer, wenn verzögert geschlafen wird, wobei die Tiefschlafanteile ansteigen. Zudem konnten auch gewisse Vorhersagen beim Schlafverhalten von depressiven Patienten experimentell überprüft werden.

Wie der Abbildung zu entnehmen ist, verläuft die Kurve S nicht linear, sondern steigt parabelförmig an und nähert sich asymptotisch einem Maximum. Im Schlaf sinkt sie wiederum exponentiell ab. Dieser Verlauf deckt sich mit dem hohen Tiefschlafanteil in der ersten Nachthälfte. Deprivationsstudien haben gezeigt, dass der Schlaf nach 40 Stunden Schlafentzug einen entsprechend höheren Anteil an Tiefschlaf enthält. Umgekehrt reduziert ein Mittagsschlaf die Tiefschlafanteile in der darauffolgenden Nacht. Der Verlauf von Prozess S entspricht also nicht der Länge des Schlafes, sondern dessen Intensität, gemessen am Tiefschlafanteil. Auf der Suche nach einem körpereigenen Schlafstoff, der der Homöostase zugrunde liegt, scheint Adenosin ein geeigneter Kandidat. Adenosin ist ein hemmender Neurotransmitter, der sich im Verlauf des Tages im basalen Vorderhirn anhäuft und im Schlaf wieder abgebaut. Aufgrund dieser kinetischen Eigenschaften, die sich mit dem Prozess S decken wurde Adenosin auch als „somnogene Substanz" bezeichnet. Doch wie kommt es zur Anhäufung von Adenosin? Die Durchblutung des Gehirns sorgt für eine ausreichende Glukosemenge um den Bedarf an Energie zu decken. Sind allerdings einige Regionen besonders aktiv, verbrauchen die Zellen dort schneller Glukose, als diese nachgeliefert werden kann. Das Defizit wird mittels lokal gespeicherten Glykogens ausgeglichen, wobei Adenosin als „Abfallprodukt" anfällt. Koffein ist ein bekannter Antagonist von Adenosin, wirkt also hemmend auf Adenosinrezeptoren.

Obwohl Borbely selbst darauf hingewiesen hat, dass das Modell nur als eine Arbeitshypothese gedacht ist, die der Komplexität der Mechanismen hinter der Schlafregulation nicht gerecht wird, wurde es in der Zwischenzeit nicht völlig revidiert. Die grundlegenden Faktoren werden durch das Modell gut – wenn auch vereinfacht – beschrieben und können auch gut im Bereich des Sports vermittelt werden. In aktuellen Lehrbüchern wird es immer noch zur Schlafregulation herangezogen und lediglich um einen ultradianen Faktor erweitert. Dieser beschreibt den Wechsel zwischen REM- und NREM-Schlaf, der durch die reziproke Wirkung von aminergen und cholinergen Neuronen bereits in den Grundzügen im Jahre 1975 von Hobson, McCarley und Wyzinski entwickelt [5].

Literatur

1. Aschoff, J. (1970). Circadiane Periodik als Grundlage des Schlaf-Wach-Rhythmus. In W. Baust (Hrsg.), *Ermüdung, Schlaf und Traum* (S. 59–98). Stuttgart: Wissenschaftliche Verlagsgesellschaft Stuttgart.
2. Birbaumer, N., & Schmidt, R. F. (2006). *Biologische Psychologie* (6. Aufl.). Berlin: Springer.
3. Borbély, A. A. (2004). *Schlaf*. Frankfurt am Main: Fischer.
4. Cajochen, C. (2009). Schlafregulation. *Somnologie, 13*, 64–71.
5. Hobson, J. A., McCarley, R. W., & Wyzinski, P. W. (1975). Sleep cycle oscillation: Reciprocal discharge by two brainstem neuronal groups. *Science, 189*, 55–58.
6. Stuck, B. A., Maurer, J. T., Schlarb, A. A., Schredl, M., & Weeß, H.-G. (2018). *Praxis der Schlafmedizin. Diagnostik, Differenzialdiagnostik und Therapie bei Erwachsenen und Kindern* (3. Aufl.). Heidelberg: Springer Medizin.
7. Zulley, J. (1993). *Schlafen und Wachen als biologischer Rhythmus*. Regensburg: Roderer.

Schlafstörungen im Überblick

4.1 Einteilung der Schlafstörungen – 44

4.2 Insomnie – 45

4.3 Schlafbezogene Atmungsstörungen – 47

4.4 Hypersomnische Störungen – 48

4.5 Zirkadiane Rhythmusschlafstörungen – 49

4.6 Parasomnien – 51

4.7 Bewegungsstörungen im Schlaf – 52

Literatur – 53

© Springer-Verlag GmbH Deutschland, ein Teil von Springer Nature 2019
D. Erlacher, *Sport und Schlaf*, https://doi.org/10.1007/978-3-662-58132-2_4

Der „normale" Schlaf des Menschen kann vielfältig gestört sein. Sicherlich hat jeder schon erlebt, wie es ist, nicht einschlafen zu können: Trotz idealer Bedingungen liegt man im Bett und schafft es nicht einzuschlafen – oder man erwacht mitten in der Nacht hängt Gedanken nach, von denen man sich nicht lösen kann. Eine vorübergehende Schlaflosigkeit ist größtenteils unproblematisch, da sich der „normale" Schlaf in der Regel von alleine wieder einstellt. Von einer Schlafstörung würde man erst dann sprechen, wenn sich zu den Schlafbeschwerden auch zugehörige Einschränkungen am Tage ergeben, zum Beispiel ein vermindertes psychosoziales Leistungsvermögen. In einem solchen Fall würde man von einer Insomnie sprechen. Diese zählt zu den häufigsten Beschwerden in der Nacht und charakterisiert eine von sieben Hauptgruppen der Schlafstörungen, die nach der *Amerikanischen Akademie für Schlafmedizin* (AASM) unterschieden werden. In diesem Kapitel soll ein Überblick über die Hauptgruppen und die wichtigsten Störungen gegeben werden. Anhand von: Definition, Prävalenz, Ursachen, Folgen und Therapie. Ziel ist es, einerseits einen soliden Überblick über das Themenfeld zu erhalten und andererseits die Querbezüge an sportwissenschaftliche Themen zu adressieren. Zu Beginn werden knapp drei Klassifikationssysteme vorgestellt, mit denen sich Schlafstörungen einteilen lassen. Für eine ausführliche Einführung in die schlafmedizinischen Störungen sei auf das Buch *Praxis der Schlafmedizin* (2018) von Boris Stuck, Joachim Maurer, Angelika Schlarb, Michael Schredl und Hans-Günter Weeß verwiesen [4].

4.1 Einteilung der Schlafstörungen

Die Einteilung von Schlafstörungen verlangt nach einer differenzierten, möglichst eindeutigen Klassifikation der einzelnen schlafbezogenen Erkrankungen. Aktuell stehen drei Klassifikationssysteme zur Codierung der verschiedenen Schlafstörungen zur Verfügung:
- Internationale statistische Klassifikation der Krankheiten und verwandter Gesundheitsprobleme, 10. Fassung (International Classification of Diseases, ICD-10, 1999) [3]
- Diagnostisches und Statistisches Manual Psychischer Störungen, 5. Fassung (Diagnostic and Statistical Manual of Mental Disorders, DSM-5, 2013) [2]
- Internationale Klassifikation der Schlafstörungen, 3. Fassung (International Classification of Sleep Disorders, ICSD-3, 2014) [1]

Das ICD-10 wird von der Weltgesundheitsorganisation (World Health Organization, WHO), das DSM-5 von der amerikanischen Fachgesellschaft der Psychiatrie (American Psychiatric Association, APA) und das ICSD-3 von der amerikanischen Akademie für Schlafmedizin (American Academy of Sleep Medicine, AASM) herausgegeben. Die drei Werke haben unterschiedliche Zielsetzungen und Zielgruppen.

Für die klinische Praxis ist das Klassifikationssystem ICD-10 verbindlichen. Das ICD-10 liefert für Ärztinnen und Ärzte eine standardisierte und international gültige Gruppierung von Krankheiten (online: ▶ www.dimdi.de). Ein solches „Mammutprojekt" muss einerseits über Jahre eine zuverlässige Systematik für den medizinischen Bereich liefern, andererseits sollen relevante und neue klinische und wissenschaftliche Erkenntnisse die Systematik verbessern. Dieses Spannungsfeld ist für die Schlafstörungen spürbar, die in der aktuellen Fassung keine eigenständige Erkrankungsgruppe aufweisen. Man findet sie größtenteils in den Kategorien G und F, aufgeteilt nach organischen und nicht-organischen Schlafstörungen.

Da viele Schlafstörungen (vor allem insomnische Störungen) im Rahmen von psychiatrischen Erkrankungen (z. B. Depression) auftauchen, wurden in früheren Fassungen und auch in der aktuellen DSM-5 Schlafstörungen aufgeführt. Die Zielgruppe der DSM-5 ist vorwiegend im allgemeinmedizinischen Bereich und in den Gesundheits- und Pflegeberufen (z. B. Psychiater, Psychologen, Pflegeberufe) zu sehen und dementsprechend wurde versucht die Klassifikation der Schlaf-Wach-Störungen klinisch relevant zu formulieren. Ziel soll es sein zum Beispiel auch dem Allgemeinarzt zu ermöglichen, in seiner Praxis Schlafstörungen schnell zu erkennen, zu diagnostizieren und zu behandeln bzw. an die Schlafmedizin zu vermitteln. Die DSM-5 unterteilt die Schlaf-Wach-Störungen in zehn Störungsgruppen.

Die ICSD-3 ist das Klassifikationssystem der amerikanischen schlafmedizinischen Gesellschaft und spiegelt somit die schlafmedizinische Forschung wieder. In der aktuellen Version wurden gegenüber der Vorgängerversion versucht neue Erkenntnisse über Schlafstörungen einzubeziehen und die Diagnosen in Teilen zu vereinfachen (z. B. Insomnie). Bei vielen Schlafstörungen ist dennoch die zugrunde liegende Pathophysiologie noch nicht verstanden, so dass aktuell auch wieder phänomenologische Beschreibungen in den Vordergrund rücken. Die aktuelle Klassifikation der Schlafstörungen besteht aus sieben Hauptgruppen die ca. 60 Schlafstörungen nach ätiologischen und phänomenologischen Gesichtspunkten unterscheidet.

Für den Außenstehenden stellt sich die Frage, warum es drei verschiedene Kategoriensysteme bedarf, wobei sich die Kategorien fast ausnahmslos auch übersetzen lassen. Die Antwort auf diese Frage findet sich in der noch recht „jungen" Schlafmedizin. In den ersten Fassungen der drei Kategoriensysteme bestand noch viel Uneinigkeit. Das wachsende Interesse an Schlafstörungen führte in den vergangenen Jahren zu einem rasanten Anstieg an Forschungsergebnissen. Das neu erworbene Wissen führte zu einer stetigen Konvergenz der einzelnen Kategoriensysteme, was letztlich zu einer Vereinheitlichung führt. Während ICSD-3 und DSM-V bereits vergleichbare Kategorien besitzen, wird in der geplanten ICD-11 die aktuelle Einteilung der ICSD-3 aufgenommen und die Schlafstörungen als eigenständige Erkrankung ausgewiesen. Im Folgenden soll anhand der ICSD-3 ein Überblick über sechs der sieben Hauptgruppen und die wichtigsten Störungen darin gegeben werden. Die siebte Hauptgruppe „Weitere Schlafstörung" wird nicht behandelt.

> Die aktuelle Klassifikation der Schlafstörungen (ICSD-3) besteht aus sieben Hauptgruppen die ca. 60 Schlafstörungen unterscheidet.

4.2 Insomnie

Definition. Insomnie lässt sich wörtlich als „ohne Schlaf" übersetzen und beschreibt ein Missverhältnis zwischen Schlafbedürfnis und einem verminderten Schlafvermögen. Der Schlafmangel kann sich in Form von Einschlafstörungen, Durchschlafstörungen und/oder frühmorgendliches Erwachen äußern. Die Schlafbeschwerden ergeben sich trotz der Möglichkeit, unter geeigneten Schlafbedingungen, ausreichend zu schlafen. Zudem müssen sich zwingend Beschwerden am Tage zeigen, die sich beispielsweise auf das psychosoziale Leistungsvermögen, Beeinträchtigung der Stimmung, des Antriebs oder auf das Gedächtnis beziehen. Die ICSD-3 reduziert die ursprünglich 11 Formen der Insomnie auf die **chronische Insomnie** (mindestens 3-mal pro Woche für einen Zeitraum von länger als 3 Monaten) und die **Kurzzeit-Insomnien** (geringeres Zeitkriterium), was die Diagnose einer Insomnie erleichtert. Einen Teil der ursprünglichen Formen (z. B. paradoxe Insomnie) werden als Subtypen geführt. Auch wurde die Unterscheidung von primärer und sekundärer Insomnie nicht weiterverfolgt, also die Frage, ob eine andere, beispielsweise eine psychische Erkrankung, die Insomnie bedingt und die Schlaflosigkeit „nur" sekundär auftritt. In der ICSD-3 werden insomnische Störung als eigenständiges behandlungsbedürftiges Krankheitsbild definiert.

Prävalenz. Die Insomnie ist die am häufigsten diagnostizierte Schlafstörung. Die Prävalenz insomnischer Beschwerden weist eine große Variabilität auf, die durch die unterschiedlichen Erhebungskriterien erklärt werden kann. Überblicksarbeiten von weltweit durchgeführten epidemiologischen Studien berichten ein Auftreten zwischen 10 bis 48 Prozent, von welchen etwa 9 bis 15 Prozent über zusätzliche Tagesbeeinträchtigungen klagen. Die Prävalenz bei Frauen sowie älteren Menschen ist deutlich höher. Kurzzeit-Insomnien können häufig auch im sportlichen Kontext auftreten, z. B. vor wichtigen sportlichen Wettkämpfen (▶ Kap. 9) oder im Trainingslager (▶ Kap. 7).

Ursache. Das Auftreten einer Insomnie kann durch verschiedene Stressoren (z. B. familiäre Konflikte) verursacht werden. Bei einer akuten Insomnie führt beispielsweise der Streit in der Familie zu einem akut schlechteren Schlaf. Fällt der Stressor weg, verschwinden üblicherweise auch die Schlafbeschwerden. Dominieren allerdings im Anschluss Gedanken über die Schlaflosigkeit und deren Folgen, dann können falsche Vorstellungen über den Schlaf und seine Normen die Situation verschärfen. Beispielsweise reagiert eine Person auf den Schlafmangel mit längeren Bettzeiten, die das Missverhältnis Schlafbedürfnis und Schlafvermögen vergrößert. Wut und Ärger über das Nichtschlafen können wiederum physiologische Reaktionen (z. B. Anspannung) verursachen, die akut das Schlafen unmöglich machen und langfristig eine Verselbstständigung der Insomnie in Gang setzen – ein Teufelskreis beginnt. Neben den skizzierten psychischen Ursachen können Insomnien auch organische, verhaltensmedizinische und substanzinduzierte Ursachen aufweisen und treten z. B. im Rahmen einer Demenz auf.

Folgen. Eine insomnische Störung hat nicht nur unmittelbare Auswirkungen auf das Tagesbefinden, sondern erhöht das Risiko an Folgeerkrankungen. Vor allem psychische Störungen, insbesondere depressive Verstimmungen aber auch Angststörungen sind häufige Langzeitfolgen eines gestörten Schlafs. Des Weiteren werden Gesundheitsbeschwerden wie Bluthochdruck, Diabetes oder Adipositas als Folge von Schlafproblemen diskutiert. Diese psychischen und physischen Einbußen sind auch anhand von kognitiven und motorischen Leistungsdefiziten messbar, die in so genannten Schlafdeprivationsstudien untersucht werden (▶ Kap. 8).

Therapie. Für die Therapie stehen im wesentlichen drei Optionen zur Verfügung: Medikamentöse Therapie, Psychoedukation und Verhaltenstherapeutische Intervention. Die Empfehlungen von schlafinduzierenden Substanzen wie Zolpidem, Zopiclon (Nicht-Benzodiazepin-Agonisten) ist für ca. vier Wochen angesetzt. Eine langfristige Anwendung erhöht die Wahrscheinlichkeit z. B. der Abhängigkeit, kognitiver Leistungsdefizite und Koordinationsstörungen sowie eines Gefühls der Abgeschlagenheit (Hang-over). Sedierende Antidepressiva können auch über längere Zeit eingesetzt werden. Neue Entwicklungen sind duale Orexinantagonisten, z. B. Suvorexant, das bereits in den USA zugelassen ist. Im Krankheitsmodell der Insomnie („Teufelskreislauf"), fehlt häufig das Verständnis über den Schlaf und Schlafrhythmus, so dass bereits schlafhygienische Regeln, z. B. regelmäßige Zubettgeh- und Aufstehzeiten, Einschlafrituale, helfen, die Schlafbeschwerden zu reduzieren. Die Empfehlungen der Fachgesellschaften geben einheitlich an, dass die kognitive Verhaltenstherapie („Schlaftraining") das Verfahren der ersten Wahl ist. Die Verhaltenstherapie zielt auf eine Regulation des Schlaf-Wach-Rhythmus (Schlafrestriktion) und der kognitiven, emotionalen und vegetativen Ebene (z. B. autogenes Training) ab. Da sportliche Aktivität auf diese Ebenen einwirken kann, wurden auch die Sporttherapie bei insomnischen Beschwerden erfolgreich angewendet (▶ Kap. 12).

4.3 Schlafbezogene Atmungsstörungen

Definition. Bei den schlafbezogenen Atmungsstörungen (SBAS) kommt es zur Abflachung der Atmung (Hypopnoe) und/oder zum Aussetzen der Atmung (Apnoe) mindestens 10 Sekunden während des Schlafes. Die Häufigkeit der atmungsbezogenen Ereignisse ist ein Indikator für den Schweregrad der Störung; typische Cut-off-Werte liegen bei 5 bis 10 Ereignissen pro Stunde. Die SBAS unterteilen sich in **Atmungsstörungen mit Obstruktion** und **Atmungsstörungen ohne Obstruktion**. Bei der SBAS mit Obstruktion kommt es zu einer Verengung bzw. zu einem Verschluss der oberen Atemwege. Dagegen kommt es bei der SBAS ohne Obstruktion zu einer nachlassenden Atemanstrengung unterschiedlicher Dauer trotz freier Atemwege. In den meisten Fällen sind die Betroffenen sich über ihre Atmungsstörungen gar nicht bewusst, da die Wachphasen fürs „Luftschnappen" sehr kurz sind und deshalb am nächsten Morgen nicht oder nur zum Teil erinnert werden. Die Betroffenen klagen häufig über eine übermäßige Tagesschläfrigkeit, z. B. eine erhöhte Einschlafneigung in monotonen Situationen (Lesen, Autofahren, etc.).

Prävalenz. Die SBAS mit Obstruktion ist eine häufige Störung. Die Prävalenz weist eine große Variabilität auf, die zum einen durch die unterschiedlichen diagnostischen Kriterien aber auch zum anderen durch alters- und geschlechtsabhängigen sowie genetische Faktoren erklärt werden kann. Im mittleren Erwachsenalter ergeben sich Prävalenzen zwischen 2 und 15 Prozent, wobei am häufigsten übergewichtige Männer betroffen sind. Bei Frauen tritt das Syndrom gehäuft nach der Menopause auf. Adipositas gehört zu den häufigsten Risikofaktoren an einer SBAS mit Obstruktion zu erkranken. Manchen Sportarten (z. B. American Football) scheinen ebenso zu einem erhöhten Risiko zu führen (siehe auch ▶ Kap. 7). Die Prävalenz für SBAS ohne Obstruktion ist deutlich geringer, wobei genaue Zahlen fehlen. Bei bestimmten Patientengruppen (z. B. Herzinsuffizienz) ist die Häufigkeit deutlich erhöht.

Ursache. Bei der SBAS mit Obstruktion kommt es zur Einengung der oberen Atemwege. Die Schwachstelle bildet dabei der Rachen, dessen pharyngeale Muskelanteil zwischen Nasenhöhle und Luftröhre im Schlaf keine ausreichende Muskelspannung aufweist. Begünstigende Faktoren sind weiches Gewebe wie Muskulatur, Haut, Fettgewebe oder Fehlstellungen des Ober- und Unterkiefer. Die Ursache bei der SBAS ohne Obstruktion liegt häufig in der zentralen, vegetativen Steuerung der Atmung (z. B. Regulation des CO_2-Partialdruck). Diese kann beispielsweise peripher durch eine Herzinsuffizienz ausgelöst werden.

Folgen. Durch die Störungen in der Atmung kommt es zu häufigen Weckreaktionen bzw. Arousals. Die fehlende Erholung durch den fragmentierten Schlaf führt zu einer erhöhten Tagesschläfrigkeit. So haben die Betroffenen Mühe, sich im Alltag zu konzentrieren oder können in einen Sekundenschlaf fallen, welcher beispielsweise beim Autofahren verheerende Folgen haben kann. Darüber hinaus sind die gesundheitlichen Langzeitfolgen der Erkrankung massiv und verkürzen bei Nichtbehandlung die Lebenserwartung. Die obstruktive Schlafapnoe ist mit einer Vielzahl von kardiovaskulären und metabolischen

Erkrankungen assoziiert (z. B. arterieller Hypertonie) und den damit einhergehenden Folgeerkrankungen (z. B. Herzinfarkt).

Therapie. Die Therapie der SBAS orientiert sich vornehmlich an dem Ausmaß der Atmungsstörung. Die SBAS bei mittel- bzw. höhergradigen Schlafapnoe erfordert meist eine langfristige und interdisziplinäre Behandlung. Die Therapiemöglichkeiten gliedern sich in die Beatmungstherapie sowie in operative und alternative Verfahren. Die Beatmungstherapie mit kontinuierlichem positivem Atemwegsdruck (Continuous Positive Airway Pressure, CPAP) ist eine häufig eingesetzte und zuverlässige Behandlungsmethode. Über eine Nasenmaske oder eine Full-Face-Maske wird mit einem Gebläse ein Überdruck erzeugt, der ein Kollaps der oberen Atemwege verhindert. Inzwischen sind Geräte auf dem Markt, die den Druck anpassen können (Auto-CPAP). In besonderen Fällen kann auch ein operativer Einsatz an Nase, Weichgaumen, Zungengrund oder Kiefer sinnvoll sein, wenn hier anatomische Gegebenheiten den Atemweg verengen. Als alternative apparative Verfahren werden verschiedene Kiefer-Schienensysteme und eine Art Rucksack, der Betroffene daran hindern soll, in Rücklage zu schlafen, diskutiert. Auch einige Medikamente werden bei leichter SBAS zur Behandlung empfohlen. Bei übergewichtigen Patienten, die keine weiteren Risikofaktoren aufweisen, steht zusätzlich eine Körpergewichtsreduktion im Vordergrund. Da regelmäßiger Sport zu einer Reduktion des Körpergewichts führt, zählt die Sporttherapie ebenfalls zu den alternativen konservativen Methoden. Darüber hinaus wird die Möglichkeit diskutiert den pharyngealen Muskeltonus durch Training der Schlundmuskulatur positiv zu beeinflussen (▶ Kap. 12).

4.4 Hypersomnische Störungen

Definition. Hypersomnie lässt sich wörtlich als „übermäßiger Schlaf" übersetzen. Wenn sich also trotz eines angemessenen Nachtschlafes oder sogar verlängertem Nachtschlaf eine erhöhte Schlafneigung während des Tages zeigt, dann spricht man von einer hypersomnischen Störung. Es ist wichtig andere Schlafstörungen auszuschließen, die ebenfalls eine erhöhte Tagesschläfrigkeit zur Folge haben (z. B. SBAS). Zu den wichtigsten Hypersomnien zählt die **Narkolepsie Typ 1** und **Typ 2**. Bei der Narkolepsie Typ 1 treten häufig zur Tagesschläfrigkeit Kataplexien auf, der plötzliche Verlust des Muskeltonus bei emotionaler Erregung, z. B. beim Lachen. Wenn keine Kataplexien vorliegen, spricht man von einer Narkolepsie Typ 2. Bei der Narkolepsie tritt eine vermehrte Aktivität des REM-Schlaf steuernden Systems auf. Neben der Kataplexie äußert sich dies in vermehrten Schlaflähmungen und hypnagogen Halluzinationen. Ergibt sich eine erhöhte Tagesschläfrigkeit ohne Auffälligkeiten des REM-Schlafes spricht man von einer **idiopathischen Hypersomnie**.

Prävalenz. Die Narkolepsie ist mit einer Prävalenz von 0,02 bis 0,05 Prozent in Europa eine sehr seltene Erkrankung. Die Störung beginnt sehr häufig im Alter zwischen 15 und 25 Jahren, ein späterer Beginn der Erkrankung ist recht selten. Zuverlässige Prävalenzzahlen für die idiopathische Hypersomnie liegen nicht vor, dürften aber in einem ähnlichen Bereich wie bei der Narkolepsie liegen.

Ursache. Für die Narkolepsie wird eine Überaktivität des REM-Schlaf steuernden Systems verantwortlich gemacht. Das REM-Schlaf-System wird dem Hirnstamm zugeordnet und führt beim normalen REM-Schlaf dazu, dass neben der Aktivierung des Gehirns (intensive Träume) auch eine Hemmung des motorischen Systems stattfindet (um das

Ausagieren der Traumbewegungen zu verhindern). Bei der Narkolepsie aktiviert sich das System im Wachen, was zu dem Muskeltonusverlust (Kataplexie) und den lebhaften Vorstellungsbildern führt. Bei der Narkolepsie tritt meist ein Hypocretinmangel auf, ein Neuropeptid, das im Hypothalamus gebildet wird und mit metabolischen Prozessen und der Schlafregulation assoziiert ist. Wahrscheinlich sind die Hypocretin-Neurone (ca. 10.000 bis 20.000 Neurone im Hypothalamus) durch eine Autoimmunreaktion untergegangen. Eine weitere Verknüpfung zeigt sich zum humanen Leukozyten-Antigen-System (HLA), was darauf hindeutet, dass genetische Faktoren bei der Narkolepsie eine Rolle spielen dürften. Durch die enge Kopplung des REM-Schlaf-Systems weckte die Narkolepsie das Interesse in der Klartraumforschung (▶ Kap. 6). Aber auch zu Fragen der Motorik im Schlaf ergeben sich Anknüpfungspunkte (▶ Kap. 13). Die Ätiologie der idiopathischen Hypersomnie ist noch weitestgehend unbekannt.

Folgen. Die übermäßige Tagesschläfrigkeit bedeutet eine große Belastung für die Betroffenen. Sie werden gezwungen, ihren Tagesablauf genauestens vorauszuplanen und sind in ihren Handlungsfähigkeiten teilweise stark eingeschränkt. Die erhöhte Einschlafneigung am Tage, auch in ungewöhnlichen Situationen (während des Essens oder eines Gesprächs), erfordert auch soziale Einschränkungen, vor allem wenn die Kataplexie auftaucht. Bestimmte Berufe sind deshalb für Hypersomnie-Patienten nicht geeignet und auch Sportarten mit hohem Unfallrisiko sind zu meiden.

Therapie. Die Therapie bei der Narkolepsie umfasst die Aufklärung über das Störungsbild, Tagesstrukturierung, Verhaltenstherapie und medikamentöse Therapie. Wesentlich ist es auf ausreichend Zeit für den Nachtschlaf zu achten, da durch zu wenig Schlaf, die Symptome massiv zunehmen und über den Tag verteilt zwei bis drei kurze Nickerchen zu machen. Bei der medikamentösen Therapie wirken die Substanzen zumeist, entweder gegen die Tagesschläfrigkeit (durch Stimulanzien) oder die REM-Schlaf-assoziierten Symptome wie die Kataplexie (durch REM-Schlaf unterdrückende Substanzen). Die optimale Kombination der Präparate ist dabei schwer zu finden, da die Wirksamkeit wie auch Nebenwirkungen sehr unterschiedlich sind. Für die therapeutischen Möglichkeiten der idiopathischen Hypersomnie liegen kaum Erfahrungen vor, da sie auf Stimulanzien wie Modafinil recht selten ansprechen.

4.5 Zirkadiane Rhythmusschlafstörungen

Definition. Zu den zirkadianen Rhythmusschlafstörungen zählen eine Reihe von Beschwerden, die auf einer fehlenden Synchronisation von inneren Taktgebern und äußeren Zeitgebern beruhen (▶ Kap. 3). Wenn der Schlaf-Wach-Rhythmus dadurch verschoben wird oder nicht mehr mit den biologischen Rhythmen übereinstimmt, führt dies bei den betroffenen Personen dazu, dass sie nicht zu gewünschten oder sozial akzeptierten Zeiten einschlafen und/oder aufwachen. Dabei unterscheidet man **Schlafphasenstörungen**, **unregelmäßiges Schlaf-Wach-Muster** und **zirkadiane Rhythmusschlafstörung vom freilaufenden Typ**. Die Schlafphasenstörungen lassen sich weiter in einen verzögerten und vorverlagerten Typ unterscheiden. Personen mit einer verzögerten Schlafphase gehen sehr spät zu Bett (weit nach Mitternacht) und wachen entsprechend spät auf. Das Umgekehrte gilt für Personen mit einer vorverlagerten Schlafphase. Zur Störung wird die verschobene Schlafphase nur, wenn sie nicht mit dem Alltag im Einklang steht (z. B. Arbeitsbeginn) oder der Schlaf-Wach-Rhythmus mit inneren Taktgebern desynchronisiert ist. Auch im Rahmen von sportlichem Training und Wettkämpfen können solche Konflikte auftreten (▶ Kap. 7 und 9). Bei Personen mit einem unregelmäßigen Schlaf-Wach-Muster treten exzessive Tagesschläfrigkeit, Ein- und Durchschlafstörungen oder beides auf. Darüber hinaus ergeben sich zirkadiane Rhythmusschlafstörungen bei **Schichtarbeit** und **Jetlag**. Bei der Schichtarbeit sind vor allem die Nachtschichten zu nennen, die eine Anpassung erfordern, die bei schnellen Wechseln (wochenweise) den Schlaf durcheinander bringt. Auf das Thema Jetlag wird ausführlich in ▶ Kap. 10 eingegangen, weil es im Sport (Zeitzonenreisen zu internationalen Wettkämpfen) eine große Rolle spielt.

Prävalenz. In der Bevölkerung gibt es eine breite Verteilung der so genannten Chronotypen (Morgentyp = Lerche und Abendtyp = Eule), so dass es nicht immer einfach ist, abzugrenzen, wann eine klinisch relevante Schlaf-Wach-Rhythmusstörung vorliegt. Die verzögerte Schlafphasenstörung tritt bei etwa 0,5 Prozent der Bevölkerung auf, wobei die Häufigkeit bei Jugendlichen, vor allem männlichen Jugendlichen, deutlich höher geschätzt wird. Die Prävalenz der vorverlagerten Schlafphasenstörung wird mit 1 % in mittleren und höheren Altersgruppen angegeben. Das unregelmäßige Schlaf-Wach-Muster findet sich meist bei älteren Patientengruppen. Bei der durch Schichtarbeit hervorgerufenen Störung lässt sich eine genauere Aussage machen. 2003 betrug der Anteil der Arbeitnehmer in Schichtarbeit in Deutschland 15,5 Prozent, von welchen 29 bis 38 Prozent über insomnische Beschwerden berichteten. Im Vergleich sind es nur 18 Prozent bei den Tagesschichtarbeitern [4].

Ursache. Die Gründe für eine Schlafphasenstörung sind bis lang wenig bekannt, allerdings ist der Chronotyp (wahrscheinlich gekoppelt mit der Laufzeit der inneren Uhr) stark genetisch bedingt. Bei dem unregelmäßigen Schlaf-Wach-Muster fehlen den älteren Patienten häufig soziale Zeitgeber und längere Aufenthalt im Freien, um die inneren Taktgeber zu synchronisieren.

Folgen. Bei der verzögerten Schlafphasenstörung erleben die Betroffenen meist insomnische Beschwerden, da sie zur „normalen" Bettgehzeit noch nicht einschlafen können und dadurch nur eine kurze Schlafperiode erhalten, da sie morgens beispielsweise für den Beruf wieder aufstehen müssen. Am Morgen klagen viele Patienten über Schlaftrunkenheit, die Leistungsfähigkeit ist tagsüber eingeschränkt, wobei am Abend ein Leistungshoch erlebt wird. Wenn der innere Taktgeber aufgrund des angepassten Schlaf-Wach-Rhythmus desynchronisiert, ergeben sich häufig psychosomatische Beschwerden (z. B. Kopfschmerzen). Bei der vorverlagerten Schlafphasenstörung sind Schwierigkeiten am Arbeitsplatz eher selten, dagegen häufen sich soziale Beeinträchtigung durch die erschwerte Teilnahme an abendlichen Aktivitäten.

Therapie. Generell wird bei allen Rhythmusschlafstörungen versucht feste Bettzeiten zu etablieren und durch Lichttherapie zu kombinieren. Das Licht am Morgen bewirkt eine Unterdrückung des in der Epiphyse gebildeten Hormons Melatonin. Umgekehrt ist die Gabe von Melatonin am Abend bei der verzögerten Schlafphasenstörung und der unregelmässigen Schlaf-Wach-Rhythmus möglich. Bei Schichtarbeit wird öfters der Drei-Schicht-Dienst in Form von Früh-Spät-Nacht-Freischicht als günstigste Form genannt. Vor einer Nachtschicht zeigt ein Kurzschlaf gute Wirkung mit Hinblick auf Schläfrigkeit und Reaktionszeiten. Ebenfalls hilft helles Licht während der Schicht, um die Leistung positiv zu beeinflussen. Zur Verbesserung des Tagesschlafs können auch Schlafmittel eingesetzt werden, wobei keine Auswirkungen auf die darauffolgende Nachtschicht und die Wachheit auftreten. Bei chronischen Schlafstörungen ist zu empfehlen, auf einen Arbeitsplatz ohne Schichtdienst (mit regelmäßigen Zubettgeh- und Aufstehzeiten) zu wechseln.

4.6 Parasomnien

Definition. Parasomnien sind Störungen, die wörtlich übersetzt „neben dem Schlaf" stattfinden und damit den normalen Schlaf nicht direkt beeinträchtigen. Es werden zwei Hauptgruppen unterschieden: **NonREM-Schlaf-Parasomnien** und **REM-Schlaf-Parasomnien**. Die NonREM-Parasomnien äußern sich in beobachtbaren körperlichen Verhalten, das während des NonREM-Schlafes oder aus dem NonREM-Schlaf heraus auftreten kann. Da die Betroffenen aus dem Schlaf nur teilweise erwachen, d. h. große Teile des Gehirns noch „schlafen", spricht man auch von NonREM-Schlaf-assoziierten **Aufwachstörungen**, wobei das **Schlafwandeln** und der **Nachtschreck** (Pavor nocturnus) zu den bedeutenden Vertretern zählen. Während solcher Episoden ist eine Person nur sehr eingeschränkt ansprechbar und am Morgen danach ist oftmals keine Erinnerung an die Geschehnisse vorhanden. Zu den REM-Schlaf-Parasomnien zählen **REM-Schlaf-Verhaltensstörung**, **Albträume** und **Schlafparalyse**. Die REM-Schlaf-Verhaltensstörung äußert sich ebenfalls im beobachtbaren körperlichen Verhalten. Bei den Betroffenen fällt jedoch die an den REM-Schlaf gebundene muskuläre Unterdrückung weg, so dass es zum Ausagieren der Trauminhalte, vor allem von lebhaften Träumen mit viel körperlicher Aktivität, kommt. Albträumen sind Träume mit einem stark negativen Inhalt, die meist zum Erwachen führen. Die Schlafparalyse ist ein Erwachen aus dem REM-Schlaf, wobei die Muskelatonie noch vorhanden ist und die Betroffenen dadurch ihren Körper bis zu einigen Minuten lang nicht bewegen können.

Prävalenz. Schlafwandeln tritt zwischen dem 4. und 8. Lebensjahr am häufigsten auf. Etwa 15 bis 20 Prozent aller Kinder in diesem Alter erleben mindestens einmal eine Episode von Schlafwandeln. Im Erwachsenenalter beträgt die Prävalenz noch lediglich 1 bis 2 Prozent. Die REM-Schlaf-Verhaltensstörung tritt mit einer Prävalenz von deutlich unter 1 Prozent in der Gesamtbevölkerung sehr selten auf. Am häufigsten sind Männer ab dem 50. Lebensjahr betroffen und oft sind degenerative Erkrankungen (z. B. Parkinson) assoziiert. Einen Albtraum dürfte hingegen fast jeder Mensch schon einmal in Kindheit oder Jugend erlebt haben. Etwa 5 Prozent der Kinder und der Erwachsenen erleben Albträume etwa einmal pro Woche oder öfter, so dass man von einer Albtraumstörung sprechen kann. Frauen sind häufiger betroffen als Männer.

Ursache. Schlafwandeln tritt familiär gehäuft auf und kann durch Stressoren (z. B. Schlafen in ungewohnter Umgebung) getriggert werden. Man geht deshalb von einem Veranlagungs-Stress Modell aus. Als Ursache für die hohe Prävalenz im Kindesalter wird eine noch nicht abgeschlossene ZNS-Reifung angenommen. Mit dem Eintritt in die Pubertät verlieren sich bei vielen Betroffenen die Episoden wieder. Auch bei den Albträumen wird ein Veranlagungs-Stress-Modell angenommen, wobei verschiedene psychologische Faktoren (z. B. Ängstlichkeit) und das Auftreten von Traumata, z. B. Missbrauch in der Kindheit, Kriegserlebnisse, Naturkatastrophen, schwere Unfälle, diskutiert werden. Auch vor sportlichen Wettkämpfen können Albträume auftreten (▶ Kap. 14). Bei der REM-Schlaf-Verhaltensstörung die auf einen Verlust der muskeltonus-hemmenden Areale im Hirnstamm zurückgeht, tritt mit sehr hoher Wahrscheinlichkeit in der Folge (10 bis 15 Jahre) eine neurodegenerative Erkrankung (z. B. Morbus Parkinson) auf. Aufgrund der engen Verknüpfung von erlebten Traumkörper und tatsächlicher Motorik im Schlaf ergeben sich Anknüpfungspunkte für die Motorik (▶ Kap. 13).

Folgen. Wie eingangs geschildert beeinflussen die Parasomnien den normalen Schlaf nicht, so dass auch keine erkennbaren Folgen für den nachfolgenden Tag auftreten.

Dennoch können gravierende Folgen beispielsweise beim Schlafwandel auftreten. Da es beim Schlafwandeln zum Verlassen des Bettes kommt, können auch Handlungen durchgeführt werden, die den Schlafwandler selbst oder andere in Gefahr bringen z. B. die Wohnung verlassen oder sich gegen einen vermeintlichen Angriff wehren. Personen mit häufigen Albträumen berichten auch von einer deutlichen Reduktion der Schlafqualität (Angst, dass wieder ein Albtraum auftritt.) und einer beeinträchtigten Tagesbefindlichkeit (Nachdenken über die Träume). Die Schlafparalyse ist bei den ersten Malen mit starker Angst assoziiert.

Therapie. Beim Nachtschreck und Schlafwandeln steht die Beratung der Betroffenen, Eltern und dem Umfeld im Vordergrund. Zusätzlich ist eine Raumsicherung notwendig, um Fremd- und Eigenverletzung zu vermeiden. Ebenso ist eine gute Schlafhygiene unerlässlich, sowie psychologische Interventionen, die den Stress reduzieren (z. B. progressive Muskelentspannung). Bei der REM-Schlaf-Verhaltensstörung zeigt die Gabe von Clonazepam (Schlafmittel aus der Gruppe der Benzodiazepine) aber auch Melatonin eine sehr gute Wirkung. Für die therapeutische Behandlung steht bei Albträumen das Vorstellungstraining (Imagery Rehearsal Treatment) an erster Stelle. Dabei muss der Albtraum notiert bzw. aufgemalt werden, anschließend wird ein neues Traumende verfasst bzw. in dem Bild integriert und dann der neue Traum mehrmals in der Vorstellung durchlaufen.

4.7 Bewegungsstörungen im Schlaf

Definition. Zu den Bewegungsstörungen im Schlaf zählen eine Reihe von Störungen, die sich häufig durch relativ einfache, meist stereotype Bewegungen während des Schlafes äußern. Diese Bewegungen werden von den Betroffenen meist nicht selbst wahrgenommen, führen aber häufig zu einem fragmentierten Schlaf. Nach ICSD-3 werden insgesamt zehn Bewegungsstörungen im Schlaf unterschieden, wobei hier nur das **Restless-Leg-Syndrom** (RLS), **periodische Bewegungsstörung der Gliedmaßen im Schlaf** (Periodic Leg Movement Disorder, PLMD) und **nächtliche Muskelkrämpfe der Beine** näher betrachtet werden sollen. Das RLS ist durch eine Beinunruhe (auch Bewegungsdrang) gekennzeichnet, die meist in Ruhe auftritt und durch Bewegung gelindert werden kann. Die Symptome zeigen sich vor allem gegen Abend oder in der Nacht. Das RLS fällt mit den genannten Beschwerden aus der eingangs dargestellten Definition der Bewegungsstörungen heraus, da die Bewegungen willkürlich im Wachzustand ausgeführt werden. Aufgrund einer hohen Korrelation zu dem PLMD, wird es dennoch zu den Bewegungsstörungen gezählt. Das PLMD ist gekennzeichnet durch periodische Episoden (z. B. alle 20 bis 40 Sekunden), in denen Gliedmaße (meistens die Beine, seltener die Arme) unwillkürlich wiederholt zucken. Während das RLS einfach anhand der Kriterien klinisch durch eine Schlafanamnese diagnostiziert werden kann, ist für die Diagnose eines PLMD eine Schlaflabordiagnostik erforderlich. Die nächtlichen Muskelkrämpfe treten zumeist aus dem Schlaf auf und betreffen dabei häufig die Waden- oder Fußmuskeln.

Prävalenz. Die Prävalenz der RLS weist mit 1 bis 15 Prozent in der Bevölkerung eine große Variabilität auf, die durch die Studienmethodik und der Strenge der Kriterien erklärt werden. Die Störung ist abhängig vom Geschlecht und Alter, wobei Frauen häufiger betroffen sind und die Beschwerden im Alter zunehmen. Die Symptome können bereits im Kindesalter beginnen (sehr selten), wobei der Bewegungsdrang anamnestisch schwer zu fassen ist. Zudem sind Schwangere häufiger betroffen. Das PLMD ist weit verbreitet. Man schätzt, dass bei ca. 10 bis 20 Prozent der Bevölkerung periodische Beinbewegungen im Schlaf vorliegen, jedoch ist noch nicht geklärt, ab wann ein behandlungsbedürftiges PLMD vorliegt.

Ursache. Die Gründe für ein RLS und PLMD sind bislang wenig verstanden. Mögliche genetische Ursachen werden ebenso diskutiert wie die Störung des dopaminergen Systems wozu auch ein lokaler Eisenmangel im Gehirn betragen kann. Schilddrüsenunterfunktion, Diabetes mellitus oder rheumatoide Arthritis sind überdurchschnittlich häufig bei RLS-Patienten zu finden. Auch Dialyse-Patientinnen und Patienten weisen sehr oft RLS-Symptome auf. Nächtliche Muskelkrämpfe können beim Gesunden vor allem nach körperlicher Belastung auftreten, möglicherweise verursacht durch Mikrotraumata der Muskulatur und Elektrolytverschiebungen. Dementsprechend spielen sie auch in der Sportpraxis eine Rolle (▶ Kap. 7).

Folgen. Die zum Teil quälenden Missempfindungen in den Gliedmaßen führen bei den Betroffenen zu stark erhöhten Einschlafzeiten bzw. Wiedereinschlafzeiten. Entsprechende Folgen des gestörten Schlafes können am Tage zur Belastungsprobe im Beruf oder in der Partnerschaft führen. Das PLMS äußert sich häufig in ausgeprägter Tagesschläfrigkeit als Folge der Schlaffragmentierung durch die nächtlichen Beinbewegungen. Wenn die nächtlichen Beinkrämpfe gehäuft auftreten, können auch diese aufgrund der schmerzhaften Ereignisse zu insomnischen Beschwerden führen.

Therapie. Beim RLS ist die medikamentöse Therapie im Vordergrund. L-Dopa, Dopaminagonisten und anderen Substanzen wie Opiate (bei schweren Syndromen) und Antiepileptica (z. B. Pregabalin) zeigen, richtig angewendet, oftmals eine deutliche Verringerung der Beschwerden. Unterstützend und auch bei sehr leichten Formen scheint sportliche Aktivität positiv zu wirken (▶ Kap. 12). Die Einnahme von dopaminergen Substanzen vermindern auch die Auftretenshäufigkeit von periodischen Bewegungen der Gliedmaßen. Bei den nächtlichen Muskelkrämpfen können Dehnübungen, Massage und Wärmebehandlungen eine akute Linderung hervorrufen. Ebenso berichten viele Betroffene, dass die Einnahme von Magnesium (200 bis 300 mg) zur Nacht hilfreich ist.

Literatur

1. American Academy of Sleep Medicine. (2014). *International classification of sleep disorders* (3. Aufl.). Darien: American Academy of Sleep Medicine.
2. American Psychiatric Association. (2013). *Diagnostic and statistical manual of mental disorders* (5. Aufl.). Arlington: American Psychiatric Association.
3. World Health Organization. (1999). *The ICD-10 classification of mental and behavioural disorders* (10. Aufl.). Geneva: World Health Organization.
4. Stuck, B. A., Maurer, J. T., Schlarb, A. A., Schredl, M., & Weeß, H.-G. (2018). *Praxis der Schlafmedizin. Diagnostik, Differenzialdiagnostik und Therapie bei Erwachsenen und Kindern* (3. Aufl.). Heidelberg: Springer Medizin.

Experimentell-psychologische Traumforschung

5.1 Definition eines Traums – 56

5.2 Die Traumerinnerung – 58

5.3 Methoden der Traumforschung – 60

5.4 Inhalte von Träumen – 62

5.5 Kontinuität zwischen Wacherleben und Trauminhalten – 65

5.6 Funktionen des Träumens – 66

Literatur – 67

© Springer-Verlag GmbH Deutschland, ein Teil von Springer Nature 2019
D. Erlacher, *Sport und Schlaf*, https://doi.org/10.1007/978-3-662-58132-2_5

Träume faszinieren die Menschen seit jeher. Wohl auch, weil sich im Moment des Erwachens die Traumerlebnisse absolut real anfühlen können. Als wären man in einer zweiten Welt gewesen, in der die Geschehnisse tatsächlich passierten. Wir sehen und hören einen Traum nicht nur, so wie man einen Film oder ein Videospiel sieht und hört. Sondern wir erleben Träume mit all unseren Sinnen. Ein weiterer Unterschied zum Kino ist, dass wir die Bilder nicht nur passiv betrachten, sondern das Geschehen aktiv erleben. Denn wir sind im Besitz eines Traum-Körpers, den wir steuern. Mit dem wir uns durch den „Traum-Film" bewegen, handeln, interagieren, spüren aber auch Gefühle empfinden und denken. Die Faszination, die vom Träumen ausgeht, lässt sich bis in die Antike zurückverfolgen – etwa in der symbolischen Traumdeutung von Artemidor von Daldis. In der wissenschaftlichen Auseinandersetzung lassen sich drei Hauptströmungen erkennen. Mit Freuds analytischer Traumdeutung zu Beginn des vergangenen Jahrhunderts fällt der Startschuss des psychoanalytischen Traumverständnisses. Gut 50 Jahre später wurde durch die Entdeckung des REM-Schlafes ein physiologisches Korrelat für Träume gefunden und dadurch die neurophysiologische Traumforschung begründet. Die systematische Auswertung von Trauminhalten wurde von Hall und Van de Castle 1966 erstmalig auf eine große Traumstichprobe angewendet und begründet damit die psychologische Traumforschung. Die Grundlagen der neurophysiologischen und psychologischen Traumforschung und deren Befunde sollen in diesem Kapitel im Vordergrund stehen. Das Ziel soll dabei sein, einerseits einen Überblick über die Methoden der Traumforschung zu erhalten und andererseits die Bezüge auf sportwissenschaftliche Themen aufzuzeigen. Einen sehr guten Einstieg in die Traumforschung liefert das Buch „Träume – unser nächtliches Kopfkino" (2013) von Michael Schredl [7].

5.1 Definition eines Traums

„Was für ein Traumtor" mag man schwärmen als Mario Götze am 13. Juli 2014 den Ball, nach Flanke von André Schürrle, mit der Brust im Strafraum abtropfen lies und volley an dem argentinischen Torhüter vorbei schlenzte. Während umgangssprachlich das Wort Traum gerne für die nähere Beschreibung von besonders gelungenen Erfahrungen oder von tollen Dingen, die man gerne hätte (Traumhaus, Traumauto etc.) verwendet wird, werden der Traum und das Traumerleben in der Wissenschaft selbst zum Forschungsgegenstand und dieser bedarf einer klaren Definition. In der Traumforschung wird allerdings mitunter heftig über eine allgemein anerkannte Definition gerungen, was darauf hinweist, dass viele Aspekte beachtet werden müssen. Eine einfache und grundlegende Definition liefert Michael Schredl [6]:

> Das Träumen ist die psychische Aktivität während des Schlafes, und der Traum beziehungsweise der Traumbericht ist die Erinnerung an diese psychische Aktivität nach dem Aufwachen.

Mit dieser Definition werden drei Aspekte festgelegt:

Erstens. Der Begriff psychisches Erleben verweist auf das subjektive, ganzheitliche Erleben des Traums, was sich, wie einleitend dargestellt, kaum vom Erleben im Wachen unterscheiden lässt. Die Erklärung hierfür ist, dass die gleichen Teile des Gehirns, die im Wachen über sensorische und motorische Nerven-Impulse die Wahrnehmung und die Bewegungen erzeugen, auch im Traumschlaf aktiviert werden. Mit dem Unterschied, dass nicht Umweltreize über die sensorischen Bahnen die Gehirnareale stimulieren und die Impulse nicht an die Muskulatur weitergeleitet werden, sondern intern erzeugte Aktivitäten des Gehirns die Traumerlebnisse entstehen lassen. Das Träumen hat somit ein klares biologisches Korrelat. Naive-esoterische Perspektiven (z. B. außerkörperliche Erfahrungen) werden damit ausgeschlossen. Warum das Gehirn während des Schlafes so aktiv bleibt, ist noch unklar, allerdings häufen sich die Befunde, dass Informationen, die tagsüber aufgenommen wurden, weiter verarbeitet werden – Stichwort „Gedächtniskonsolidierung" (▶ Abschn. 5.6).

Zweitens. Die psychischen Aktivitäten finden während des Schlafes statt. Dadurch werden andere Bewusstseinszustände die ebenfalls zu einem ganzheitlichen Erleben führen können, wie mentale Vorstellungen, Tagträumen, Narkoseerleben, Nahtod-Erlebnisse und Erscheinungen unter Einfluss von psychoaktiven Substanzen abgegrenzt. Beim Vergleich der einzelnen Phänomene mit dem Traum können Parallelen auf der Erlebnisebene festgestellt werden. Exemplarisch wird dies am Vergleich von mentalem Training und dem Klartraumtraining herausgearbeitet (▶ Kap. 15). Wenn die psychische Aktivität schlafgebunden ist, stellt sich die Frage, ob das Gehirn während des gesamten Schlafes träumt oder nur zu bestimmten Schlafphasen. Klassische Untersuchungen zeigen, dass sich die aus dem REM-Schlaf geweckten Versuchsteilnehmer in 80 Prozent der Fälle an einen Traum erinnern konnten. Dagegen lag die Traumerinnerung bei den NREM-Weckungen bei sieben Prozent. Der REM-Schlaf wurde deshalb lange „fälschlicherweise" als Traumschlaf bezeichnet. Verschiedene Nachfolgestudien brachten jedoch ernüchternde Ergebnisse: Es zeigte sich, dass Versuchspersonen zu über 50 Prozent auch aus NREM-Weckungen Träume berichteten. In der Regel sind diese Traumberichte kürzer und weniger detailgetreu wie die REM-Träume. Es ist immer noch strittig, ob die niedrigere Erinnerungsrate nach NREM-Weckungen ein Problem der Erinnerung ist (das Gehirn muss vom weniger aktiven Zustand in den Wachzustand umschalten) oder tatsächlich auch Phasen ohne Traumaktivität während des Schlafes vorkommen. Eine Gleichsetzung von REM-Schlaf und Traumschlaf wird heutzutage nicht mehr vertreten. Es scheint, als ob REM-Schlaf (physiologische Ebene) und Träume (psychische Ebene) zwei verschiedene Ebenen darstellen, die sich nur zum Teil entsprechen und nicht zwangsläufig die gleichen Funktionen aufweisen [8].

Drittens. Träume lassen sich nicht direkt erfassen. Das bedeutet, dass es kein Gerät auf der Welt gibt, mit dem eine Wissenschaftlerin das subjektive Erleben während des Schlafes aufzeichnen, auf einer Kassette speichern und später wieder abspielen kann. Selbiges gilt im Übrigen auch für das phänomenale Erleben im Wachen. Die Forschung ist allerdings schon weit gekommen. Inzwischen lassen sich mit so genannten High-density-EEG-Messungen, die 256 Elektroden umfasst, in den Aufzeichnungen neuronale Korrelate für beispielsweise die Wahrnehmung von Bewegungen, Gesichtern oder Sprache im träumenden Gehirn finden [11]. Das ganzheitliche Erleben kann dadurch selbstverständlich nicht abgebildet werden, aber es bleibt abzuwarten wie feinkörnig diese Analysen in Zukunft noch werden. Ein zweites Problem muss jedoch berücksichtigt werden. Der träumende Versuchsteilnehmer muss zwei Hürden nehmen, bevor er seinen Traum der Forscherin berichten kann: Erstens muss er aufwachen und zweitens muss er sich an die Erlebnisse des Traums zurückerinnern. Durch beide Hürden kann der eigentliche Traum verzerrt werden. Wenn also die High-density EEG-Analyse vorhersagt, dass der Träumende im Traum ein Gesicht gesehen haben muss, im Traumbericht aber keine anderen Personen mit Gesichtern auftauchen, dann kann das dreierlei bedeuten: (1) Der EEG-Algorithmus lag falsch, (2) es gab Informationsverluste beim Wechsel vom schlafenden zum wachen Gehirn oder (3) die Erinnerung an das Traumgeschehen ist lückenhaft. Experimentelle Studien müssen zukünftig zeigen, wie diese Unsicherheit gelöst werden können.

5.2 Die Traumerinnerung

Die Traumerinnerung ist für die Traumforschung ein großes Rätsel und eine Herausforderung zugleich. Wie bereits dargelegt, ist der eigentliche Untersuchungsgegenstand einem Traumforschenden nicht direkt zugänglich und kann nur über die Erinnerung in einem Traumbericht erfasst werden. Denn wenn beispielsweise ein Mann von sich behauptet, er würde nicht träumen, dann steht das im Widerspruch zu der aktuellen Traumforschung, die davon ausgeht, dass während des gesamten Schlafes geträumt wird. Genaugenommen müsste er sagen, dass er sich nicht an seine Träume erinnern kann. Und wenn ein Traumbericht vorliegt, ist der Bericht eine mehr oder weniger detaillierte Beschreibung des Traumerlebens – ähnlich wie bei einem Erlebnisbericht des letzten Urlaubs, der einer Freundin erzählt wird. Die Frage für die Forschenden ist natürlich, wie gut kann eine Versuchsperson alle Einzelheiten der mannigfaltigen Traumerlebnisse schildern, werden z. B. nur starke Emotionen erinnert und kleine Nebengedanken gehen verloren. Ganz schwierig wird es natürlich, wenn das Lebewesen nicht sprechen kann. So ist es aus diesem Grund auch nicht möglich, Tieren ein Traumerleben zuzusprechen. Beispielsweise kann man bei einem im Schlaf zuckenden Hund vermuten, dass er gerade davon träumt, über eine Wiese zu rennen, aber genau wissen tut man es nicht, da das Tier keinen Traumbericht artikulieren kann. Auch ein neugeborenes Baby, das mit 50 Prozent REM-Schlafanteil ein „Superträumer" wäre, kann seine möglichen Traumerlebnisse leider nicht berichten. Die Aussage ein Baby träumt viel, wäre auch hier nicht nachweisbar. Es ist also wichtig, die zuvor beschriebene Unterscheidung von REM-Schlaf (physiologische Ebene) und Träume (psychische Ebene) zu berücksichtigen, d.h. die Ebenen können zwar miteinander interagieren und sich zum Teil entsprechen aber nicht zwangsläufig die gleichen Funktionen aufweisen müssen.

Ab wann Kleinkinder träumen, also einen Traum als Rückerinnerung an das psychische Geschehen im Schlaf berichten können, ist deshalb auch nur eingeschränkt zu beantworten, da aufgrund des Ausdrucksvermögens des Kindes nicht immer eindeutig feststellbar ist, ob das Erzählte ein Traumerlebnis oder eine Wach-Fantasie oder lebhafte Vorstellungen darstellt. David Foulkes hat in den 70ern und 80ern Jahren des vergangen Jahrhunderts längsschnittliche Untersuchungen mit jüngeren Kindern (3–9 Jahren) und älteren Kindern (9–15 Jahren) im Schlaflabor durchgeführt [1]. Seine umfangreichen Studienergebnisse zeigen, beispielsweise, dass sich die Erinnerung an Träume, parallel zur kognitiven Entwicklung, erst über die Jahre entwickelt. Drei- und Vierjährige erinnern sich, bezogen auf den Median, nur in 15 Prozent der REM-Weckungen und berichten sehr kurze Träume (meist nur ein Satz von 13 bis 14 Wörtern). Im Alter zwischen neun und elf Jahren lag der Median für die REM-Traumerinnerung bereits bei 75 Prozent und erhöhte sich dann auch nicht weiter. Die Traumberichte hatten dann eine durchschnittliche Länge von 70 bis 80 Wörtern. Echte Längsschnittstudien für Erwachsene liegen leider nicht vor. Bei gezielten Weckungen aus REM-Schlaf zeigen Erwachsene eine Berichtsrate von über

5.2 · Die Traumerinnerung

80 Prozent. Wohlgemerkt beziehen sich die hohen Erinnerungsraten auf Weckungen im Schlaflabor, spontane Erinnerungen an Träume zu Hause sind seltener, in einer repräsentativen Studie aus Deutschland wird sich im Durchschnitt an einem Morgen pro Woche an Träume erinnert.

Die große Streuung der Traumerinnerung bei Menschen ist ein interessantes Phänomen. So gibt es Menschen, die jeden Morgen mindestens einen Traum berichten können und andere erinnern sich vielleicht ein, zweimal im Monat an einen Traum, während wieder andere sich über Jahre hinweg nie an einen Traum erinnern können. Welche Faktoren Einfluss auf die Traumerinnerung haben, wurde von Michael Schredl und Kollegen untersucht. Dazu wurde an einer großen Stichprobe (n = 444) eine Vielzahl von Einflussfaktoren wie Persönlichkeitsfaktoren („dünne Grenzen", Absorption und Offenheit für Erfahrungen), Kreativität, visuelles Gedächtnis, Schlafverhalten (häufiges nächtliches Erwachen) und Einstellung gegenüber Träumen auf die Traumerinnerung untersucht [10]. Resultat dieser Studie war, dass die Traumerinnerungsfrequenz signifikant mit der Einstellung gegenüber Träumen, Häufigkeit des nächtlichen Erwachens, Persönlichkeitsfaktoren und Kreativität in Verbindung steht. Diese Faktoren weisen jedoch nur eine Varianz von 8,4 Prozent auf, d. h., nur ein recht kleiner Anteil der Unterschiede in der Traumerinnerung konnte durch diese Faktoren aufgeklärt werden, der weitaus größere Teil nicht. Zwei stabile Befunde gibt es jedoch zu berichten: Frauen erinnern sich durchschnittlich häufiger an ihre Träume als Männer und die Ermunterung zur Traumerinnerung und das Führen eines (Traum-)Tagebuches steigert bereits die Traumerinnerungsrate. Das belegt die Hypothese, dass die Traumerinnerung trainierbar ist.

> Die Traumerinnerung beim Menschen weist eine große Streuung auf. Bislang konnten kaum Einflussfaktoren gefunden werden, jedoch zeigt sich, dass die Traumerinnerung trainierbar ist.

Es gibt unterschiedliche Modelle die versuchen die Traumerinnerung zu erklären [7]. Die Interferenz-Hypothese bezieht sich auf klassische Gedächtnistheorien und postuliert, dass der Traum dann besser erinnert wird, wenn möglichst wenige Störungen (Interferenzen) zwischen dem Aufwachen und dem Berichten des Traumes liegen. Der Zeitfaktor spielt hierbei eine wesentliche Rolle, je mehr Zeit zwischen Traumerleben und Traumbericht vergeht, umso mehr Interferenzen stören den Erinnerungsprozess. Bei der Salience-Hypothese hat die Salienz, also die „Bedeutung" oder „Wichtigkeit" des Traumes einen Einfluss auf die Erinnerung. Je salienter ein Traum, desto besser wird er erinnert. So werden eher gefühlsintensive oder sonderbare Träume spontan berichtet. Während Gedächtnisaufgaben im Wachzustand leicht überprüft werden können, ist hier die direkte Prüfung nicht möglich ist, weil man die erinnerten und nicht-erinnerten Traumberichte (die nicht zugänglich sind) nicht vergleichen kann. Die neurophysiologische Traumforschung sieht vielmehr eine mangelnde Gehirnaktivität in spezifischen Region das Geheimnis der schlechten Traumerinnung. In der zuvor genannten Studie von Francesca Siclari und Kollegen konnte anhand der High-density-EEG-Aufzeichnungen ein Areal im Hinterhaupt identifiziert werden, welches bei einem Nachlassen der langsamen EEG-Aktivitäten mit einer erhöhten Traumerinnerung in Verbindung steht [11]. Die EEG-Aktivität in diesem „Hot Area"-Bereich konnte während des NREM-Schlafes zu 90 Prozent einen Traumbericht vorhersagen. Dies könnte ein Beleg für die Salience-Hypothese sein, wenn man annimmt, dass intensives Träumen auch mit mehr Gehirnaktivität einhergeht. Da in diesen Studien, die Versuchsteilnehmende gut trainiert waren phänomenale Berichte zu verfassen, müssen diese vielversprechenden Befunde zunächst in weiteren Studien bestätigen, ob dies auch für die normale Traumerinnerung außerhalb der Laborumgebung gilt. Dann könnten diese Befunde jedoch einen ähnlichen Traumforschungsboom auslösen, wie 1953 die Entdeckung des REM-Schlafes.

Auch bei den Träumen von Sportlerinnen oder Sportlern sollte die Variabilität der Traumerinnerung beachtet werden, wenn beispielsweise eine Athletin einen sehr schlechten Traum erinnert, mag es bereits hilfreich sein, auf die große Streuung hinzuweisen und das vor allem saliente Träume erinnert werden. Die Auswirkungen von negativen Träume auf das Wachleben im Sport wird in einem späteren Kapitel aufgegriffen (▶ Kap. 14).

5.3 Methoden der Traumforschung

Obwohl Träume nur dem subjektiven Erleben zugänglich sind und erst nach dem Aufwachen berichtet werden können, wurden systematische Methoden zur Analyse von Trauminhalten entwickelt. Wie bei jeder anderen wissenschaftlichen Methode gibt es Vor- und Nachteile dieses Ansatzes, aber das Verständnis möglicher Einschränkungen ist hilfreich für die Durchführung sinnvoller Forschungsprojekte [8]. In der Traumforschung geht es um die Beschreibung von Träumen, um diese beispielsweise mit Wacherlebnissen in Beziehung zu setzen. Da es keinen wissenschaftlichen „Traumrekorder" gibt, müssen die Träume zunächst über einen Bericht (ganz selten über Zeichnungen) erfasst werden. Dafür gibt es verschiedene Methoden der Traumerhebung. Anschließend müssen die Träume analysiert werden, um verschiedene Aspekte der Trauminhalte zu quantifizieren und statistisch auszuwerten.

Traumerhebung. Die einfachste Traumerhebungsmethode ist die Vorgabe eines standardisierten **Fragebogens**. Meist wird dabei der zuletzt erinnerte Traum erfragt, wobei der Bericht so ausführlich wie möglich niedergeschrieben werden soll. Die Vorteile liegen klar auf der Hand: Mit geringem Aufwand können von vielen Personen Traumberichte erhoben werden und durch die retrospektive Befragung wird der Bericht nicht durch die Untersuchungssituation (z. B. Schlaflabor) beeinflusst. Dies ist allerdings auch ein gravierender Nachteil, da die Rückerinnerung an einen vergangenen Traum unterschiedlich gut ausfallen kann. Der Zeitraum zwischen Traumerleben und Traumbericht sollte deshalb kurzgehalten oder zumindest die Dauer, wie lange der Traum zurückliegt, mit erhoben werden [12]. Beim **Interview** kann bei Unklarheiten im Traumbericht Details genauer nachgefragt werden, aber die soziale Gesprächssituation kann das Traumberichten beeinflussen Die Geschlechterkonstellation der Beteiligten und der Bekanntheitsgrad hatte in einer Studie einen Effekt: Je nachdem, ob ein männlicher oder weiblicher Interviewer die Befragung leitete, ergaben sich Unterschiede in den Trauminhalten. Ebenso zeigt sich, dass Träume, die im Verlauf einer Psychotherapie erfasst werden, emotional intensiver und meist auf die Therapieinhalte bezogen sind, als Träume, die im Schlaflabor von einer neutralen Person erhoben werden. Interviews bieten jedoch den Vorteil gezielt Nachzufragen, gerade bei noch wenig beforschten Themen können so viele Details abgefragt werden, z. B. die Gedanken, die der Person im Traum durch den Kopf gegangen sind [8]. Am Beispiel des Klartraumtrainings wird dazu eine Interviewstudie noch ausführlich dargestellt (▶ Kap. 15). Das **Traumtagebuch** wird über einen längeren Zeitraum jeden Morgen ausgefüllt (z. B. zwei Wochen). Das Tagebuch kann eine einfache Checkliste sein, in der eingetragen wird, ob ein

5.3 · Methoden der Traumforschung

oder mehrere Träume erinnert wurden. Oder es muss der gesamte Traum direkt nach dem Aufwachen notiert werden. Eine moderne Version ist das Diktieren in das Smartphone. Durch das rasche Aufzeichnen nach dem Aufwachen wird der zeitliche Abstand zum Traumerleben kurzgehalten und dadurch die Erinnerung wenig behindert. Was jedoch problematisch ist, dass die Versuchspersonen wissen, dass sie an einer Untersuchung teilnehmen. Beispielsweise konnte gezeigt werden, dass bereits kleine Instruktionsänderungen deutliche Unterschiede in den Traumberichten der Versuchspersonen bewirkten. Eine standardisierte Erhebungsprozedur mit klar verständlichen Instruktionen ist demnach wichtig, um diese Einflüsse zu minimieren. Die **Weckung** im Schlaflabor bietet den direktesten Zugang zum Traumleben. Eine Person kann im Schlaflabor beispielsweise nach 10 Minuten REM-Schlaf geweckt werden und in einem standardisierten Verfahren nach Träumen befragt werden. Dadurch können aus allen REM- und NREM-Phasen der Nacht Träume erfasst werden, sodass ein möglichst repräsentativer Ausschnitt des Traumerlebens einer Person erhoben werden kann. Durch die aufwendige und intensive Vorbereitung im Schlaflabor (fremde Schlafumgebung, Weckung, Verkabelung, Elektroden) werden die Trauminhalte allerdings beeinflusst, d. h., es kommen in einem beträchtlichen Teil der Träume Elemente der Laborumgebung und/oder die Versuchsleiterin vor. Da bei der standardisierten Befragung ein Interview (wenn auch meist über eine Wechselsprechanlage) durchgeführt wird, müssen die oben erwähnten Einflüsse der Gesprächssituation ebenfalls berücksichtigt werden. So zeigen Laborträume etwa weniger aggressive und sexuelle Elemente als Tagebuchträume. Auch Albträume treten äußerst selten im Schlaflabor auf.

Trauminhaltsanalyse. Um aus den gewonnen Traumberichten Aussagen zu bestimmten Fragestellungen treffen zu können, muss auch bei der inhaltlichen Analyse ein standardisiertes Vorgehen gewährleistet werden, um die Ergebnisse nicht zu verzerren. Das Ziel einer inhaltlichen Auswertung könnte beispielsweise sein, ob Sportlerinnen und Sportler in ihren Traumberichten mehr von sportlichen Themen träumen als eine Vergleichsgruppe, die nicht regelmäßig sportlich aktiv ist. Für das Vorgehen schlägt Schredl sechs Schritte vor [1]:

1. Fragestellung formulieren, z. B. Aufgrund der Kontinuitätshypothese des Träumens sollten Sportlerinnen und Sportler häufiger von Sport träumen als sportlich wenig aktive Menschen?
2. Entwicklung einer Skala (oder Anwenden einer bereits vorhandenen Skala). Wichtig: Skala vor Anwendung entwickeln!
3. Erhebung der Träume: Stichprobe (z. B. Sportstudierende) bestimmen. Welche Methode der Traumerhebung (Tagebuch, Labor)
4. „Blinde" Analyse der Traumberichte (Stichwort Interrater-Reliabilität)
5. Statistische Auswertung
6. Interpretation

Wenn sich also eine Sportwissenschaftlerin fragt, ob Sportlerinnen und Sportler häufiger von Sport träumen als sportlich weniger aktive Menschen, dann ist zunächst zu klären, was unter „häufiger Sport" zu verstehen ist. Es sollten möglichst konkrete Szenen überlegt werden, die als sportlicher Inhalt gewertet werden kann. Diese Szenen werden aufgelistet und bilden eine Skala, die der beurteilenden Person eine Einschätzung ermöglicht: „Ja", nach den vorgegeben Kriterien liegt in diesem Traum ein sportlicher Inhalt vor, oder „Nein", es liegt kein sportlicher Inhalt vor. Von den beiden Gruppen (Sportler/innen vs. Nicht-Sportler/innen) müssen dann eine ausreichende Anzahl an Traumberichten erhoben und aufbereitet werden, hier werden in der Regel Bemerkungen wie „Das habe ich gestern tatsächlich gemacht" herausgenommen, so dass der Bericht nur das Traumerleben widergibt. Die Berichte werden dann „gemischt", sodass die beurteilende Person (nicht die Versuchsleiterin) nicht weiß, von welcher Gruppe der zu beurteilende Traumbericht stammt. Nach dem alle Traumberichte eingeschätzt wurden, wird vom Forscher ausgezählt, wie sich die Träume mit sportlichem Inhalt auf die beiden Gruppen verteilen. Dieser Unterschied kann dann durch ein statistisches Verfahren überprüft werden. So zeigte sich in der Studie von Erlacher und Schredl, dass ca. jeder dritte Traum der Sportstudierenden das Thema Sport enthielt, während bei Psychologie-Studierenden nur ein Siebtel der Träume Sport zum Inhalt hatte, ein statistisch signifikanter Unterschied (▶ Kap. 14).

Das Vorgehen ist idealerweise hypothesengeleitet, sodass Theorien, z. B. die Kontinuitätshypothese, damit empirisch überprüft werden können. Allerdings ist es sehr wichtig, dass der Forscher die Skala, im Beispiel das Erfassen von Sportthemen, vor Kenntnis des Traummaterials entwickelt und formuliert, sonst misst die Skala genau das, was der Forscher im Material „gesehen" hat, weil dadurch die Liste genau die sportlichen Aktivitäten, die in dem Traummaterial vorgekommen sind, enthalten. Die Trauminhaltsanalyse weist allerdings auch einige Nachteile auf: Durch die Anwendung spezifischer Skalen findet ein Informationsverlust statt, man kann nur Themen untersuchen, die in den Träumen häufiger vorkommen, das Einzigartige, das in jedem Traum steckt, kann nicht erfasst werden.

Neben der oben im Beispiel beschriebenen Skala, gibt es auch zahlreiche weitere Skalen und Ratingsysteme zur Inhaltsanalyse. Hall und van de Castle (1966) haben ein umfassendes Ratingsystem mit verschiedenen Auswertungspunkten bzw. Kategorien entworfen [2]. Dabei handelt es sich um genaue Codier-Regeln, mit sehr guten Interraterreliabilitäten, wenn zwei Beurteilerinnen dasselbe Traummaterial unabhängig voneinander einschätzen. Jeder Traumbericht muss nach den definierten Elementen auf Vorkommen oder Nicht-Vorkommen untersucht werden. Ein recht aufwendiges Unterfangen, da es in diesem Manual über 300 Kategorien gibt. Globale Ratingskalen sind eine weitere Möglichkeit der Selbst- und Fremdeinschätzung von Trauminhalten. Im Gegensatz zu den inhaltsanalytischen Skalen geht es bei diesen Skalen mehr um eine globale Einschätzung des Traumes, z. B. wie stark waren im Traum negative Gefühle ausgeprägt (keine, etwas, mittel, oder stark), und nicht mehr um das Vorkommen bzw. Nichtvorkommen einzelner Elemente.

> Inhaltsanalytische Studien über Traumberichte sind geprägt von der Erhebungsmethode des Analysematerial und den verwendeten inhaltsanalytischen Skalen.

5.4 Inhalte von Träumen

Bei der Betrachtung der Trauminhalte gibt es unterschiedliche Herangehensweisen. J. Allan Hobson beispielsweise vertritt eine vehemente Gegenposition zu Sigmund Freud. Er sieht wenig Bedeutung in den Traumerzählungen selbst und deren möglichen Nutzen in einem psychoanalytischen Setting, sondern wird nicht müde zu argumentieren, dass die formalen Aspekte (z. B. die Bizarrheit der Träume) wichtig wären, da diese etwas über die Aktivierung des Gehirns aussagen und letztlich darin die Funktion des

Träumens entschlüsselt werden kann [4]. Wenn in einem Traumbericht zu lesen ist, dass eine Frau durch die Traumlandschaft fliegt, dann würde Hobson nicht über die Bedeutung des Fliegens spekulieren. Für solche „Spekulationen" gibt es für ihn unzählige Ursachen, relevant ist in diesem Beispiel das bizarre Element Fliegen und die „Unreflektiertheit" darüber, dass das Fliegen im Traum ohne Hilfsmittel möglich ist, weil es in der Wachrealität unmöglich ist. Und diese Ungereimtheiten sind nach Hobson universale Eigenschaften von der Mehrzahl der Traumberichte. Er zählt weiter Eigenschaften auf:
1. Dominant visuell-motorisches Traumerleben.
2. Unkritisches „Hinnehmen" der Traum-Wirklichkeit als Realität. Gekoppelt mit einer Verringerung der Selbstreflexion und einer Beeinträchtigung des Denkens. Im Traum führt dies zu der irrtümlichen Annahme, dass man wach ist, obwohl man tatsächlich träumt.
3. Einschränkungen in der Orientierung, wie Diskontinuität und Inkongruenz, allgemein als Traum-Bizarrheit bezeichnet.
4. Erhöhte, sowohl positiv als auch negativ, Emotionalität.
5. Defizite im Gedächtnis, sowohl im Trauma als auch die Erinnerung an den Traum nach dem Erwachen.

Allerdings muss man dabei berücksichtigen, gerade bei Punkt 2, dass die Sichtweise von Hobson eine Außenperspektive ist (das Wach-Ich schaut auf den Traum), im Traum ist das Erleben genauso real wie im Wachen, auch wenn bizarre Elemente auftreten. Schaut man sich größere Traumstichproben an, so werden die Aussagen von Hobson bestätigt. Beispielsweise zeigt sich, dass in über 90 Prozent der Träume das Traum-Ich am Geschehen beteiligt ist. Zumeist ist der Traum also nicht ein Film, welcher vor dem inneren Auge abläuft, sondern es handelt sich um Erlebnisse wie im Wachleben. Zudem steht fest, dass trotz bizarrer Ereignisse Menschen das Traumgeschehen nur sehr selten als Traum erkennen. Im Traum wird das Traumgeschehen fast immer als Realität hingenommen. Auch dass die visuellen Eindrücke die vorherrschende Sinneswahrnehmung im Traum darstellt, wird durch zahlreiche Studien belegt. Dass Geschmack und Geruch recht selten in Traumberichten auftauchen, ist sicherlich der Berichtsform geschuldet, da auch bei Wachberichten diese Sinneseindrücke eher selten genannt bzw. erinnert werden.

Spannend erscheint nun ein Vergleich des Realitätscharakters von Träumen mit dem Wachleben. In einer Studie von Strauch und Meier wurden 500 Laborträume ausgewertet [12]. Rund ein Viertel der Träume erscheinen als realistisch. 63 Prozent sind im weiteren Sinne realistisch, wobei sie jedoch ungewöhnliche Elemente (z. B. eine Person mit falschem Namen) enthalten (◘ Tab. 5.1). Nur ein sehr kleiner Teil der Träume (8 Prozent) wird als phantastisch eingestuft. Diese Träume enthielten Elemente wie Fliegen ohne Hilfsmittel, Verwandlungen, übergroße Tiere oder Phantasiegestalten.

In Bezug auf die Beschreibung von Träumen ist es wichtig festzuhalten, dass sich die Ergebnisse von Untersuchungen zu Laborträumen und jene zu Tagebuchträumen oftmals unterscheiden. Beispielsweise enthalten Tagebuchträume häufiger bizarre Elemente (ca. 30 Prozent der Träume mit bizarren Elementen) (◘ Tab. 5.2). Wenn die Kriterien für Bizarrheit weiter gefasst werden, wie Auffälligkeiten im Aufbau und Verlauf des Berichts oder inhaltliche Bizarrheit wie Ereignisse, die aus der Sicht des Alltags verändert oder unwahrscheinlich sind, dann steigt der Anteil an bizarren Träumen auch bei Laborträumen bis auf 75 Prozent.

Tab. 5.1 Realitätscharakter von REM-Träumen. Daten aus Strauch und Meier [12]

Kategorie	Häufigkeit (n = 500)
Realistisch	29 %
Realistisch-erfinderisch	53 %
Erfinderisch	10 %
Teils fantastisch	6 %
Phantastisch	2 %

Die Häufigkeit bezieht sich auf die Anzahl von Traumberichten. Von wie vielen Personen diese Traumberichte stammen ist nicht bekannt

Tab. 5.2 Realitätscharakter von Tagebuchträumen. Daten aus Schredl (1999) [5]

Kategorie	Häufigkeit (n = 365)
im Wachleben möglich, normale Erfahrungswelt	29,0 %
im Wachleben möglich, ungewöhnliche Elemente	49,5 %
ein bis zwei bizarre (unmögliche) Elemente	27,4 %
mehrere bizarre Elemente	4,1 %

[Tabellenfußzeile – bitte überschreiben]

An diesem Beispiel wird deutlich, dass die Formulierung der Inhaltsskalen ein starkes Gewicht erhalten, so findet Hobson der auch Unklarheiten, Szenen-Sprünge und unmögliche Ereignisse in die Definition von Bizarrheit aufnimmt, fast ausschließlich Träume mit bizarren Elementen.

Ein weiteres Beispiel soll abschließend anhand der Traumgefühle vorgestellt werden. In dieser Studie haben Schredl und Doll 131 Tagebuchträume mit drei unterschiedlichen Skalen ausgewertet. Die Ergebnisse zeigen, dass positive Gefühle vor allem in der Fremdeinschätzung unterschätz werden, da sie seltener explizit im Traumbericht aufgeführt werden (**Tab. 5.3**). Strenge Skalen wie die von Hall und Van de Castle, die nur die explizite Nennung von Gefühlen berücksichtigen, kommen zu deutlich weniger Gefühlen in den Traumberichten. Ein Traum wie „Ich sehe einen riesigen Bären und laufe so schnell wie möglich davon." wurde nach Hall und Van de Castle mit Null kodiert werden, da die Versuchsperson nicht explizit die erlebte Angst berichtet. Dies ist ein Grund, warum bei manchen Traumaspekten die Vorgabe von Selbstbeurteilungsskalen nach dem Aufschreiben des Traumberichts sinnvoll ist.

> Über 90 Prozent der Träume sind dadurch gekennzeichnet, dass das Traum-Ich am Traumgeschehen beteiligt ist.

Tab. 5.3 Traumgefühle in 131 Tagebuchträumen. Daten aus Schredl und Doll [9]

Kategorie	Selbsteinschätzung	Fremdeinschätzung	Hall und Van de Castle (1966)
Keine Gefühle	0,8 %	13,5 %	57,9 %
ausgeglichene Gefühle	12,0 %	9,0 %	6,8 %
vorwiegend negative Gefühle	50,4 %	56,4 %	26,3 %
vorwiegend positive Gefühle	36,8 %	21,1 %	9,0 %

[Tabellenfußzeile – bitte überschreiben]

5.5 Kontinuität zwischen Wacherleben und Trauminhalten

Eine Debatte um zwei Begriffe tauchte in den vergangenen Jahren innerhalb der Traumforschung auf: Kontinuität oder Diskontinuität [3]. Dahinter steckt die Frage, wie das Verhältnis zwischen Wachleben und Trauminhalte bestimmt ist. Beide Lager sind sich einig, dass die Erlebnisse im Wachen im Traum erneut auftauchen können, um beispielsweise Konsolidierungsprozesse widerzuspiegeln: Also Träumen als „replay" (▶ Kap. 11 und 14). Allerdings muss man hier berücksichtigen, dass Träume Wachsituationen fast nie eins-zu-eins übernehmen, da wird bunt gemischt, Personen von früher sind an Orten aus den aktuellen Lebensumständen, auch nie-erlebte Dinge können geträumt werde: Das Träumen ist kreativ. Offen ist die Frage, in welchem Umfang und ob nicht viel häufiger der Traum als Simulator zu verstehen ist, d. h., im Traum wird geübt, um mit Situationen, die irgendwann im Wachleben auftreten können, besser umgehen zu können: Also Träume als „preplay" [3]. Verblüffend sind allerdings aktuelle Befunde, die zunächst überhaupt nicht für die Kontinuität zwischen Wach und Traum sprechen. So zeigen Menschen mit Amputation eines Körperglieds auch nach Jahren in ihren Träumen einen intakten Körper. Oder blind geborene Menschen berichten in Ihren Träumen von visuellen Eindrücken. Auf diese spannenden Beobachtungen soll in einem späteren Kapitel eingegangen werden (▶ Kap. 13).

Zur Erforschung des Zusammenhangs zwischen Wach- und Traumleben werden unterschiedliche methodische Ansätze verwendet. Bei der **Rückdatierung** wird die Versuchsperson nach dem Erinnern des Traums gefragt, wann ein bestimmtes im Traum vorgekommenes Element das letzte Mal im Wachleben aufgetaucht ist (z. B. träumen vom Skifahren). Solche Untersuchungen zeigen häufig eine plausible exponentielle Abnahme der Traumelemente mit zunehmendem Zeitabstand zum entsprechenden Wacherlebnis, so wie man es von anderen Gedächtnisprozessen erwarten würde. Die Ergebnisse sind jedoch mit Vorsicht zu bewerten, denn die Versuchspersonen müssen die mehr oder weniger schwierige bis unmögliche Aufgabe lösen, sich an alle Wachereignisse und Wachgedanken der letzten Tage, Wochen und Jahre zu erinnern [6].

Bei der **experimentellen Manipulation** werden die Erfahrungen vor dem Einschlafen beeinflusst und kontrolliert (z. B. durch Filme, Geschichten oder Tätigkeiten). In vielen

Studien wurden Filme verwendet, um die Inhalte des Wachlebens am Vorabend der Labornacht gezielt zu beeinflussen. Insgesamt zeigen die Untersuchungen, dass konkrete Inhalte dieser experimentellen Manipulation sehr selten im Traum zu finden sind. Dagegen wird die Gefühlstönung von Träumen beispielsweise durch positive oder negative Emotionen im Film sehr viel stärker beeinflusst [8].

In Feldstudien wurden schließlich die Auswirkungen von **realen Stressoren** ausgelöst durch prägende Lebensereignisse (z. B. Prüfungen, soziales Umfeld) auf die Träume untersucht. Diese Feldstudien verlassen die künstliche Laborumgebung und erfassen „echten" Stress und für die Person relevante Erfahrungen. Typischerweise werden Aspekte des Wachlebens und die Träume per Tagebuch, Fragebogen oder Interview erfasst. Sowohl Tagesgeschehen als auch Träume können dabei von Tag zu Tag gemessen werden, etwa um zu prüfen, wie viele Tage später welches Ereignis tatsächlich im Traum auftaucht. So können die intraindividuellen Veränderungen der Träume über die Zeit abgebildet werden [7].

Neben der Beeinflussung der Trauminhalte durch das Wachleben, können auch äußere Reize wie ein Radiowecker oder ein Telefonklingeln, welche während des Schlafes auf uns wirken, einen Einfluss auf unseren Traum haben. Es zeigt sich, dass externe Reize während des Schlafes vom Gehirn verarbeitet werden. Aus diesem Grund ist die Untersuchung von **Inkorporationen** von externen Stimuli im Trauminhalt eine gute Möglichkeit über die Informationsverarbeitung im Schlaf etwas zu erfahren [8].

> Die Kontinuitätshypothese geht davon aus, dass sich das Wachleben im Traum in der ein oder anderen Art widerspiegelt.

5.6 Funktionen des Träumens

Bereits die Funktion des Schlafes musste mit einem großen Fragezeichen versehen werden (▶ Abschn. 2.6). Wobei die Funktion des Schlafes enorm wichtig sein muss, denn er hat sich trotz gravierender Nachteile – wie der Tatsache, sich nicht vor Säbelzahntigern retten zu können – evolutionär durchgesetzt. Dabei verschläft der Mensch ein Drittel seines Lebens und er braucht den Schlaf wie das Essen und das Trinken. Ein wichtiger Aspekt des Schlafes ist die Gedächtniskonsolidierung, wenn man sich merken kann, wo sich die Säbelzahntiger herumtreiben, erhöht das die Überlebenschance und die Chance, Nachkommen zu produzieren. Mehr Rätsel hat uns die Natur mit dem nächtlichen Traumerleben aufgegeben. Warum produziert unser schlafendes Gehirn eine Fantasiewelt in der wir teilweise bizarre Abenteuer bestehen, dabei nicht einmal wissen, dass wir die Hauptdarsteller sind und uns nach dem Erwachen selten an die Inhalte erinnern können? Im Alter von 40 Jahren haben wir gut drei Jahre in dem „holografischen Deck" in unserem Kopf verbracht. Die Schätzung der drei Jahre bezieht sich dabei auf den REM-Schlaf, tatsächlich träumt das Gehirn wohl während der gesamten Schlafzeit. An dieser Stelle scheint die Frage sinnvoll, ob dem Träumen als psychisches Erleben während des Schlafes eine eigene Funktion zukommt, die über die zuvor genannten Funktionen des Schlafes hinausgeht (▶ Kap. 2). Schaut man sich beispielsweise die Gedächtniskonsolidierung während des Schlafes an, so werden die Effekte eher auf einer zellulären oder neuronalen Ebene diskutiert. Von daher ist es im besten Fall denkbar, dass Träume diese Prozesse in irgendeiner Weise widerspiegeln, aber nicht kausal verursachen (▶ Kap. 14). Ob der Wirkmechanismus in irgendeiner anderen Form bei dieser Funktion des Schlafes aussehen könnte, ist bisher noch weitestgehend unerforscht. Allerdings zeigen die später dargestellten Studien zum Klartraumtraining, dass motorisch Lernprozesse im Traum angestoßen werden können (▶ Kap. 15). Die Erklärung wird hierbei in der Simulationstheorie beschrieben.

Ein grundlegendes Problem der Erforschung der Funktion der Träume ist, dass Träume sich nur in Abhängigkeit vom Wachzustand erforschen lassen. Der Träumende berichtet nach dem Erwachen von seinen Erlebnissen, Empfindungen und Wahrnehmungen während des Traums. Die Inhalte sind nur schwerlich experimentell veränderbar, so dass eine kausale Interpretation meist nicht möglich ist. Beispielsweise wurden in einer Studie die Träume von depressiven Frauen nach ihrer Scheidung untersucht. Die Frauen die häufiger von ihrer Scheidung träumten, zeigten sich nach einem Jahr als psychisch gesünder, als die Frauen, die nicht davon träumten. Eine Erklärung sieht die Verbesserung der geistigen Gesundheit durch die psychische Verarbeitung der Scheidung in den Träumen. Eine alternative Deutung könnte jedoch sein, dass durch das Erzählen des Trauminhaltes eine aktive Reflexion im Wachzustand geschehen ist, also die Frau verstärkt über das Thema nachgedacht hat. Schaut man sich Trauminhalte an, besonders das Kombinieren von aktuellen Geschehnissen mit früheren Erlebnissen und den kreativen Aspekt des Träumens (Neues ausprobieren), wird eine Parallele zum Problemlösen im Wachzustand deutlich. Auch hier greift man – wenn möglich – auf alte Erfahrungswerte zurück oder – falls dies möglich ist – probiert man neue Wege aus, um mit der Situation klarzukommen (▶ Kap. 14). Ob den Träumen eine solche Problemlösefunktion zukommt, auch wenn man sie nicht erinnert, ist bis heute nicht klar, da sich die nicht-erinnerten Träume der Forschung entziehen.

Auch andere Theorien entziehen sich somit dem experimentellen Prüfstand. Bereits in der Betrachtung des Schlafes über die Lebensspanne ist der extrem hohe Anteil an REM-Schlaf aufgefallen. Aus dieser Beobachtung wurde dem Träumen eine Funktion in der Gehirnreifung unterstellt, begründet dadurch, dass der Anteil der REM-Phasen im Säuglings- und Kleinkindalter am höchsten ist (ca. 50 Prozent) und im Alter von drei Jahren konstant auf einen Anteil von 20 bis 25 Prozent sinkt. Michel Jouvet sah den Nutzen des Träumens eher für die „Software" als für die „Hardware" des Gehirns. Die Gene enthielten seiner Ansicht nach nicht genügend Informationen, um die Individualität von Individuen zu enthalten. Das Gehirn würde daher gelegentlich nach seinem eigenen Muster programmieren um sich so zu individualisieren. Diesen Vorgang nannte Jouvet „iterative, genetische Programmierung" [8].

Literatur

1. Foulkes, D. (1982). *Children's dreams. Longitudinal studies*. New York: Wiley.
2. Hall, C. S., & Van de Castle, R. L. (1966). *The content analysis of dreams*. New York: Appleton-Century-Crofts.
3. Hobson, J. A., & Schredl, M. (2011). The continuity and discontinuity between waking and dreaming: A dialogue between Michael Schredl and Allan Hobson concerning the adequacy and completeness of these notions. *International Journal of Dream Research, 4*, 3–7.
4. Hobson, J. A., Pace-Schott, E. F., & Stickgold, R. (2000). Dreaming and the brain: Toward a cognitive neuroscience of conscious states. *Behavioral and Brain Sciences, 23*, 793–842.
5. Schredl, M. (1999). *Die nächtliche Traumwelt: Eine Einführung in die psychologische Traumforschung*. Stuttgart: Kohlhammer.
6. Schredl, M. (2008). *Traum*. München: Ernst Reinhardt.
7. Schredl, M. (2013). *Träume. Unser nächtliches Kopfkino*. Berlin: Springer Spektrum.

8. Schredl, M. (2018). *Researching dreams. The fundamentals*. Cham: Palgrave macmillan.
9. Schredl, M., & Doll, E. (1998). Emotions in diary dreams. *Consciousness and Cognition, 7*, 634–646.
10. Schredl, M., Wittmann, L., Ciric, P., & Götz, S. (2003). Factors of home dream recall: A structural equation model. *Journal of Sleep Research, 12*, 133–141.
11. Siclari, F., Baird, B., Perogamvros, L., Bernardi, G., LaRocque, J. J., Riedner, B., & Tononi, G.et al. (2017). The neural correlates of dreaming. *Nature Neuroscience, 20*, 872–878.
12. Strauch, I., & Meier, B. (1992). *Den Träumen auf der Spur – Ergebnisse der experimentellen Traumforschung*. Bern: Huber.

Das Phänomen Klartraum

6.1 Definition eines Klartraums – 70

6.2 Häufigkeit und Einflussfaktoren – 72

6.3 Inhalte von Klarträumen – 75

6.4 Klarträume im Schlaflabor – 77

6.5 Induktion von Klarträumen – 79

Literatur – 81

© Springer-Verlag GmbH Deutschland, ein Teil von Springer Nature 2019
D. Erlacher, *Sport und Schlaf*, https://doi.org/10.1007/978-3-662-58132-2_6

Ein wesentliches Merkmal von „normalen" Träumen lautet: Man weiß *nicht*, dass man gerade träumt. Erst nach dem Erwachen kann man sich an die Traumgeschehnisse zurückerinnern und sie reflektieren. Ein Klartraum ist anders: Der Körper ist paralysiert – doch der Geist ist wach und reflektiert sich. Man erkennt, dass dies nicht die Realität ist, sondern ein Traum. Diese Erkenntnis bedeutet: unbegrenzte Möglichkeiten. Man kann die Träume steuern, sich eine mentale Traumwelt bauen. Erleben, was man schon immer erleben wollte, was in der Realität unmöglich ist. Menschen, die klarträumen, können aktiv in das Traumgeschehen eingreifen und den weiteren Verlauf selbst bestimmen. So können Klarträumende durch die Traumwelt fliegen, mit Traumcharakteren diskutieren, die Traumwelt erkunden – oder im Traum trainieren. Im Schlaflabor wurde vor etwas mehr als 40 Jahren von dem britischer Forscher Keith Hearne der Nachweis geliefert, dass der Klartraum während des REM-Schlafes stattfindet und damit die Möglichkeit eröffnet, dieses Phänomen wissenschaftlich zu untersuchen. In diesem Kapitel soll ein Einblick in die Klartraumforschung geliefert werden. Das Ziel soll dabei sein, einerseits einen Überblick über die Methoden der Klartraumforschung zu erhalten und andererseits den Bezug zum motorischen Lernen im Klartraum aufzuzeigen. Einen guten Einstieg in das Thema Klartraum erhält man durch das Buch „Klarträume – Wege ins Unterbewusstsein" aus dem Jahre 2016 von Robert Waggoner [20].

6.1 Definition eines Klartraums

Für die Definitionen gibt es ein minimales Kriterium und je nach Autorin oder Autor verschiedene Zusatzkriterien.

> Ein Klartraum oder auch luzider Traum ist ein Traum, in dem die träumende Person während des Traums bewusst wird, dass er oder sie gerade träumt.

In dieser Definition versteht man „bewusst sein" als „gewahr sein", dass man gerade träumt oder auch das Wissen darum, dass man sich in einem Traum befindet. Da der Begriff Bewusstsein sehr vielschichtig ist und unterschiedlich verwendet wird, bleibt diese Minimalanforderung – je nach Leseart – „schwammig". Beispielsweise wird das phänomenale Erleben oftmals mit dem Bewusstsein gleichgesetzt, ein phänomenales Erleben ist jedoch auch beim normalen Träumen vorhanden, so dass auch hier von einem Bewusstsein gesprochen werden kann. Bevor diese Definition weiter vertieft wird, soll ein Beispiel für einen Klartraum von dem Mediziner Harald von Moers-Messmer, der bereits 1939 eine Abhandlung über bewusstes Träumen geschrieben hatte, angeführt werden.

Beispiel

Heidelberg, 31.03.35. In meinem gewohnten Zimmer am Tisch sitzend studiere ich in einem Anatomieatlas, als ich den alten Anatomieprofessor, Geheimrat Dr. Kallius, auf mich zukommen sehe. Mir fällt ein, dass er schon vor Monaten gestorben ist und ich zwinge mich zu der Überzeugung, jetzt zu träumen. Ich sehe mich im Zimmer um: Es befinden sich darin verschiedene Einrichtungsgegenstände, Tische und Stühle sowie zwei Schränke, aber anders wie gewohnt, was mir jedoch nicht auffällt. Alles ist scharf zu erkennen und hell beleuchtet,

6.1 · Definition eines Klartraums

einzelne Gegenstände sind von der Sonne beschienen und strahlen so hell, dass sie mich fast blenden. Der Professor ist nicht mehr zu sehen. Ich bekomme Zweifel, ob ich träume und denke, ich wäre inzwischen aufgewacht. Zur Probe springe ich hoch, schwebe langsam wieder herunter und weiß jetzt, dass ich noch träumen muss. Ich beobachte das Gesichtsfeld: Zentral sehe ich scharf, nach der Peripherie zu wird das Sehen undeutlicher. Die Größenverhältnisse der Gegenstände sind normal, auch die Perspektive ist richtig. Beim Betasten einiger Gegenstände habe ich völlig das gewohnte Tastgefühl in den Fingerspitzen. Dann beachte ich das Allgemeingefühl. Ich habe ein deutliches Müdigkeitsgefühl, das aber als sehr angenehm empfunden wird. An weiteres habe ich keine Erinnerung [8].

Dieses Traumbeispiel illustriert sehr anschaulich einen Klartraum. Der Klartraum beginnt mit der Erkenntnis des Träumers, dass er träumt. Diese Erkenntnis gelingt Moers-Messmer durch die Feststellung eines unmöglichen Ereignisses. In diesem Beispiel sogar zweimal: Erstmals durch die Begegnung eines Verstorbenen und das zweite Mal durch das Schweben nach dem Luftsprung. Im Moment des Erkennens des Traums berichten viele Klarträumende, dass die erlebte Wahrnehmung, vor allem visuelle Eindrücke, schärfer erscheinen. Darüber hinaus wird das Traumgeschehen wie im Wachzustand erlebt. Einfach gesagt: Der Traum erscheint – nachdem man erkannt hat, dass man träumt – als klar oder mit dem lateinischen Wort ausgedrückt: luzide [2].

Als Synonym für den Klartraum wird deshalb häufig der Begriff „luzider Traum" verwendet. In der englischsprachigen Literatur wird von „lucid dreaming" gesprochen, wobei dieser Ausdruck durch den niederländischen Psychiater Frederik Van Eeden geprägt wurde. Bereits 1913 erwähnte er das Phänomen in seinem Artikel „A study of dreams". In dieser Arbeit charakterisiert Van Eeden Klarträume folgendermaßen: „The sleeper remembers day-life and his own condition, reaches a state of perfect awareness, and is able to direct his attention, and to attempt different acts of free volition." [19]. Van Eeden hatte also bereits zusätzlich Kriterien zum Minimalkriterium formuliert. Den Begriff „Klartraum" führte der deutsche Psychologe Paul Tholey ein [17]. Er verwendete ihn erstmals 1977, in ausdrücklicher Anlehnung an Van Eedens Ausdruck „lucid dreaming". Tholey forderte ebenfalls verschiedene weiterführende Kriterien für einen Klartraum:
1. Klarheit des Träumenden über seine Möglichkeit, im Traum zu handeln sowie den Geschehensablauf zumindest innerhalb gewisser Grenzen zu entscheiden.
2. Klarheit der Erinnerung des Traum-Ichs über das Wachleben der träumenden Person.
3. Klarheit der Erinnerung der Person an ihren Traum nach dem Aufwachen.

Das letzte Kriterium verdeutlicht, dass nur erinnerte Träume nach dem Schlaf berichtet werden können und evtl. einige Klarträume am Morgen nicht erinnert werden. Das zweite Kriterium bedeutet, dass sich Klarträumende auch an Inhalte aus dem Wachen erinnern können, und somit auch an Aufgaben, die sie im Klartraum tun möchten. Im Schlaflabor können dann auch sehr spezifische Anweisungen umgesetzt werden, um beispielsweise psychophysiologische Fragestellungen zu untersuchen (▶ Abschn. 6.4). Die Handlungsfreiheit wird mit dem ersten Kriterium angesprochen und wird häufig als zentrales Merkmal eines Klartraums angesehen. Für manche Forschende sind diese zusätzlich geforderten Kriterien fragwürdig, da beispielsweise in manchen Klarträumen man nur sehr eingeschränkt in die Traumhandlung eingreifen kann. Darüber hinaus zeigen sich auch große interindividuelle Unterschiede in der Möglichkeit in Traumhandlungen einzugreifen [11]. Hier zeigt sich auch ein methodisches Bedenken, da mit einer größeren Anzahl von Kriterien, das einfache Bestimmungsmerkmal für Klarträume verschwindet. Zugleich können die zusätzlichen Kriterien - wie das Minimalkriterium selbst - nur über den subjektiven Bericht validiert werden. Aus diesem Grund wird die eingangs formulierte Definition bevorzugt, um dann die genannten Kriterien selbst zu untersuchen. Der daraus resultierende aufgabenorientierte Ansatz für die Erforschung von Klarträumen bietet die Möglichkeit, dass man Klarträumern bestimmte Aufgaben (z. B. Augenbewegungen ausführen) stellt, die sie dann im Klartraum ausführen. So kann man auch die geforderten Zusatzkriterien unter die Forscherlupe nehmen und beispielsweise die Gedächtnisleistung im Klartraum untersuchen.

6.2 Häufigkeit und Einflussfaktoren

Die **Häufigkeit**, mit der sich Menschen an Klarträume erinnern, lässt sich sowohl über die Prävalenz als auch die Frequenz erfassen, also zum einen wie viele Personen mindestens einen Klartraum erlebt haben und zum anderen wie häufig Klarträumende bewusst träumen. Im Jahr 2011 initiierte Michael Schredl eine für Deutschland repräsentative Umfrage, in der die Befragten auf einer acht-stufigen Skala von „nie" bis „mehrmals die Woche" angegeben mussten, wie häufig sie Klarträume erinnern. Um Missverständnisse zu vermeiden wurde eine Definition für einen Klartraum mit angegeben. In diesem Fall: „Beim Klarträumen ist man sich während des Traumes bewusst, dass man träumt. So kann es sein, dass man bewusst aufwachen oder die Handlungen beeinflussen kann, oder das Geschehen mit diesem Bewusstsein passiv beobachtet." [10]. Insgesamt 51 Prozent der Population gaben an, Klarträume aus der eigenen Erfahrung zu kennen. Zählt man die unteren vier Kategorien der Tab. 6.1 zusammen, so erleben 20,1 Prozent der Befragten häufig Klarträume (nach Snyder und Gackenbach [13]). Nur etwa ein Prozent der Untersuchten gaben an mehrmals pro Woche einen Klartraum zu erleben (◘ Tab. 6.1).

◘ Tab. 6.1 Absolute und relative Angaben zur Häufigkeit von Klarträumen. Daten aus Schredl und Erlacher [10]

	absolut	relativ
nie	450	49,0 %
weniger als einmal im Jahr	143	15,6 %
etwa einmal im Jahr	55	6,0 %
etwa 2-4 mal im Jahr	86	9,4 %
etwa einmal im Monat	79	8,6 %
2-3 mal im Monat	61	6,6 %
etwa einmal die Woche	34	3,7 %
mehrmals die Woche	11	1,2 %
N = 919		

6.2 · Häufigkeit und Einflussfaktoren

Eine Meta-Analyse, in der 34 weltweit durchgeführte Umfragen zur Klartraumerinnerung eingeflossen sind und die Angaben von 24.282 Personen umfasst, kommt zu recht ähnlichen Ergebnissen [9]. Im Mittel liegt die Prävalenz der Klartraumhäufigkeit bei 55 Prozent, wobei die Spannweite von 26 bis 92 Prozent reicht, und die häufig Klarträumenden liegen bei 23 Prozent. In einer Befragung von Sportlerinnen und Sportlern liegt die Prävalenz bei 57 Prozent (▶ Kap. 15).

Die Analyse der Daten zeigt, dass unter anderem methodische Gründe für die große Variation in den Befunden verantwortlich sind. Beispielsweise zeigen Umfragen bei Stichproben mit Studierenden oder interessierten Personen deutlich höhere Prävalenzen als Untersuchungen mit repräsentativen Populationen. Darüber hinaus zeigt sich, dass eine fehlende Definition, was ein Klartraum ist, die Prävalenz überschätzt. So ergibt etwa eine Studie bei einer externen Beurteilung von 707 Klartraumberichten, dass 344 der Traumbericht – also fast die Hälfte – nicht eindeutig einem Klartraum entsprachen [13]. Diese Fehleinschätzung lässt sich durch eine Definition bei der Erhebung vermeiden: Bei 475 Klartraumbericht konnte der unabhängige Rater in 87 Prozent der Fälle eindeutige Klarträume erkennen, 1,3 % der Traumberichte waren für ihn nach der angegebenen Definition keine Klarträume und bei 11,7 % war der Rater unsicher [16]. Darüber hinaus existieren auch unterschiedliche Formulierungen der Fragen und Antwortskalen, um die Klartraumhäufigkeit abzufragen, wovon nur einige auch durch wissenschaftliche Gütekriterien überprüft wurden [15]. Weiterhin hat die Erhebungsart (Fragebogen oder Tagebuch) einen Einfluss auf die Klartraumhäufigkeit. In einer Studie von Schredl und Noveski (2017) wurden 1612 Träume von 425 Personen aus Tagebuchträumen untersucht. Die Ergebnisse sind ernüchternd: Nur 1,4 Prozent aller Träume waren Klarträume. Die Häufigkeit von Klarträumen im zweiwöchigen Tagebuchzeitraum war damit deutlich niedriger als die retrospektiv geschätzte Klartraumhäufigkeit im Fragebogen, die ebenfalls erhoben wurde [12].

> In retrospektiven Befragungen geben etwa 50 Prozent der Menschen an, das Klärträumen aus eigener Erfahrung zu kennen. Allerdings erlebt nur knapp 1 Prozent mehrmals pro Woche einen Klartraum.

Neben diesen methodischen Punkten, die bereits einen Teil der Varianz erklären können, wurden verschiedene personenbezogene und situative **Einflussfaktoren** auf die Klartraumhäufigkeit untersucht. Allerdings sind diese Untersuchungen keineswegs so systematisch und umfassend vorzufinden, wie die im vorherigen Kapitel berichteten Einflussfaktoren auf die Traumerinnerung (▶ Kap. 5). Der Zusammenhang zwischen der generellen Traumerinnerung und Klarträumen ist durch einige Studien belegt worden. Dieser Befund scheint plausibel, da die Wahrscheinlichkeit, einen Klartraum zu erleben bzw. zu erinnern, mit der Anzahl der erinnerten Träume ansteigen dürfte. Ebenso zeigen mehrere Arbeiten eine Korrelation zwischen der Häufigkeit von Klarträumen und der Anzahl erlebter Albträume. Der Befund erklärt sich jedoch zum Teil über die Traumerinnerung. Denn Menschen, die sich häufig an Träume erinnern können, erinnern auch mehr Albträume – und mehr Klarträume. Ein Teil der Korrelation bleibt jedoch bestehen, wenn die Traumerinnerung statistisch kontrolliert wird. Somit scheint die Bizarrheit der Albträume als Auslöser für Klarträume eine Rolle zu spielen. Im Gegensatz zur Traumerinnerung, scheint das Geschlecht beim Klarträumen keine Rolle zu spielen: Männer und Frauen erleben gleichermaßen häufig luzide Träume.

Soweit zu den gesicherten Ergebnissen. In einer überschaubaren Anzahl von Studien wurden weitere Einflussfaktoren unter die Lupe genommen. Grob kann man diese in vier Bereichen einteilen [2]:
- situative Einflüsse (Schlafdauer, Meditation etc.);
- vestibuläre Parameter (Gleichgewicht);
- kognitive Faktoren (Wahrnehmungsfähigkeit, Vorstellung);
- Persönlichkeitsfaktoren (Offenheit für Erfahrung).

Leider sind hier die Studienergebnisse weniger eindeutig. Zu den **situativen Einflüssen** lassen sich die Befunde für die generelle Traumerinnerung übertragen: Vor allem dürften eine lange Schlafdauer oder autogenes Training sich positiv auf die Klartraumerinnerung auswirken, weil beide Faktoren die Traumerinnerung steigern. Auch zeigen einige Studien einen positiven Zusammenhang zwischen Meditationserfahrung und Klartraumhäufigkeit. Manche Formen der Meditation (z. B. Traumyoga) kommt einigen kognitiven Techniken zur Klartrauminduktion schon sehr nahe, so dass an dieser Stelle auch die Befunde aus den Studien zur Anwendung von Induktionstechniken zu nennen wäre. Deren Ergebnisse werden ausführlich in einem späteren Abschnitt besprochen (▶ Abschn. 6.5). Bezüglich der nicht-situativen Faktoren wird ein Einfluss von **vestibulären Parametern** auf die Klartraumhäufigkeit vermutet. Das vestibuläre System scheint in mehrerlei Hinsicht mit dem Träumen zusammenzuhängen. Trauminhalte wie Schweben, Fliegen oder Drehungen werden durch die Aktivierung des vestibulären Systems in Verbindung gebracht und weil Handlungen wie Schweben und Fliegen typisch für Klarträume sind, wurde vermutet, dass das vestibuläre System einen Einfluss auf die Klartraumhäufigkeit hat. Die Befunde sind allerdings nicht sehr einheitlich und der Zusammenhang zwischen Klartraum und Funktion des Gleichgewichtsorgans bleibt auch in Zukunft erklärungswürdig [13]. Der Einfluss von **kognitiven Faktoren** am Tage weist ebenfalls uneinheitliche Befunde auf. Die visuelle Vorstellung scheint keinen Einfluss auf die Auftretenswahrscheinlichkeit von Klarträumen zu haben. Klarträumende verfügen nicht zwingend über eine lebhaftere Vorstellungskraft als Menschen, die keine Klarträume erleben. In mehreren Studien wurde das Konstrukt „Feldabhängigkeit" untersucht. Bei der Orientierung im Raum wird davon ausgegangen, dass sich feldunabhängige Menschen auf den eigenen Körper als Referenz beziehen, feldabhängige Menschen sich dagegen an der Umgebung orientieren. Studien fanden heraus, dass Klarträumer stärker den eigenen Körper für die Orientierung nutzen, also feldunabhängiger sind als nicht-luzide Träumer. Die Vermutung, dass Klarträumer sich öfter auf körpereigene Hinweise beziehen, um den Traum zu erkennen, konnte jedoch in Nachfolgestudien nicht bestätigt werden [13]. Für den Zusammenhang zwischen **Persönlichkeitsfaktoren** und Klartraumhäufigkeit liegen mehrere Studien vor. Die ursprüngliche Hypothese, dass Klarträumende als introvertierter gelten, wurde jedoch nicht bestätigt. Ein positiver Zusammenhang besteht zur internalen Kontrollüberzeugung. Das Konstrukt internale Kontrollüberzeugung beschreibt den Glauben einer Person in die eigene Kontrollierbarkeit von Ereignissen und Handlungsresultaten und wird von den Autoren in Beziehung zur Meditation gesehen. Ein Persönlichkeitsmerkmal hat sich bislang als Einflussfaktor hervorgetan: Klarträumende tendieren dazu, offener für neue Erfahrungen zu sein [2].

6.3 Inhalte von Klarträumen

Die Frage nach den Inhalten von Klarträumen scheint zunächst verwunderlich, zeichnet sich doch ein Klartraum durch die willentliche Einflussnahme auf das Traumgeschehen aus. Demnach werden auch die Inhalte der Klarträume nach den Plänen der Klarträumenden beliebig verändert. Die tatsächliche Kontrolle im und über den Traum ist allerdings sehr variabel. Und selbst geübte Klarträumerinnen und Klarträumern sind nicht allumfassend in der Lage sämtliche Aspekte des Traums zu beherrschen. Robert Waggoner formuliert diesen Umstand folgendermaßen: „Wenn Sie den Traum kontrollieren, wer macht dann bitte das Gras grün und den Himmel blau? Wer kreiert die neue Traumszene, als Sie um die Ecke gingen oder durch eine Wand flogen? Haben Sie die neue Traumszene erschaffen?" [20]. Der Traum behält seine eigene Dynamik und Gesetzmäßigkeiten. Eine systematische Inhaltsanalyse zeigt, dass sich die Inhalte von Klarträumen und normalen Träumen nicht grundsätzlich unterscheiden [4]. Jayne Gackenbach untersuchte dazu 297 Klarträume und 116 normale Träume und verglich die Analysen von verschiedenen Trauminhaltsskalen (u. a. Hall & Van de Castle). Es muss angemerkt werden, dass die Traumberichte sehr heterogen waren, dennoch zeigten sich nur in wenigen Kategorien tatsächlich Unterschiede zwischen Klartraumberichten und Berichten von normalen Träumen. Unterschiede zeigten sich verständlicherweise in der Kategorie Traumkontrolle, aber auch in der akustischen und kinästhetischen Wahrnehmung. In beiden Fällen war diese bei den Klartraumberichten stärker ausgeprägt [3].

Bereits das einleitende Klartraumbeispiel von Moers-Messmer illustriert sehr anschaulich, dass im Klartraum, die erlebte „Sinneswahrnehmung" sehr realistisch abgebildet werden. Moers-Messmer schildert seine Erfahrungen mit der visuellen, akustischen, taktilen Empfindung in insgesamt 22 Klarträumen, in denen er sehr genau die unterschiedlichen Facetten beobachtete. Die sinnlichen Eindrücke werden dabei so real empfunden, dass sich die Frage stellt, ob das Klartraumerleben eher der Wahrnehmung oder der Vorstellung ähnelt. Um die Frage zu beantworten untersuchten LaBerge und Kollegen so genannte langsame Augenbewegungen. Die Studie wird in einem späteren Kapitel ausführlich dargestellt (▶ Kap. 13), die Resultate sprechen jedoch dafür, dass Klarträume eher der Wahrnehmung im Wachzustand (ein Tischtennisspiel zu beobachten) als der Vorstellung (sich vorzustellen wie zwei Personen Tischtennis spielen) entsprechen. Allerdings zeigt bereits die Debatte um die bildliche Vorstellung (imagery debate), dass diese Frage wohl noch länger diskutiert werden muss. In der Debatte geht es um die Frage, ob die Vorstellung im Wachen eher der Wahrnehmung entspricht, also bildhaft ist, oder die Vorstellung eine propositionale Form aufweist, also nicht bildhaft, sondern eher eine logische Semantik folgt. Dieser Diskurs ist bis heute nicht entschieden und verweist auf einige grundlegende Streitpunkte, die auch bei den Klarträumen noch diskutiert werden dürften

> **Klartraumberichte unterscheiden sich kaum von normalen Traumberichten. Die „Sinneseindrücke" werden im Klartraum teilweise intensiver als in normalen Träumen „wahrgenommen".**

In einer Fragebogenstudie von Stumbrys und Kollegen (2014) wurden insgesamt 406 Klarträumerinnen und 278 Klarträumer über die inhaltliche Gestaltung ihrer Klarträume befragt. Zunächst berichteten die Befragten, dass ihre Klartraumerfahrungen spontan in der Adoleszenz entstanden, und dass die Klarträume im Durchschnitt 14 Minuten dauern (subjektive Einschätzung). In der Mehrheit der Klarträume (58 %) verfolgen die Befragten aktiv nach dem Erkennen des Traumzustandes spontan neue Handlungsziele und führen diese aus (z. B. fliegen, Traumcharaktere ansprechen, etc.) sonst sind sie passiv und lassen den Traum „weiterlaufen", als ob man gar nicht zur Erkenntnis des Traumzustandes gelangt wäre. Als aktive Handlungen wurden unmögliche Handlungen (z. B. Fliegen), Interaktion mit Traumgestalten (z. B. Reden), alltägliche Tätigkeiten (z. B. Auto fahren), körperbezogene Handlungen (z. B. Sport) und Verschiedenes (z. B. Traum beenden) genannt. Allerdings konnten nur in jedem vierten Klartraum die Befragten ihre vorgenommenen Handlungen auch tatsächlich durchführen. Wobei Häufig-Klarträumende es öfters schaffen. Als Gründe für das Misslingen des Traumvorhabens wurden folgende Gründe aufgezählt: Aufwachen (z. B. Wecker klingelt), Verlust der Klarheit (z. B. Selbstzweifel), Probleme mit Traumgestalten (z. B. Traumgestalt gibt keine Antwort auf Frage) und Sonstiges (z. B. Traum verläuft anders). Die Erfahrung im Klarträumen war der stärkste Prädiktor der luziden Traumphänomenologie. Dies zeigt sich auch in einer Untersuchung in der ein Fragebogen angewendet wurde, der die einzelnen Fertigkeiten im Klartraum (z. B. konnten Sie das, was Sie sich im Traum vorgenommen haben auch erfolgreich umsetzen?) abfragt. Je grösser die Klartraumerfahrung ist, umso stärker sind die Fertigkeiten im Klartraum ausgeprägt [11]. Demnach gilt auch für das Klarträumen: Übung macht den Meister.

Der Klartraum kann demnach auch aus praktischer Sicht interessant sein. In einer Online-Fragebogenstudie wurde 133 Klarträumerinnen und 168 Klarträumer nach fünf möglichen Anwendungen gefragt: Haben Sie Ihre Klarträume schon einmal genutzt, …

- „… um Spaß zu haben (z. B. fliegen, tanzen, lachen)?"
- „… um Albträume zu überwinden (z. B. Traummonster bekämpfen)?"
- „… um kreative Ideen zu erhalten (z. B. malen, Musik komponieren)?"
- „… um die Lösung eines Problems zu finden (z. B. knifflige Aufgabe)?"
- „… um etwas zu üben (z. B. Sportart oder Musikinstrument)?"

Für die jeweilige Frage sollte angegeben werden, ob man diese Anwendung bereits im Klartraum ausgeführt hat. Und wenn ja, in wie vielen Träumen. Die Ergebnisse sind in der Tabelle dargestellt (◘ Tab. 6.2).

◘ **Tab. 6.2** Anzahl der Nennungen für die fünf Kategorien aufgeteilt nach Häufigkeit und Gesamtzahl. Daten aus Erlacher [2]

Kategorie	1 Nennung	2-10 Nennungen	11-100 Nennungen	Mehr als 100 Nennungen	Gesamt
Spaß haben	44	106	80	15	245
Angst bewältigen	39	110	35	8	192
Probleme lösen	25	50	10	5	90
Kreativ sein	24	38	19	2	83
Sport treiben	19	25	20	0	64

[Tabellenfußzeile – bitte überschreiben]

Einige Beispiele finden sich unten. „Spaß haben" wurde am häufigsten genannt - am zweithäufigsten, die Bewältigung von angsteinflößenden Trauminhalten. Tatsächlich zeigen Interventionsstudien einen Effekt in der Behandlung von Albträumen durch Klarträume, so dass der therapeutische Nutzen sicherlich auch in der Schlafmedizin interessant sein dürfte. Etwa gleich häufig werden die Kategorien „Probleme lösen" und „Kreativ sein" genannt. Auf dem fünften Platz rangiert die Kategorie „um etwas zu üben". Der Klartraum wird demnach nur recht selten als Trainingsplatz genutzt. Im letzten Kapitel wird ausführlich diskutiert, ob der Klartraum zum Training beispielsweise eines Tennisaufschlags genutzt werden kann (▶ Kap. 15).

Beispiel
Sport treiben: „Ich träume von Bewegungen im Ballett, Beinführung, Sprünge, komplizierte Drehungen und Sprungkombinationen. Ich übe immer wieder dieselbe Drehung, ich habe dann fast das Gefühl, als würde ich meinen Körper dabei spüren. Auf eine gewisse Art und Weise ist das auch anstrengend."

Kreativ sein: „Eigentlich benutzte ich Klarträume immer, um neue Ideen und Inspiration zu finden, das gilt vor allem für das Malen. Ich überlege mir im Traum, welches Motiv gut ankommt, und ich versuche es dann, durch eine Art Versuch-und-Irrtum-Prinzip zu erschaffen. Das schönste Motiv setze ich dann im Wachzustand um."

Probleme lösen: „Ich bin Bauingenieur und habe ein sehr gutes Vorstellungsvermögen". Ein komplexes Bauteil habe ich mir im Traum erzeugt und konnte es so von außen und innen ansehen: Im Traum fand ich eine unübliche Lösung für die Bewehrung. Ich musste die „Traumlösung" dem Zeichner und dem Eisenleger auf der Baustelle persönlich erklären. Das Verlegen hat nur auf eine Art funktioniert, und es was faszinierend, das Ding aus meinem Traum in echt zu sehen.

Angst bewältigen: „Nachdem ich in einem Traum klar geworden bin, habe ich als kleines Kind mich oft im Albtraum selbst aufgeweckt. In letzter Zeit gehe ich auf den Albtraum ein, da ich weiß, dass es ein Traum ist. Das gibt mir Mut, und somit versuche ich, mich auf den Konflikt mit dem Thema des Albtraumes einzulassen. Das ist für mich auch eine recht nützliche Übung für das Wachleben."

Spaß haben: „Ab und zu Sex – aus unerfindlichem Grund häufig in Baumhütten. Aber hauptsächlich fliegen. Immer wieder fliegen. Aus dem Stand springen und über den Dächern schweben, in mehrere hundert Meter Höhe steigen und die Erde bewundern. Auf Straßen wie mit Siebenmeilenstiefeln entlang schweben."

Aus Erlacher [2].

6.4 Klarträume im Schlaflabor

Der Philosoph Norman Malcolm formulierte 1956 folgende Aussage: „Wenn eine Person tief schläft, dann kann sie keinerlei Empfindungen, Gedanken oder Gefühle haben. In diesem Sinne kann tiefer Schlaf keine Erfahrung beinhalten." Malcolms sprachanalytische Abhandlung befeuerte einige Klartraumskeptiker zu behaupten, dass es bewusstes Träumen gar nicht geben könne. Unterstützt wurden sie in ihren Zweifeln durch eine französische Studie aus dem Jahr 1973. Dort zeigten unter Schlaflaborbedingungen Klarträumende regelmäßig kurze Wachepisoden (Mikroerwachen) während des REM-Schlafes. Nach diesen Ergebnissen galten Klarträume lange Zeit als nichts anderes als kurze Wacherlebnisse, die sich mit den REM-Schlaferlebnissen vermischten [2].

Am Ende der 70er-Jahre wurden dann ein neuer Versuch unternommen, Klarträume im Schlaflabor zu untersuchen. Keith Hearne an der University of Liverpool in England und Stephen LaBerge an der Standford University in den USA wollten unwissend voneinander einen Nachweis für das Klarträumen liefern und zeigen, dass die Erlebnisse im Schlaf stattfinden und nicht durch kurze Wachphasen erklärt werden können. Für ihren Nachweis nutzten sie die Besonderheiten des REM-Schlafes aus (▶ Kap. 2 und 13). In dieser Phase des Schlafes erleben wir lebhafte Träume, zugleich ist der Körper bis auf wenige Ausnahmen (z. B. die Augenmuskeln) „gelähmt". Die Lähmung des schlafenden Körpers wird durch einen Bereich im Stammhirn kontrolliert, dort werden die Nervenimpulse zu den Skelettmuskeln unterdrückt. Dieser Mechanismus hindert uns daran die Traumerlebnisse auszuagieren.

Hearne und LaBerge kannten die Besonderheiten des REM-Schlafes und sie wussten, dass es nutzlos wäre, Klarträumer zu instruieren, sich durch Handheben oder rufen im Schlaflaborbett bemerkbar zu machen, denn wenn im Traum die Hand gehoben und gewinkt wird, dann bleibt die Hand des schlafenden Körpers unbewegt. Gleiches gilt für die Stimme. Die Träumerin kann noch so laut schreien, im Schlaflabor wird man davon nichts hören. Die beiden Forscher wussten aber auch, dass ein Teil der Augenbewegungen im REM-Schlaf mit Blickbewegungen, die man träumt, einhergehen. So gibt es die Messung eines Tischtennistraums, in dem der Proband nach dem Wecken berichtete, ein Match verfolgt zu haben, und die REM-Schlaf-Aufzeichnung der Person zwanzigmal von links nach rechts und wieder zurück hüpfte. Deshalb instruierten Hearne in Liverpool und LaBerge in Stanford ihre Testpersonen, im Klartraum eine zweifache Links-Rechts-Augenbewegung durchzuführen, in der Annahme, dass diese Blicksprünge elektrophysiologisch messbar sind.

Die Auswertung der aufgezeichneten Augenbewegungen in den REM-Phasen zeigte während den Epochen, in welchen die Klarträumerin angab, einen luziden Traum erlebt und im Traum die besprochenen Augenbewegungen gemacht zu haben, deutliche Ausschläge der Augen, welche sich klar von spontanen Augenbewegungen unterschieden. Die restlichen charakteristischen Merkmale des REM-Schlafes (Muskeltonusunterdrückung, hohe EEG-Aktivität) blieben unverändert [5, 6]. Zudem stimmten die Traumberichte mit den Aufzeichnungen überein, und bestätigt somit, dass die Handlungen (hier: Augenbewegung) im Traum willentlich durch den Klarträumer beeinflusst wurden. Aufgrund der Tatsache, dass Klarträumerinnen und Klarträumer während des Traums in der Lage sind, sich an eine vorher festgelegte Aufgabe zu erinnern und dies durch ein Signal, welches in den Messungen ersichtlich ist, zu kennzeichnen, wurde ein neues Paradigma für die Traumforschung vorgeschlagen: der Klartraum.

In der Abbildung ist die Aufzeichnung eines Klartraums dargestellt (◘ Abb. 6.1). In dem EOG-Kanal sind sehr schön die einzelnen LRLR-Augenbewegungen wiederzuerkennen. Die Aufgabe für den Klarträumer war es zehn Kniebeugen durchzuführen (zwischen 3. und 4. LRLR). Gut zu erkennen ist der Anstieg in der Atmung und der Herzfrequenz. Der experimentelle Hintergrund dieser Klartraumaufzeichnung wird in einem späteren Kapitel erläutert (▶ Kap. 15). Inzwischen wurden eine Vielzahl dieser Studien durchgeführt, beispielsweise Zählen, Laufen, Turnen, [1].

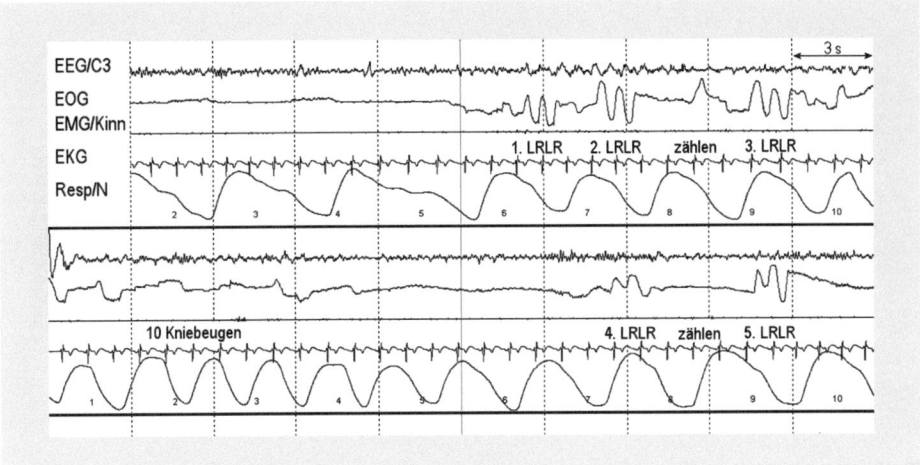

Abb. 6.1 Klartraum mit LRLR-Augenbewegung. Beschreibungen siehe Text

6.5 Induktion von Klarträumen

Stephen LaBerge war der erste Wissenschaftler, der demonstrieren konnte, dass durch Übung die Häufigkeit von Klarträumen gesteigert werden kann. In einem Selbstversuch notierte er dazu über drei Jahre hinweg seine monatliche Anzahl an erlebten Klarträumen (Abb. 6.2). Im Abschnitt I der Abbildung arbeitete LaBerge mit der einfachen Autosuggestion („Heute Nacht werde ich einen Klartraum erleben"). Die durchschnittliche Quote lag hier bei ungefähr fünf Klarträumen pro Monat. Im Monat A schrieb LaBerge an seiner Dissertation und im Monat B führte er erste Aufzeichnungen im Schlaflabor durch. Die größere Motivation kann die erhöhte Klartraumhäufigkeit in dieser Zeit gut erklären. Während des Zeitabschnitts II entwickelte und verfeinerte er eine Technik mit dem umständlichen Namen: **M**emnotische **I**nduktion von **L**uziden **T**räumen (MILT). Unter dem Begriff Mnemotechnik beziehungsweise Mnemonik versteht man Gedächtniskünste. Eine bekannte Unterart ist die Eselsbrücke. Bei der MILT-Technik verknüpft man die Intention einen Klartraum zu erleben mit Traumhinweisen (siehe unten). Im Monat C war es ihm möglich, „auf Wunsch" Klarträume zu erleben. Im Abschnitt III hörte LaBerge für einige Monate auf, die MILT-Technik anzuwenden. Diese Periode verdeutlicht, dass das Klarträumen auch wieder „verlernt" werden kann. Im Abschnitt IV liegen noch einmal zwei Monate, während denen er im Schlaflabor Experimente durchführte.

Im Internet findet sich eine fast unüberschaubare Anzahl von Techniken, mit denen sich das Klarträumen erlernen lässt. Diese Techniken haben das Ziel durch verschiedene Anweisungen, Übungen – wie im obigen Beispiel –, Geräte oder Substanzen Klarträume hervorzurufen bzw. zu induzieren. Man spricht deshalb auch von der Klartraumindukion. Die wissenschaftliche Begutachtung dieses Feldes fällt allerdings etwas nüchtern aus. Im Vergleich zu der Unmenge an vorgeschlagenen Techniken gibt es gerade mal 40 Untersuchungen, die die Techniken unter wissenschaftlichen Standards auf ihre Effektivität überprüfen. In einem Überblicksartikel aus dem Jahre 2012 wurden die bis dahin veröffentlichte Studien (n = 33) auf ihre Effektivität und ihrer wissenschaftlichen Qualität hin

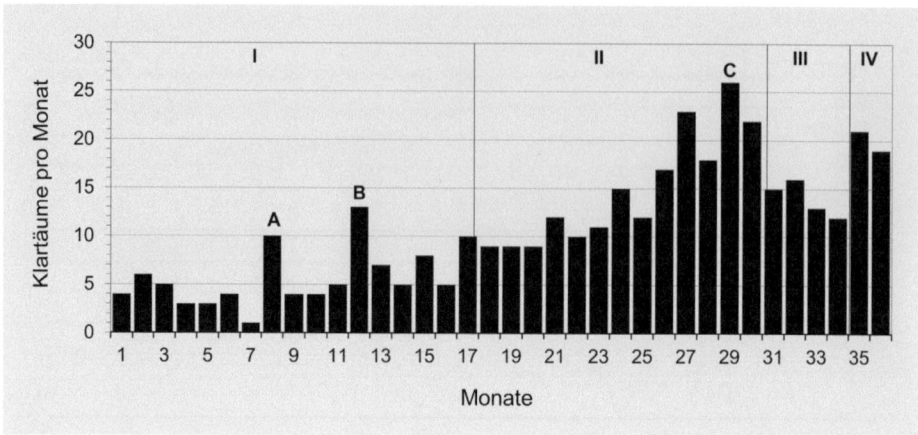

Abb. 6.2 Monatliche Klartraumhäufigkeit über einen Zeitraum von drei Jahren (siehe Text). Daten aus LaBerge (1980) [7]

untersucht [14]. Die Qualität der einzelnen Studien wurde im Vergleich zu anderen Studien im psychologischen Bereich als schwach beurteilt, weil beispielsweise Kontrollgruppen fehlten, und somit die zusammengefassten Ergebnisse mit Vorsicht interpretiert werden müssen. Im Folgenden sollen die verschiedenen Induktionsmethoden und deren Effektivität überblicksartig sortiert nach drei Kategorien vorgestellt werden.

Kognitive Techniken. Diese Übungen werden ohne Hilfsmittel durchgeführt. Eine der Besten ist die oben skizzierte MILT-Technik von LaBerge in der eine Gedächtnishilfe (Eselsbrücke) geschaffen wird. Der berühmte Knoten im Taschentuch, als Merkhilfe, um im Traum zu erkennen, dass man im Traum ist. Da das geknotete Taschentuch nicht in den Traum mitgenommen werden kann, empfiehlt LaBerge, nach dem Erwachen aus einem Traum die Traumszene im Kopf zu behalten und einzelne Traumhinweise zu benennen. Traumhinweise sind dabei bizarre Traumelemente, die sich beispielsweise auf die Handlung („im Traum fliegen") beziehen können. An diese Traumbilder knotete man nun metaphorisch gesprochen das Vorhaben, das Bewusstsein zu erlangen. Es wird ein prospektives Gedächtnis gebildet. Konkret könnte man sich dann selbst vor dem Einschlafen suggerieren: „Das nächste Mal, wenn ich fliege, dann werde ich wissen, dass ich träume! ". Eine weitere kognitive Technik ist die Reflexions-Technik oder „reality-testing-technique", wobei man sich während dem Tag regelmäßig fragt, ob man träumt oder nicht und dabei die Umgebung nach möglichen Inkongruenzen erkundet. Diese Technik basiert auf der Kontinuitätshypothese, dass Erfahrungen im Wachzustand im Traum reflektiert werden. Demnach kann das „Reality-Testing" in Träume transferieren und als Auslöser luzider Träume dienen – wenn man erkennt, dass im Traum etwas auftritt, dass im Wachleben nicht möglich ist (vgl. Beispiel von Moers-Messmer).

Klarträume können auch unmittelbar beim Übergang zum Schlaf ausgelöst werden, dabei stellt man sich beim Einschlafen vor, beispielsweise in einer Traum-Situation zu sein und den Traum zu erkennen. Diese Technik ist allerdings eher von geübten Klarträumenden beschrieben und bislang wenig untersucht. Ähnlich funktioniert die Autosuggestions-Technik, wobei man sich vor dem Einschlafen in einem entspannten Zustand sagt, dass man einen Klartraum erleben möchte. Eine Kombination dieser Techniken wird ebenso beschrieben [18].

Externe Stimulation. Bei diesen Techniken ist es die Idee während des REM-Schlafes, den man im Schlaflabor eindeutig bestimmen kann, einen Hinweis in den Traum zu senden. Dies kann ein gesprochener Satz sein, wie „du träumst", oder aber auch ein Lichtblitz vor den geschlossenen Augen. Die Träumerin muss diesen Hinweis nur richtig interpretieren und gelangt dann zum Klartraum. Das größte Problem hierbei: Ist der Reiz zu schwach, gelangt er nicht in das Traumerleben, ist er zu stark, wird die Träumerin geweckt. Die Stimuli können dabei visuell (Lichtblitze), akustische („Du träumst"), taktil (Vibration am Handgelenk) oder vestibuläre (Schaukeln in der Hängematte) sein. Ebenso wurden elektrische Stimulationen auf dem Kopf untersucht, wobei eine kortikale Erregung der darunterliegenden Hirnareale einen Klartraum auslösen soll. Es gibt zwar einige kommerzielle Produkte (z. B. NovaDreamer), die den Einsatz von externen Reizen auch zu Hause ermöglichen, allerdings besteht bei diesen Geräten das Problem, den REM-Schlaf eindeutig zu erkennen.

Sonstige Techniken. Schließlich gibt es Techniken, welche sich nicht in die ersten zwei Kategorien einordnen lassen. Einerseits gibt es die Kombination der zuvor genannten Techniken mit einer spezifischen Schlafstrategie. So scheint die MILT-Technik besonders gut zu funktionieren, wenn man sie in den frühen Morgenstunden anwendet und sich lebhaft an einen Traum erinnert. Für morgendliches MILT hat sich die englische Bezeichnung „Wake up, back to bed" (WBTB) etabliert. In einer eigenen Schlaflaborstudie schaffte es jede zweite, klartraumunerfahrene Testperson durch WBTB einen Klartraum zu erleben. Im Labor finden sich allerdings ideale Bedingungen, um den Träumer gezielt zu wecken, ihn wach zu halten, die Traumarbeit durchzuführen und dann schließlich ungestörten Morgenschlaf zu bieten, und so zeigen Studien im eigenen Setting weniger Erfolg. Andererseits gibt es Medikamente bzw. Substanzen, welche die Klartraumhäufigkeit erhöhen sollen. Solche „Traumpillen" wurden bislang nur in einer Studie untersucht und dort ist unklar, ob die Substanz alleine oder nur in Kombination mit dem Besuch eines einwöchigen Klartraumseminares wirkt (▶ Kap. 15). Zudem sind bislang keine Substanzen bekannt, die die Klartraumhäufigkeit tatsächlich dauerhaft beeinflussen sollen [2].

> Die Entwicklung von zuverlässigen Induktionstechniken ist eine der größten Herausforderungen der Klartraumforschung.

Literatur

1. Dresler, M., Erlacher, D., Czisch, M., & Spoormaker, V. I. (2017). Lucid dreaming. In M. H. Kryger, T. Roth, & W. C. Dement (Hrsg.), *Principles and practice of sleep medicine* (S. 539–545). Philadelphia: Elsevier.
2. Erlacher, D. (2010). *Anleitung zum Klarträumen – Die nächtliche Traumwelt selbst gestalten*. Norderstedt: Books on Demand.
3. Gackenbach, J. (1978). *A personality and cognitive style analysis of lucid dreaming*. Unveröffentlichte Doktorarbeit, University of Richmond.
4. Gackenbach, J. (1988). The psychological content of lucid versus nonlucid dreams. In J. Gackenbach & S. LaBerge (Hrsg.), *Conscious mind, sleeping brain* (S. 181–219). New York: Plenum.
5. Hearne, K. M. (1978). *Lucid dreams: An electrophysiological and psychological study*. Unveröffentlichte Doktorarbeit, University of Liverpool.
6. LaBerge, S. (1980). *Lucid dreaming: An exploratory study of consciousness during sleep*. Unveröffentlichte Doktorarbeit, Stanford University.
7. LaBerge, S. (1980). Lucid dreaming as a learnable skill: A case study. *Perceptual and Motor Skills, 51*, 1039–1042.

8. Moers-Messmer, H. v. (1939). Träume mit der gleichzeitigen Erkenntnis des Traumzustandes. *Archiv für die Gesamte Psychologie, 102*, 291–318.
9. Saunders, D. T., Roe, C. A., Smith, G., & Clegg, H. (2016). Lucid dreaming incidence: A quality effects meta-analysis of 50 years of research. *Consciousness and Cognition, 43*, 197–215.
10. Schredl, M., & Erlacher, D. (2011). Frequency of lucid dreaming in a representative German sample. *Perceptual and Motor Skills, 112*, 104–108.
11. Schredl, M., Rieger, J., & Göritz, A. S. (2018). Measuring lucid dreaming skills: A new questionnaire (LUSK). *International Journal of Dream Research, 11*, 54–61.
12. Schredl, M., & Noveski, A. (2017). Lucid dreaming: A diary study. *Imagination, Cognition and Personality, 38*, 5–17.
13. Snyder, T. J., & Gackenbach, J. (1988). Individual differences associated with lucid dreaming. In J. Gackenbach & S. LaBerge (Hrsg.), *Conscious mind, sleeping brain* (S. 221–259). New York: Plenum.
14. Stumbrys, T., Erlacher, D., Schadlich, M., & Schredl, M. (2012). Induction of lucid dreams: A systematic review of evidence. *Consciousness and Cognition, 21*, 1456–1475.
15. Stumbrys, T., Erlacher, D., & Schredl, M. (2013). Reliability and stability of lucid dream and nightmare frequency scales. *International Journal of Dream Research, 6*, 123–126.
16. Stumbrys, T., Erlacher, D., Johnson, M., & Schredl, M. (2014). The phenomenology of lucid dreaming: An online survey. *American Journal of Psychology, 127*, 191–204.
17. Tholey, P. (1977). Der Klartraum, seine Funktion in der experimentellen Traumforschung. In W. Tack (Hrsg.), *Bericht über den 30. Kongreß der Deutschen Gesellschaft für Psychologie in Regensburg, 1976* (S. 376–378). Göttingen: Hogrefe.
18. Tholey, P. (1982). Wach' ich oder träum' ich? *Psychologie Heute, 9*, 68–78.
19. Van Eeden, F. (1913). A study of dreams. *Proceedings of the Society for Psychical Research, 26*, 431–461.
20. Waggoner, R. (2016). *Klarträume – Wege ins Unterbewusstsein*. München: Heyne.

Schlaf und Träume im Sport

Inhaltsverzeichnis

Kapitel 7   Schlafdeprivation und sportliche Leistung – 85

Kapitel 8   Schlaf von Athletinnen und Athleten – 97

Kapitel 9   Schlaf und sportliche Wettkämpfe – 111

Kapitel 10   Jetlag im Sport – 125

Kapitel 11   Gedächtniskonsolidierung im Schlaf – 135

Kapitel 12   Sport fördert Schlaf – 147

Kapitel 13   Sensorik und Motorik im Schlaf – 159

Kapitel 14   Traumerleben von Athletinnen und Athleten – 171

Kapitel 15   Techniktraining im Klartraum – 183

Schlafdeprivation und sportliche Leistung

7.1 Schlafentzug, Schlafdeprivation und Schlafrestriktion – 86

7.2 Auswirkung von Schlafdeprivation bei Tieren – 87

7.3 Auswirkung von Schlafdeprivation beim Menschen – 88

7.4 Schlafdeprivation und sportliche Leistungsfähigkeit – 91

7.5 Sportpraktische Empfehlungen und Perspektiven – 94

Literatur – 95

© Springer-Verlag GmbH Deutschland, ein Teil von Springer Nature 2019
D. Erlacher, *Sport und Schlaf*, https://doi.org/10.1007/978-3-662-58132-2_7

„Der Schlaf ist für den ganzen Menschen, was das Aufziehen für die Uhr." Dieses Zitat über den Schlaf stammt von Arthur Schopenhauer. Es spiegelt wider, was wohl jeder Mensch aus eigener Erfahrung kennt: Nach einer Nacht des guten Schlafes, „funktioniert" man am folgenden Tag „einwandfrei". Während die Mechanik hinter dem Aufziehen von Uhren nachvollziehbar ist, bleibt die „Mechanik" hinter dem Schlaf noch schleierhaft. Eine Forschungsstrategie – um mehr über die Funktion des Schlafes zu erfahren – ist es, Lebewesen für eine längere Zeit am Schlafen zu hindern, um dann zu beobachten was passiert. Spezifische Veränderungen in dem Organismus weisen dann in die Richtung von möglichen Mechanismen. In der Schlafforschung wurden deshalb schon immer Tiere und Menschen „um den Schlaf gebracht". Dieses Vorgehen hat Vorteile und Nachteile und die Ergebnisse sind mitunter schwer zu interpretieren. In diesem Kapitel sollen die wichtigsten Erkenntnisse dieser Forschungslinie vorgestellt werden, wobei zunächst einige Begriffe zu klären sind. Anschliessend werden einige interessante Befunden aus Experimenten an Tieren und an Menschen diskutiert. Ein Schlafmangel hat auch im Sport messbare Folgen, die sich auf unterschiedlichen Ebenen (z. B. Kraft, Ausdauer) nachweisen lassen. Inwiefern die experimentellen Befunde auf die Sportpraxis übertragen werden können, soll im Schlussabschnitt diskutiert werden.

7.1 Schlafentzug, Schlafdeprivation und Schlafrestriktion

Wenn im Rahmen der experimentellen Schlafforschung ein Versuchstier oder eine Versuchsperson unter wohldefinierten und kontrollierten Bedingungen am Schlafen gehindert wird, dann gibt es dafür verschiedene Methoden und Bezeichnungen. Im Deutschen werden der Begriffe Schlafentzug und Schlafdeprivation nahezu synonym verwendet, wobei der zweite Begriff eine Anlehnung an den Englischen Ausdruck *sleep deprivation* ist. Die Schlafforschung unterscheidet zwischen folgenden drei Arten von Schlafentzug: totaler, partieller und selektiver Entzug des Schlafes.

Totaler experimenteller Schlafentzug. Hierbei werden Versuchstiere oder Versuchspersonen am gesamten Nachtschlaf gehindert. Dabei kann eine ganze Nacht oder mehrere Nächte entzogen werden. Der Schlafentzug muss dabei während der gesamten Zeit kontrolliert werden (EEG-Messung, direkte Betreuung, Durchführen von Aktivitäten mit der Versuchsperson etc.), was einen großen methodischen Aufwand bedeuten kann, da der Schlafdruck mit längerem Schlafentzug (z. B. mehr als 60 Stunden) so zunimmt, dass phasenweise das Wachbleiben aus eigener willentlicher Anstrengung kaum möglich ist [10]. Bei Schlafentzugsexperimenten wird überwiegend die Dauer des Wachseins berichtet, wenn also eine Nacht Schlaf entzogen wird, und man die Auswirkungen des Schlafentzugs direkt am folgenden Morgen um 08:00 Uhr untersucht (1. durchwachte Nacht), dann spricht man von einem 24-Stunden-Schlafentzug. Untersucht man hingegen die Auswirkung am folgenden Abend um 20:00 Uhr (2. durchwachter Tag), dann wäre es ein 32-Stunden-Schlafentzug, sofern die Schlafdeprivation auch während des Tages experimentell kontrolliert wurde. Studien mit einem Schlafentzug von 120 Stunden (6 durchwachte Tag und Nächte) oder mehr liegen kaum vor [10].

Partieller Schlafentzug. Hierbei werden Versuchstiere oder Versuchspersonen nur an einem Teil der Gesamtschlafzeit gehindert. Das heißt, Personen dürfen beispielsweise statt der üblichen acht Stunden Nachtschlaf nur sechs oder drei Stunden schlafen. Da der normale Schlafbedarf individuell sehr schwanken kann (z. B. Kurz- und Langschläfer), werden auch relative Schlafverkürzungen experimentell umgesetzt (z. B. 60 % der normalen Schlafzeit). Auch hier kann die Anzahl an Nächten, in denen partiell der Schlaf entzogen wird, zwischen einer und vielen Nächten variieren. Aufgrund der zahlreichen sich gegenseitig beeinflussende Variablen (z. B. zirkadiane Faktoren) liegen insgesamt zum partiellen Schlafentzug weniger Studien vor [25].

Partieller Schlafentzug wird auch als Schlafrestriktion bezeichnet. Diese Bezeichnung wird häufig dann verwendet, wenn sie in der Therapie beispielsweise bei der Insomnie eingesetzt wird. Ebenso spricht man von Schlafrestriktion, wenn ganz allgemein Menschen aus verschiedenen Gründen (z. B. im Internet surfen) nicht genug schlafen.

Selektiver Schlafentzug. Hierbei werden Versuchstiere oder Versuchspersonen durch gezielte Weckungen daran gehindert bestimmte Schlafstadien zu erreichen. Das heißt, eine Person muss beispielsweise in einem Schlaflabor (mit EEG-Messungen) schlafen und die Versuchsleiterin „weckt" die Probandin sobald sie in REM-Schlaf eintritt. Da die exakte Bestimmung der Schlafphase nicht immer ganz einfach ist und zudem die Weckschwelle variieren kann, sind bei dieser Art der Schlafrestriktion methodische Herausforderungen zu bewältigen. Zudem führt die Intervention zu einer Schlaffragmentierung, d. h., die Weckungen stören die normale Schlafarchitektur mit dem zyklischen Wechsel von REM und NREM-Schlaf. Eine starke Schlaffragmentierung kann bei gleicher Schlafzeit zu ähnliche Auswirkung kommen wie beim Schlafentzug [4], so dass Ergebnisse von Studien mit selektivem Schlafentzug (z. B. REM-Schlafentzug) sehr vorsichtig bewertet werden müssen.

> In der Schlafforschung wird zwischen totalem, partiellem und selektivem Schlafentzug unterschieden.

7.2 Auswirkung von Schlafdeprivation bei Tieren

Zunächst die dramatischsten Befunde aus Tierexperimenten. In einer Reihe von Untersuchungen haben Rechtschaffen und Bergmann mit der sogenannten „disk-over-water"-Methode untersucht, wie sich langfristiger Schlafentzug bei Ratten auswirkt [19]. Der experimentelle Aufbau ist dabei so gewählt, dass in jedem Durchlauf zwei Versuchstiere beteiligt waren. Die Experimentalratte und die Kontrollratte teilten sich den gleichen Boden, eine drehbare Scheibe umgeben von Wasser (Disk-over-water), allerdings in zwei voneinander getrennten Kammern. Die Experimentalratte wurde mit einem EEG überwacht. Sobald sich Anzeichen für Schlaf im EEG zeigten, wurde der Boden in Drehung gebracht, so dass das Versuchstier gezwungen war aufzuwachen. Geschah dies nicht rechtzeitig, wurde die Ratte spätestens beim Eintauchen in das Wasser geweckt. Mit dieser einfachen Anordnung konnte man, über einen langen Zeitraum hinweg, gezielt den Schlaf der Experimentalratte verhindern. Die Kontrollratte hingegen wurde nur in den seltenen Momenten, in denen sie zeitgleich wie die Experimentalratte schlief, geweckt, so dass dieses Tier den gleichen experimentellen Stress erlebt, aber ausreichend Schlaf bekommen hat [19].

1. Bei totalem Schlafentzug, starben alle Tiere nach 2 bis 3 Wochen.
2. Bei partiellen Schlafentzug von REM-Schlaf, starben alle Tiere nach 4 bis 6 Wochen.
3. In beiden Bedingungen verloren die Versuchstiere extrem Gewicht, trotz erhöhter Nahrungsaufnahme (abgemagert, geschwächt).
4. Die Versuchstiere wiesen eine verschlechterte Wundheilung auf (eitrige Wunden der Haut).
5. Ratten zeigten zunächst eine Erhöhung und dann ein Absenken der Körpertemperatur.

Die Studienergebnisse, die mehrfach repliziert wurden, sprechen eine klare Sprache: Schlaf ist für Ratten lebensnotwendig! Der erhöhte Energiebedarf, das beeinträchtigte Immunsystem und die Veränderung in der Körpertemperatur waren Haupteffekte der Schlafdeprivation. Einschränkend muss jedoch hier angemerkt werden, dass das experimentelle Design nicht ausschliesst, dass die Kombination aus experimentellem Stress plus Schlafentzug zu den verheerenden Studienergebnissen führt. Wenn auch Rechtschaffen und Bergmann argumentieren, dass der zusätzliche Stress durch die Methodik (z. B. bei einsetzendem Schlaf ins Wasser fallen) eine untergeordnete Rolle spielt, so kann zumindest das gewählte Design diese Bedenken nicht experimentell kontrollieren [19].

> Anhaltender Schlafentzug gepaart mit experimentellen Stress führt bei Ratten zum Tod.

7.3 Auswirkung von Schlafdeprivation beim Menschen

Beim Menschen sind aus ethischen Gründen solch langanhaltende Experimente mit Schlafentzug nicht denkbar. Interessanterweise wurde in der Geschichte der Menschheit Schlafentzug als Folterinstrument eingesetzt [10]. Es scheint demnach, dass auch beim Menschen Schlafentzug über eine lange Zeit schwerwiegende Folgen hat. Allerdings untersuchten nur wenige Studien an Menschen eine Schlafdeprivation von 120 oder mehr Stunden, wobei dort die Auswirkungen recht dramatisch geschildert werden (z. B. vollständige Erschöpfung, Halluzinationen) [10]. Wobei andere Autoren etwa Naitoh (1976) darauf hinweisen, dass bislang keine physiologischen Prozesse gefunden wurden, die durch Schlafdeprivationen in ihrem Ablauf nachhaltig gestört wurden [15]. Zudem wird bei Personen mit depressiven Störungen der selektive Entzug von REM-Schlaf und der totale Schlafentzug über eine Nacht als Therapieansatz angewendet [15].

Die ersten systematischen Untersuchungen zur Schlafdeprivation bei Menschen kommen von Patrick und Gilbert aus dem Jahre 1896. Insgesamt drei Versuchsteilnehmer wurden dabei 90 Stunden am Schlaf gehindert und in regelmäßigen Abständen mussten verschiedene psychophysiologische Tests (z. B. Handkraft, Reaktionszeit, Gedächtnis) durchgeführt werden [17]. Während die Testleistungen einige Schwankungen aufwiesen, verschlechterte sich letztlich keiner dieser Parameter über die Zeit. Der einzige Trend der bei allen drei Männern zu beobachten war, ist eine Zunahme von Sekundenschlaf. Diese „Aussetzer" (engl. Lapse) wurden auch in späteren Studien immer wieder beobachtet und galten lange als einer der Hauptgründe für eine verschlechterte Leistung nach Schlafentzug. Die Lapse-Hypothese geht demnach davon aus, dass es nach einem Schlafentzug zu motorischen oder kognitiven Auslassungen kommt, wobei zwischen den Auslassungen die Reaktionsgeschwindigkeit und -genauigkeit unverändert bleibt [27]. Eine typische Aufgabe dazu ist der sogenannte Psychomotorische Vigilanz Tests (PVT) – eine Reaktionsaufgabe, in der in Intervallen (zwischen 2 und 10 Sekunden) auf einen Reiz reagiert werden muss. Als abhängiges Maß werden pro 10 Minuten Testlauf die Auslassungen (Reaktionszeiten von mehr als 500 Millisekunden) gezählt. Die Aufgabe ist dabei bewusst monoton, einfach und langandauernd (10 Minuten oder länger) gewählt, da Neuheit, Komplexitätsgrad und Dauer der Aufgabe die abnehmende Leistung beeinflussen [4].

Die Auswirkung von partiellem Schlafentzug auf die PVT-Aussetzer soll exemplarisch an einer Studie von Van Dongen et al. (2003) dargestellt werden. Der partielle Schlafentzug über 14 Tage betrug entweder 4 oder 6 Stunden bzw. die normale Schlafzeit 8 Stunden. In

7.3 · Auswirkung von Schlafdeprivation beim Menschen

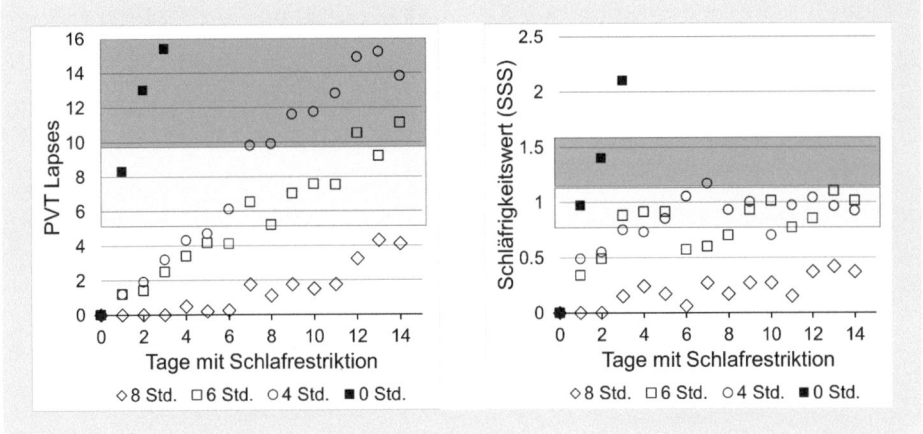

Abb. 7.1 Anzahl von „Lapses" und Schläfrigkeitsangaben unter verschiedenen Schlafentzugsbedingungen. Daten aus Van Dongen et al. (2003) [25]

den zwei Wochen wurden alle 2 Stunden tagsüber eine Testbatterie – darunter der PVT – durchgeführt. In der Abbildung sind verschiedene Testwerte über den Versuchszeitraum abgetragen (Abb. 7.1). Deutlich ist zu erkennen, dass die Leistungen mit weiterem Verlauf der Schlafrestriktion abnahmen. Nach sieben bzw. zwölf Tagen waren die Leistungen ähnlich bedenklich (10 Lapses oder mehr) wie nach zwei Tagen komplettem Schlafentzug. Dagegen: Subjektive Schläfrigkeitsbewertungen zeigten eine akute Reaktion auf die Einschränkung des Schlafes, aber an den folgenden Tagen nur geringfügige weitere Anstiege und unterschieden sich in der 4-Stunden- und 6-Stunden-Bedingung nicht signifikant. [25]

Es ist interessant, dass die Effekte stark individuellen Schwankungen unterliegen [1]. Während einige Personen bei Schlafmangel stark anfällig für Leistungsdefizite sind, zeigen andere bemerkenswert geringe Einbußen (Abb. 7.2).

Die kognitiven Einschränkungen könnten durchaus von anderen Parameter (z. B. Motivation) beeinflusst werden. Die Einschlafneigung kann durch Ablenkung umgangen werden, indem die Aufmerksamkeit auf etwas Interessantes gerichtet wird – zumindest für kurze Zeit [6]. Umgekehrt: Lässt man schlafdeprivierten Menschen die Wahl entweder eine anspruchsvolle oder weniger anspruchsvolle Aufgabe auszuwählen, dann werden in der Regel weniger anspruchsvolle Aufgaben ausgesucht [7]. Motivation spielt demnach beim Menschen eine wichtige Rolle, wenn es um das Verhalten während Schlafentzug geht.

> Die Lapse-Hypothese besagt, dass es keine generelle Abnahme der kognitiven Leistung gibt, sondern, dass Mikroschlafepisoden der Hauptfaktor sind, der die Leistung nach Schlafentzug reduziert.

Neben den „Lapses" und der Motivation gibt es zahlreiche andere Folgen von Schlafentzug. Während die spezifischen Effekte auf die sportliche Leistung im nächsten Abschnitt dargestellt werden, sollen an dieser Stelle noch einige physiologische Folgen angerissen werden, die für den Spitzensport relevant sein dürften [9].

Gedächtnisbildung. Verschiedene Studien zeigen, dass Schlafentzug mit Gedächtnisdefiziten einhergeht. So können beispielsweise weniger unbekannte Kunstwörter nach

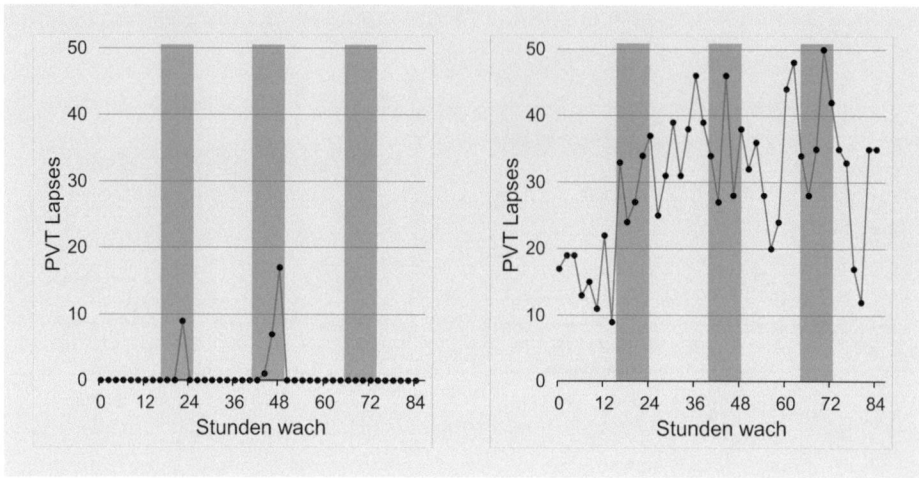

○ Abb. 7.2 Anzahl von „Lapses" bei drei verschiedenen Personen über 84 Stunden totalem Schlafentzug. Daten aus Basner et al. [1]

Schlafenzug erinnert werden im Vergleich zu einer Wachgruppe [10]. Es scheint, dass der Schlaf nicht nur nach dem Lernen zur Festigung des Gedächtnisses wichtig ist, sondern auch zur Vorbereitung des Gehirns auf die Gedächtnisbildung am nächsten Tag (▶ Kap. 11).

Schmerzwahrnehmung. Schlafentzug kann die Schmerzwahrnehmung verändern, so dass Schmerzen verstärkt erlebt werden. Beispielsweise leiden Menschen mit chronischen Schmerzen deutlich häufiger an Schlafstörungen als schmerzfreie Menschen. Da Schmerzen wiederum den Schlaf negativ beeinflussen, kann hier ein Teufelskreislauf entstehe [13].

Immunsystem und Entzündung. Ähnlich wie bei Schmerz wurde auch eine bidirektionale Beziehung in Bezug auf Schlaf und Immunsystem vorgeschlagen. Befunde deuten darauf hin, dass Schlafentzug negative Auswirkungen auf die Immunfunktion haben kann und dass Immunreaktionen sich auf die Schlafarchitektur auswirken [3]. In einer kürzlich veröffentlichten Studie, wurde der Schluss gezogen, dass guter Schlaf die Immunreaktionen verbessert und dass die meisten Immunzellen nachts ihre maximale Aktivität aufweisen [3]. Störungen des zirkadianen Rhythmus aufgrund von Schlafentzug können die Immunreaktion beeinträchtigen und führen dadurch zu einem erhöhten Erkrankungsrisiko.

Stoffwechsel und endokrine Funktion. Sowohl Laboruntersuchungen als auch epidemiologische Studien stützen die Auffassung, dass chronischer partieller Schlafverlust das Risiko für Fettleibigkeit und Diabetes erhöhen kann [22]. Mögliche Mechanismen umfassen Änderungen der Glukoseregulierung durch Insulinresistenz, Fehlregulation der neuroendokrinen Appetitkontrolle und/oder erhöhte Energiezufuhr [12]. Der genaue Mechanismus, durch den ein reduzierter Schlaf den Glukosestoffwechsel beeinflusst, gilt als multifaktoriell und umfasst eine verminderte Glukoseausnutzung im Gehirn, Veränderungen des Sympathovagal-Gleichgewichts, erhöhtes Abend-Cortisol, eine verlängerte nächtliche Wachstumshormonsekretion und proinflammatorische Prozesse. Mehrere Studien haben gezeigt, dass Schlafentzug zu einer Abnahme des Leptins (hemmende Wirkungen auf die Nahrungsaufnahme) und zu einem Anstieg des Ghrelins, ein appetitanregendes Hormon, führt [12].

Neben Veränderungen der appetitanregenden Hormone wird auch die Funktion von zwei neuroendokrinen Hauptachsen negativ beeinflusst (Hypothalamus-Hypophyse-Nebennierenachse und Hypothalamus-Hypophysen-Gonaden-Achse). Dies führt sowohl zu einer Erhöhung der Sekretion kataboler Hormone wie Cortisol als auch zu einer Änderung der Sekretion anaboler Hormone wie Testosteron und des insulinähnlichen Wachstumsfaktors 1. Es wird vermutet, dass diese Änderungen den Proteinaufbau reduzieren und/oder den Proteinabbau erhöhen, wodurch die Erholung der Muskeln beeinträchtigt wird [5].

7.4 Schlafdeprivation und sportliche Leistungsfähigkeit

Mit Blick auf experimentelle Untersuchungen zum Schlafentzug und Leistungsfähigkeit verschafft die Meta-Analyse von Pilcher und Huffcutt (1996) einen guten Überblick [18]. Insgesamt wurden dort 143 Studien, an denen insgesamt 1932 Probanden teilnahmen, eingeschlossen. Der Schlafentzug wurde drei Kategorien zugeordnet: partieller Schlafentzug, den sie als eine Schlafdauer von unter fünf Stunden innerhalb einer 24-Stunden-Periode definierten, sowie kurzfristigem (< 45 Stunden) und langfristigem (> 45 Stunden) totalen Schlafentzug. Die abhängige Variable wurde in kognitive Aufgaben (z. B. logische Denkaufgaben, Kopfrechnen), motorische Aufgaben (z. B. Serienreaktionszeit, motorische Geschicklichkeitsaufgaben) und die Stimmungslage eingeteilt. Die Effektstärken der einzelnen Maße sind in der Tabelle dargestellt (◘ Tab. 7.1).

Bei motorischen Aufgaben lagen die Mittelwerte bei allen drei Typen des Schlafentzugs nahe beieinander, die Leistung blieb von der unterschiedlichen Dauer des Wachens also relativ unbeeinflusst. Dennoch ein großer statistischer Effekt. Bei kognitiven Aufgaben dagegen führte der partielle Schlafentzug zu deutlich höheren Leistungseinbußen als die beiden anderen Bedingungen, was überrascht, weil der partielle Schlafentzug von weniger als 5 Stunden sich auf eine Nacht bezog – solche Effekte hätte man bei Restriktionsstudien von 4 bis 5 Tage erwartet (siehe auch ◘ Abb. 7.1). Am stärksten wurde jedoch die Stimmungs- bzw. Gemütslage der Versuchspersonen beeinflusst [18]. Die deutlichen Einbußen in den kognitiven Aufgaben veranlassten Fullagar et al. (2015) diese Aufgaben mit den möglichen Folgen für den Leistungssport zusammenzubringen, da auch hier Aufmerksamkeit, Reaktionsvermögen usw. eine große Rolle spielen [8]. Die Ergebnisse dieser Überlegungen sind in der Tabelle dargestellt (◘ Tab. 7.2).

◘ **Tab. 7.1** Ergebnisse der Meta-Analyse bezogen auf unterschiedliche Leistungsmasse und der Art des Schlafentzugs. Daten aus Pilcher und Huffcutt [18]

	Kurzfristig TSE	Langfristiger TSE	Partieller SE
Motorische Aufgaben	−0,77	−0,92	−0,85
Kognitive Aufgaben	−1,36	−1,04	−3,01
Stimmungslage	---	−2,75	−4,10

[Tabellenfußzeile – bitte überschreiben]

Tab. 7.2 Effekte von Schlafentzug auf kognitive Funktionen und mögliche Auswirkungen auf die sportliche Leistung. Bezogen auf Fullagar et al. [8]

Effekte von Schlafentzug auf sportliche Leistungen	Mögliche Auswirkungen bei Athletinnen und Athleten
Erhöhte Fehlerrate unter Zeitdruck	Mehr Fehler in Sportarten mit starkem Zeitbezug (z. B. Shotclock im Basketball).
Verlangsamte Reaktionszeiten	Verlangsamte Reaktionszeiten sind insbesondere schlecht für z. B. Spielsportarten, Sprint, Kampfsport.
Verminderte Leistungen des Kurzzeit- und Arbeitsgedächtnis	Beeinflusst beispielsweise die Aufnahme und Umsetzung von Anweisungen des Trainerstabs.
Verschlechterte Lernleistungen bezüglich kognitiver Inhalte	Verschlechters Lernen von kognitiven Trainingsinhalten (bspw. Lernen von taktischen und strategischen Inhalten in Mannschaftssportarten)
Verstärktes Verharren auf ineffektiven Lösungen	Ausüben von Aufgaben mit falschen oder ineffektiven Lösungen/Bewegungsmuster (bpsw. proprizpeptive Einschränkungen, die zu Verletzungen führen können).
Abnehmende Leistungen bei lang anhaltenden Aufgaben	Müdigkeit kann vermehrt zu Fehlentscheidungen führen. Betrifft alle Sportarten die über längere Zeit ausgeführt werden.
Vermehrte kompensatorische Anstrengungen, um effektives Verhalten aufrechtzuhalten	Muskuläre Erschöpfung tritt früher ein. Insbesondere für intermittierende, repetitive Sportarten.

[Tabellenfußzeile – bitte überschreiben]

> Die durch Schlafdeprivation verursachten Einschränkungen in kognitiven Aufgaben bedeuten auch Einschränkungen in der sportlichen Leistungsfähigkeit.

Im Folgenden soll nun auf die motorischen Aufgaben näher eingegangen werden [24, 11].

Effekte auf die Kraft. Es wurde gezeigt, dass die kurzzeitige Kraftfähigkeit weitestgehend von Schlafentzug unbeeinflusst bleibt [24]. Symons et al. (1988) untersuchten beispielsweise an 11 Männern die Auswirkungen von 60 Stunden Schlafentzug auf die physische Leistungsfähigkeit [23]. Maximal isometrische und isokinetische Krafttests für spezifische Muskelgruppen im Ober- und Unterkörper zeigten keinen signifikanten Änderungen. Auch komplexere, maximale Kraftübungen wie Kniebeugen, Reißen oder Stoßen mit der Langhantel sind nach 24 Stunden Schlafentzug nicht signifikant schlechter [2], wobei Schläfrigkeit, Müdigkeit und der allgemeine Stimmungszustand signifikant anders empfunden wurden. Im Gegensatz dazu könnten schon 3 Stunden Schlafrestriktion pro Nacht über 3 Nächte einen negativen Einfluss auf maximale und submaximale Kraftübungen haben, wobei die submaximalen Kraftübungen stärker beeinflusst wurden als die maximalen Ausbelastungen [20]. Die Autoren erklärten sich diesen Leistungsrückgang hauptsächlich mit dem gleichzeitigen Rückgang in der Stimmungslage der Athleten, da solche Kraftbelastungen doch erheblich von motivationalen Faktoren abhängig sind. Solche widersprüchlichen Ergebnisse zeigen, dass viele Mechanismen, wie sich eingeschränkter Schlaf auswirken kann, noch nicht verstanden sind [11].

7.4 · Schlafdeprivation und sportliche Leistungsfähigkeit

Efekte auf die Ausdauer. Mehrere Studien zeigten für den Wingate-Test – ein Test, in dem kurzzeitig mit maximaler Schnelligkeit eine große Wattleistung beispielsweise auf dem Fahrradergometer gefahren werden muss und damit ein Maß für die anaerobe Ausdauer darstellt – nach 24 bis 60 Stunden Schlafdeprivation keine signifikanten Veränderungen [23, 24]. Wobei eine Untersuchung negative Effekte auf die anaerobe Leistungsfähigkeit nach zwei Nächten mit jeweils 3 bis 4 Stunden Schlafrestriktion aufzeigten konnte [21]. Auch hier erweist sich die Studienlage als recht inkonsistent und kann wiederum auf methodische Schwierigkeiten und erheblichen Differenzen in den Untersuchungsdesigns zurückgeführt werden [24].

In einer Studie von Oliver et al. (2009) mussten elf Versuchsteilnehmer nach einer 30-minütigen Vorbelastung bei 60 % der Maximalleistung weitere 30 Minuten mit einer selbst gewählten Laufgeschwindigkeit auf dem Laufband rennen, wobei die Gesamtstrecke betrachtet wurde. Die Ergebnisse zeigten, dass bereits eine Nacht Schlafentzug zu einer signifikant geringeren Leistung auf dem Laufband führt, sich jedoch nur geringe Veränderungen in kardio-respiratorischen und metabolischen Parametern darstellten [16]. Auch andere Studien konnten diesen Befund belegen, dass längere Ausdauerbelastungen – auch auf dem Fahrradergometer – nach Schlafentzug über 24 Stunden zu einer geringeren Zeit bis zur Ausbelastung führten [24]. In einer anderen Untersuchung zeigten sich reduzierte maximale Sauerstoffaufnahme nach einer partiellen Schlafdeprivation [14]. Viele der von den beschriebenen Untersuchungen führten zu keinen nennenswerten Veränderungen physiologischer Parameter (z. B. Herzfrequenz, Atemfrequenz), die standardmäßig bei Ausdauerleistungstests miterhoben werden.

Physiologische Effekte. Verschiedene der oben genannten Studien konnten trotz der teilweise signifikanten Effekten auf die Leistung keine nennenswert statistische Unterschiede in physiologischen Parametern wie Herzfrequenz, Sauerstoffaufnahme, Ventilation, Lactatwerte, Körperkerntemperatur, Hauttemperatur nach Schlafentzug feststellen [16]. Zusammenfassend betrachtet werden kardio-respiratorische, metabolische und thermoregulatorische Parameter (im sportlichen Setting) kaum durch Schlafentzug beeinflusst. Am ehesten scheinen noch hormonelle Parameter auf Schlafentzug zu reagieren [8]. Beispielsweise scheint Cortisol, das auch deutlichen zirkadianen Veränderungen unterliegt und stark abhängig von der Intensität und Dauer des gewählten Belastungsprotokolls ist, durch Schlafentzug anzusteigen [8]. Wenn dem so wäre, könnte dies zu einer reduzierten Proteinsynthese führen und damit muskelaufbauende Prozesse unterbinden [5].

> Die Auswirkungen von Schlafentzug auf motorische Fähigkeiten wie Kraft und Ausdauer sind gering.

Am Ende soll noch einmal auf die Reduktion der emotionalen Stabilität und Stimmungslage durch Schlafdeprivation hingewiesen werden, die einen erheblichen moderierenden Einfluss auf die sportliche Leistung haben kann [26]. Obwohl die körperliche Leistungsfähigkeit wahrscheinlich noch vorhanden wäre, fällt es der Athletin zunehmend schwieriger den Willen für die gleiche Leistung aufzubringen wie im ausgeruhten Zustand möglich wäre. Solch unkomfortable Leistungszustände über einen längeren Zeitraum zu ertragen, bedarf demnach einer sehr hohen Selbstregulation. Für kurzzeitig maximale Anstrengungen kann die Motivation aufrechterhalten werden, doch je länger die Aufgabe dauert, desto schwieriger wird es ausreichende Motivation aufzubringen. Wenn die Motivation allerdings stark ausgeprägt ist, dann können auch nach mehrtägigem Schlafentzug unglaubliche sportliche Leistungen erbracht werden (z. B. Race Across America, ► Kap. 9).

7.5 Sportpraktische Empfehlungen und Perspektiven

In diesem Kapitel wurde gezeigt, dass experimenteller Schlafentzug bei Tieren dramatische Konsequenzen nach sich zieht. Die Studienlage beim Menschen ist dabei recht weit gestreut. Vor allem konditionelle Faktoren wie Kraft und Ausdauer scheinen auch nach längeren Phasen ohne Schlaf nur mäßig beeinträchtigt. Schlafentzug reduziert jedoch erheblich die kognitive Leistung, die emotionale Stabilität und die Stimmungslage, so dass zumindest für gewisse Sportarten wohl mit deutlichen Auswirkungen zu rechnen ist. Entsprechende Empfehlungen für Athletinnen und Athleten sollten deshalb darauf abzielen ein individuelles Schlafbedürfnis im Rahmen eines Schlaf-Wach-Trainingsrhythmus einzuhalten. Zukünftige Studien müssen dagegen prüfen mit welchen sportartspezifischen Einschränkungen durch Schlafentzug zu rechnen ist.

Empfehlungen. Zwischenzeitlich wird dem Schlaf sowohl in der Sportpraxis als auch in der Sportwissenschaft eine wesentliche Bedeutung im Spitzensport zugeschrieben, deshalb ist eine grundlegende Aufklärung über das Thema Schlaf in der Sportpraxis eine erste Empfehlung. Der komplexe Gegenstand Schlaf benötigt eine differenzierte Zusammenschau von vielen Faktoren – so wie sie in diesem Buch beschrieben werden. Erst vor dem Hintergrund solider Grundlagen lassen sich anschließend spezifische Empfehlungen für eine Reihe von Situation in der Sportpraxis formulieren.

Eine wichtige Erkenntnis aus den Grundlagen zur Schlafdeprivation im sportlichen Kontext lautet von daher, dass akute Schlafprobleme nicht unbedingt die sportliche Leistung vor allem die motorischen Fähigkeiten wie Kraft und Ausdauer beeinflussen. Beispiele hierfür sind Extremsportarten (z. B. Race across America) in denen unter außergewöhnlichem Schlafmangel immer noch ausgeprägte Ausdauerleistungen erbracht werden (▶ Kap. 9). Gleichwohl: Mangelnder Schlaf kann zu verschiedenen Problemen in der Sportpraxis führen: Erhöhtes Erkrankungs- und Verletzungsrisiko, Eingeschränkte Muskelregeneration, schlechtere Stimmungslage und Motivation. Dabei ist es dann unerheblich, ob es sich um einen totalen oder partiellen Schlafentzug handelt. Eine entsprechende Empfehlung für Athletinnen und Athleten lautet demnach, das individuelle Schlafbedürfnis im Rahmen eines Schlaf-Wach-Trainingsrhythmus ausreichend abzudecken. Als grobe Orientierung dienen die allgemeinen Empfehlungen beispielsweise der *National Sleep Foundation* in den USA von 7 bis 9 Stunden Schlaf pro Nacht für Erwachsene [8], wobei die normale Schlafdauer auch die Spannweite vom Kurzschläfer (6,5 oder weniger Stunden) bis zum Langschläfer (8,5 oder mehr Stunden) umfasst (▶ Kap. 2).

Eine Schwierigkeit für die Sportpraxis ist es demnach die individuellen Schlafbedürfnisse einer Athletin oder eines Athleten valide zu bestimmen. Dabei sollte über Schlaffragebögen und langfristige Schlafmessungen durch Schlafprotokolle oder auch Aktigraphie die individuellen Schlafbedürfnisse festgestellt werden. Die Besonderheiten der einzelnen Messmethoden müssen dabei berücksichtigt werden. Die Entwicklung einer einfachen und zuverlässigen Methode, um den Schlafbedarf zu bestimmen, dürfte demnach auch für die Sportpraxis von großem Interesse sein.

Perspektiven. Eine der spannenden aber bislang nur unzureichend beantworteten Frage ist, ob sich der Schlafmangel auch auf die sportliche Wettkampfleistung auswirken wird (▶ Kap. 9). Die zahlreichen betrachteten Befunde beziehen sich überwiegend auf indirekte Leistungskennziffern und betrachten im Experiment zumeist Person, die nicht aus dem Leistungssport stammen [11].

Die bisherigen Überblicksarbeiten mussten die Herausforderungen meistern, die verschiedenen Untersuchungsmethoden (z. B. Experiment, Feldstudie) und die unterschiedlichen Leistungsfaktoren der einzelnen Sportarten (z. B. Kraft, Ausdauer, Technik) zu sortieren, wodurch der Vergleiche der einzelnen statistischen Effektgrößen zwischen den Studien zunehmend schwierig wird. Zukünftige Untersuchungen sollten auf diesen Vorarbeiten aufbauen und versuchen den Spagat zwischen experimentellen Studie an Nicht-Athleten und Freizeitsportlerinnen durch Untersuchungen mit Sportlerinnen und Sportlern aus dem Hochleistungssport zu ergänzen. [11].

Vor allem der Leistungssport dürfte dabei ein lohnendes Anwendungsfeld sein, um die Auswirkungen von Schlafentzug auf die sportliche Leistung zu untersuchen, wobei voreilige Verallgemeinerung von Studienergebnissen aus der Schlafforschung wenig hilfreich erscheinen.

Literatur

1. Basner, M., Rao, H., Goel, N., & Dinges, D. F. (2013). Sleep deprivation and neurobehavioral dynamics. *Current Opinion in Neurobiology, 23*(5), 854–863.
2. Blumert, P. A., Crum, A. J., Ernsting, M., Volek, J. S., Hollander, D. B., Haff, E. E., & Haff, G. G. (2007). The acute effects of twenty-four hours of sleep loss on the performance of national caliber male collegiate weightlifters. *The Journal of Strength & Conditioning Research, 21*, 1146–1154.
3. Bollinger, T., Bollinger, A., Oster, H., & Solbach, W. (2010). Sleep, immunity, and circadian clocks: A mechanistic model. *Gerontology, 56*, 574–580.
4. Bonnet, M. H. (1996). Schlaf-Fragmentation als Ursache von Tagesmüdigkeit und Leistungseinbuße. *Wiener Medizinische Wochenschrift, 13/14*, 332–334.
5. Dattilo, M., Antunes, H. K. M., Medeiros, A., Mônico Neto, M., Souza, H. S., Tufik, S., & de Mello, M. T. (2011). Sleep and muscle recovery: Endocrinological and molecular basis for a new and promising hypothesis. *Medical Hypotheses, 77*, 220–222.
6. Dinges, D. F., & Kribbs, N. B. (1991). Performing while sleepy: Effects of experimentally-induced sleepiness. In T. Monk (Hrsg.), *Sleep, sleepiness and performance* (S. 97–128). Chichester: Wiley.
7. Engle-Friedman, M., Riela, S., Golan, R., Ventuneac, A. M., Davis, C. M., Jefferson, A. D., & Major, D. (2003). The effect of sleep loss on next day effort. *Journal of Sleep Research, 12*, 113–124.
8. Fullagar, H. H., Skorski, S., Duffield, R., Hammes, D., Coutts, A. J., & Meyer, T. (2015). Sleep and athletic performance: The effects of sleep loss on exercise performance, and physiological and cognitive responses to exercise. *Sports Medicine, 45*, 161–186.
9. Halson, S. L. (2014). Sleep in elite athletes and nutritional interventions to enhance sleep. *Sports Medicine, 44*(Suppl 1), S13–S23.
10. Huber-Weidmann, H. (1976). *Schlaf, Schlafstörungen, Schlafentzug*. Köln: Kiepenheuer & Witsch.
11. Kirschen, G. W., Jones, J. J. & Hale, L. (2019). The impact of sleep duration on performance among competitive athletes: A systematic literature review. *Clinical Journal of Sport Medicine*. Advance online publication.
12. Knutson, K. L., Spiegel, K., Penev, P., & Van Cauter, E. (2007). The metabolic consequences of sleep deprivation. *Sleep Medicine Reviews, 11*, 163–178.
13. Lautenbacher, S., Kundermann, B., & Krieg, J.-C. (2006). Sleep deprivation and pain perception. *Sleep Medicine Reviews, 10*, 357–369.
14. Mougin, F., Simon-Rigaud, M. L., Davenne, D., Renaud, A., Garnier, A., Kantelip, J. P., & Magnin, P. (1991). Effects of Sleep disturbance on subsequent physical performance. *European Journal of Applied Physiology, 63*, 77–82.
15. Naitoh, P. (1976). Sleep deprivation in human subjects: A reappraisal. *Waking and Sleeping, 1*, 53–60.
16. Oliver, S. J., Costa, R. J., Laing, S. J., Bilzon, J. L., & Walsh, N. P. (2009). One night of sleep deprivation decreases treadmill endurance performance. *European Journal of Applied Physiology, 107*, 155–161.
17. Patrick, G. T., & Gilbert, J. A. (1896). On the effects of sleep loss. *Psychological Review, 3*, 469–483.
18. Pilcher, J. J., & Huffcutt, A. I. (1996). Effects of sleep deprivation on performance: A meta-analysis. *Sleep, 19*, 318–326.

19. Rechtschaffen, A., & Bergmann, E. M. (2002). Sleep deprivation in the rat: An update of the 1989 paper. *Sleep, 25*, 18–24.
20. Reilly, T., & Piercy, M. (1994). The effect of partial sleep deprivation on weight-lifting performance. *Ergonomics, 37*, 107–115.
21. Souissi, N., Souissi, M., Souissi, H., Chamari, K., Tabka, Z., Dogui, M., & Davenne, D. (2008). Effect of time of day and partial sleep deprivation on short-term, high-power output. *Chronobiology International, 25*, 1062–1076.
22. Spiegel, K., Knutson, K., Leproult, R., Tasali, E., & Van Cauter, E. (2005). Sleep loss: A novel risk factor for insulin resistance and Type 2 diabetes. *Journal of Applied Physiology, 99*, 2008–2019.
23. Symons, J. D., VanHelder, T., & Myles, W. S. (1988). Physical performance and physiological responses following 60 hours of sleep deprivation. *Medicine and Science in Sports and Exercise, 20*, 374–380.
24. Thun, E., Bjorvatn, B., Flo, E., Harris, A., & Pallesen, S. (2015). Sleep, circadian rhythms, and athletic performance. *Sleep Medicine Reviews, 23*, 1–9.
25. Van Dongen, H. P. A., Maislin, G., Mullington, J. M., & Dinges, D. F. (2003). The cumulative cost of additional wakefulness: Dose-response effects on neurobehavioral functions and sleep physiology from chronic sleep restriction and total sleep deprivation. *Sleep, 26*, 117–126.
26. Walters, P. H. (2002). Sleep, the athlete, and performance. *Strength & Conditioning Journal, 24*, 17–24.
27. Williams, H. L., Lubin, A., & Goodnow, J. J. (1959). Impaired performance with acute sleep loss. *Psychological Monographs: General and Applied, 73*, 1–26.

Schlaf von Athletinnen und Athleten

8.1 Schlafmessungen im Sport – 98

8.2 Schläfrigkeit, Müdigkeit und Erschöpfbarkeit – 99

8.3 Schlafverhalten in den Sportarten – 101

8.4 Schlaf während Trainingsperioden – 104

8.5 Sportpraktische Empfehlungen und Perspektiven – 107

Literatur – 108

© Springer-Verlag GmbH Deutschland, ein Teil von Springer Nature 2019
D. Erlacher, *Sport und Schlaf*, https://doi.org/10.1007/978-3-662-58132-2_8

In den vergangenen zehn Jahren ist das Interesse an dem Themenfeld „Schlaf" im Leistungssport sprunghaft gestiegen. Es vergeht kaum eine Woche ohne mindestens eine neue Publikation zum Schlafverhalten von Athletinnen und Athleten. In einer ganz „frischen" Studie wird über das Schlafverhalten von Spielern eines französischen Fußballklubs berichtet [21]. Das Spannende: Untersucht wurde nicht irgendeine Kreisliga-C-Mannschaft, sondern ein Top-Team während einer Woche mit einem Champions League Spiel und einem Spiel in der Französischen Ligue 1. Im Durchschnitt schliefen die Spieler 90 Minuten weniger nach einem Abendspiel (z. B. Anpfiff um 20:45 Uhr) als nach Trainingstagen. In den Nächten nach Training betrug die Schlafzeit dabei gerade einmal 6 Stunden und 23 Minuten. Dieses Beispiel macht deutlich: Das Thema Schlaf ist sowohl im Spitzensport als auch in der Sportwissenschaft angekommen. Und warum? Weil klar erkannt wurde, dass für Spitzenleistungen ein guter Schlaf und ein guter Schlaf-Wach-Rhythmus sehr wichtig sind. In diesem Kapitel sollen das Schlafverhalten in verschiedenen Sportarten und Trainingsphasen innerhalb dieser Sportarten im Fokus stehen. Zudem wird auf die chronotypischen Besonderheiten (z. B. frühmorgendliches Training) im Sport eingegangen. Zuverlässige Ergebnisse beruhen darauf, dass der Schlaf, sowohl der objektiv messbare als auch der subjektiv empfundene, im sportlichen Umfeld mit reliablen und validen Instrumenten erfasst wird. Final soll ein Ausblick auf sportpraktische Implikationen gegeben werden.

8.1 Schlafmessungen im Sport

Das Interesse am Schlaf im Leistungssport boomt sicherlich auch deshalb, weil durch die Aktigraphie das Schlaf-Wach-Muster mit einfachen Mitteln bei vielen Sportlerinnen und Sportlern erfasst werden kann. Mit einer aufwendigen Polysomnographie hätten es Nedelec und Kollegen sicherlich nicht geschafft ein französisches Top-Fußballteam für die Studie zu begeistern, geschweige denn, dass sie ein Schlaflabor mit 20 Plätzen in der Nähe der Spielorte hätten auftreiben müssen (oder als Alternative 20 ambulant einsetzbare PSG-Systeme) [21]. Doch die Aktigraphie misst nur Bewegung, keine Gehirnaktivität. So soll an dieser Stelle nochmals auf die Güte der Schlafmessung durch die Aktigraphie eingegangen werden (▸ Kap. 2), da dieser Aspekt bei der Interpretation dieser Studien im Sportbereich eine wichtige Rolle spielt.

Bei der Beurteilung der Güte eines Testverfahrens mit einem Goldstandard können neben der Genauigkeit auch Aussagen über die Sensitivität und Spezifität getroffen werden. Um die Güte der Aktigraphie einzuschätzen wird sie mit der Polysomnographie verglichen [17]. Dazu werden die Ergebnisse der beiden Messungen, die parallel jeweils an der gleichen Person durchgeführt wurden, in einer Vier-Felder-Tafel gegenüber gestellt (◘ Abb. 8.1). Die Sensitivität spiegelt wider, wie gut die Aktigraphie Schlaf erfasst, und die Spezifität, wie gut die Aktigraphie Wachheit detektiert. In den Daten der Abbildung scheint die Aktigraphie vor allem Probleme zu haben, Wachphasen korrekt zuzuordnen. Da die Wachphasen bezogen auf die Bettzeit allerdings recht selten vorkommen (16 % der Gesamtepochen), spielt dieser Fehler in der Genauigkeit – zumindest in diesen Daten – eine geringe Rolle.

Diese Fehler können teilweise durch die Methodik erklärt werden: Zunächst hat der Algorithmus der Aktigraphie einen großen Einfluss. Dort lässt sich üblicherweise der Schwellenwert für die *activity counts* manuell einstellen (▸ Kap. 2). In einer Studie von Sargent et al. (2016) führen die unterschiedlichen Schwellenwerte zu Schwankungen der

		Aktigraphie		
		„Schlaf"	„Wach"	
PSG	Schlaf	186'889	8'794	195'683
PSG	Wach	26'572	10'594	37'166
		213'461	19'388	232'849

$$\text{Genauigkeit} = \frac{186'889 + 10'594}{232'849} * 100 = 84.8\,\%$$

$$\text{Sensitivität} = \frac{186'889}{195'683} * 100 = 95.5\,\%$$

$$\text{Spezifität} = \frac{10'594}{37'166} * 100 = 28.5\,\%$$

◘ **Abb. 8.1** Vergleich der Genauigkeit, Sensitivität und Spezifizität zwischen PSG und Aktigraphie anhand einer Vier-Felder-Tafel. Daten aus Marino et al. [17]

Genauigkeit von 80,9 Prozent (geringer Schwellenwert) zu 89,5 (großer Schwellenwert): Je höher der Schwellenwert, umso besser werden Schlaf-Epochen detektiert und Wach-Epochen mit ganz wenigen Bewegungen nicht berücksichtigt [28]. Das bedeutet jedoch umgekehrt, dass von einer Schlafzeit von 8 Stunden und 30 Minuten im schlechtesten Fall 90 Minuten Schlaf als Wach beurteilt werden. Letztlich ist anzumerken, dass die Validierungsstudie unter optimalen Schlaflaborbedingungen durchgeführt wurde, im Feld sind die Bettzeiten nicht standardisiert vorgegeben, so dass sich weitere Fehler einschleichen – selbst wenn man zusätzlich Schlafprotokolle (Papier oder Smartphone) verwendet (▶ Kap. 2). Weitere Probleme betreffen die Güte der PSG-Auswertung [29], die Epochenlänge der Aktigraphie [28] und die exakte Synchronisation von PSG und Aktigraphie in solchen Validierungsstudien [17].

Je nach Probandengruppe können ebenfalls systematische Fehler entstehen [1]. Beispielsweise bleiben Menschen mit Ein- und Durchschlafstörungen nachts wach im Bett liegen, also bewegen sich nur ganz wenig. In diesem Fall würde die Aktigraphie die Schlafzeiten systematisch überschätzen. Umgekehrt dürften Menschen mit einem fragmentierten oder unruhigen Schlaf (beispielsweise bei ADHS oder Jetlag) häufiger Körperbewegungen während der Schlafaufzeichnung zeigen. In diesem Fall würde die Aktigraphie die Wachzeiten systematisch überschätzen.

> Das Schlafverhalten von Sportlerinnen und Sportlern wurde in Untersuchungen überwiegend durch die Aktigraphie erhoben. Die methodischen Besonderheiten der Aktigraphie (z. B. Unter-/Überschätzung von Wachzeiten) müssen beachtet werden.

8.2 Schläfrigkeit, Müdigkeit und Erschöpfbarkeit

Nach einem harten Training führt die Beanspruchung der Muskulatur zu einer körperlichen Erschöpfung, die im Sport häufig als Ermüdung bezeichnet wird. Eine muskuläre Erschöpfung muss aber nicht zwangsläufig Müdigkeit im schlafmedizinischen Sinne bedeuten und genau so wenig muss sie eine unmittelbare Schläfrigkeit (erhöhte Einschlafneigung) zur Folge haben. Das heißt, es ist wichtig die Begriffe Schläfrigkeit, Müdigkeit und Erschöpfbarkeit (Englisch: sleepiness, tiredness und fatigue) möglichst präzise zu definieren, um sie differenziert zu betrachten und auch mittels Fragebogen zu messen [18]. Eine erhöhte **Schläfrigkeit** am Tage beschreibt eine erhöhte Einschlafneigung, vor allem in monotonen Situationen [29]. Schläfrigkeit entsteht häufig durch zu wenig Nachtschlaf (z. B. eine Nacht „durchmachen"). Bei den schlafmedizinischen Erkrankungen wie der Narkolepsie, primären Hypersomnie, aber auch dem mittelgradigen und schweren Schlafapnoe-Syndrom ist Schläfrigkeit häufig ein Problem (besonders bei Autofahrten oder dem Steuern von Maschinen). Es gibt Wege, der Schläfrigkeit entgegenzuwirken (Kaffee, Bewegung usw.), allerdings werden schnell Grenzen erreicht, wovon Fernfahrer gut berichten können. Kleine Kinder können am Abend ihre Schläfrigkeit durch Aktivität weit hinausschieben und dabei überzeugend beteuern, dass sie nicht müde sind. **Müdigkeit** beschreibt das subjektive Gefühl der Energielosigkeit und des „Ausgelaugtseins" das sich auf körperliche Leistungsfähigkeit beziehen kann, aber auch auf psychische Bereiche wie Antriebslosigkeit oder Konzentration verweist. Trotz der Müdigkeit nicken beispielsweise Menschen mit insomnischen Störungen trotzdem nicht ein, haben also keine erhöhte Schläfrigkeit. Umgekehrt ist es häufig so, dass schläfrige Personen sich auch müde fühlen. Der Begriff **Erschöpfbarkeit** hat seinen Ursprung in der Physiologie und beschreibt die Abnahme der Muskelkraft während anhaltender Muskelarbeit [4]. Die Erschöpfung kann dabei die Energieversorgung (z. B. Glykosestoffwechsel), die neuromuskuläre Ansteuerung (z. B. verminderte Kraft) oder aber die muskulären Strukturen (z. B. Mikrotraumata) selbst betreffen. In der deutschsprachigen Trainingswissenschaft hat sich der Begriff der muskulären Erschöpfbarkeit allerdings nicht durchgesetzt, so dass hier beispielsweise in der Definition von der sportmotorischen Ausdauer von einer Ermüdungswiderstandsfähigkeit gesprochen wird [10]. Neben der muskulären Erschöpfung wird auch im Rahmen von mentalen bzw. kognitiven Tätigkeiten von einer zentral-nervösen Erschöpfung gesprochen. Da hierunter auch die anhaltende Bereitschaft, zukünftige unbestimmbare Aufgaben bewältigen zu können, verstanden werden kann, ist eine klare Abgrenzung zur Müdigkeit kaum möglich.

Es liegen verschiedene Fragebögen zur Erfassung von Schläfrigkeit, Müdigkeit und Erschöpfbarkeit vor. Die *Epworth-Schläfrigkeits-Skala* (ESS) ist dabei ein Kurzfragebogen zur Quantifizierung der Einschlafneigung in Alltagssituationen [29]. Insgesamt muss die Wahrscheinlichkeit des Einschlafens in acht typischen Alltagssituationen beispielsweise beim Fernsehen beurteilt werden (0 = „würde *niemals* einnicken" bis 3 = „*hohe* Wahrscheinlichkeit einzunicken"). Die Einzelergebnisse werden zu einem Gesamtwert zwischen 0 und 24 summiert. Als auffällig werden Punktwerte grösser 10 gewertet. Die *Fatigue Severity Scale* (FSS) umfasst neun Aussagen beispielsweise „Ich bin schnell erschöpft.", die auf einer Skala von 1 bis 7 bewertet werden müssen (1 = „Die Aussage trifft nicht zu" bis 7 „Die Aussage trifft in vollem Umfang zu") [23]. Der Mittelwert gibt den Grad der Erschöpfung bzw. des Fatigue-Syndroms beispielsweise im Rahmen von onkologischen Grunderkrankung wieder. In der Schlafmedizin wird der Fragebogen ebenfalls eingesetzt, jedoch wurde innerhalb der Frageitems der Begriff *Erschöpfung* durch *Müdigkeit* ersetzt [33]. Ein Mittelwert über 4 gilt als Zeichen einer erhöhten Müdigkeit. Das hier die Differenzierung der beiden Begriffe nicht mehr trennscharf ist, liegt auf der Hand. Zudem beziehen sich einige Items auch auf die muskuläre Erschöpfung (z. B. „Körperliche Betätigung führt zu mehr Erschöpfung/Müdigkeit") und verwischt dadurch die Grenzen auch zur peripheren Erschöpfbarkeit. Die muskuläre Erschöpfung wird umgangssprachlich als Muskelkater bezeichnet und kann mit dem *Delayed Onset Muscle Soreness* (DOMS) einer einfachen visuellen Analogskala erfasst werden [9]. Sie besteht aus einer 100 mm langen Linie, die mit den

Extrempolen „kein Schmerz" bis „extremer Schmerz" skaliert ist. Der DOMS bildet somit nicht die unmittelbare Erschöpfung wieder, da die Muskelschmerzen üblicherweise am zweiten Tag nach einem Training am grössten sind und bis zu sieben Tage anhalten können [9].

Neben den Fragebögen gibt es für die Schläfrigkeit und die muskuläre Erschöpfung auch objektive Untersuchungsverfahren. Für die Einschlafneigung wurde bereits der *multiplen Schlaflatenz-Test* (MSLT) vorgestellt (▶ Kap. 2), der lange Zeit als Standardverfahren zur Erfassung der Tagesschläfrigkeit galt. Allerdings ist der *multiple Wachbleibe-Test* (MWT) besser geeignet, um zu prüfen, ob eine erhöhte Einschlafneigung vorliegt; hierbei muss die Person viermal über den Tag verteilt 40 Minuten in leicht abgedunkelter Umgebung in einem bequemen Sessel wachbleiben. Auch psychometrische Tests (z. B. Vigilanztest), die sehr monoton sind und über 20 bis 40 Minuten dauern, können hier eingesetzt werden [29]. Für die Erfassung der muskulären Erschöpfung liegen im Bereich der Trainingswissenschaft und Sportmedizin verschiedene physiologische Größen und Testverfahren vor. EMG-Messung an der beanspruchten Muskulatur zeigen beispielsweise unmittelbare Veränderungen bei einer anhaltenden isometrischen oder bei wiederholten maximalen Kontraktionen. Ebenso werden Veränderungen in physiologischen Messung beispielsweise der Herzfrequenzvariabilität als Indikator für Erschöpfung diskutiert. Medizinische Parameter wie die Kreatinkinase geben ebenfalls einen guten Rückschluss über den Erholungszustand der Muskeln. Aber auch hier muss konstatiert werden, dass sich bislang kein zuverlässiges Instrument zum Monitoring der „Erholtheit" herausgestellt hat [19] (vgl. ▶ Kap. 1).

> **Im Alltag werden die drei Begriffe Schläfrigkeit, Müdigkeit und Erschöpfbarkeit selten unterschieden, allerdings lohnt sich, vor allem im Sport, die Begriffe und deren Bedeutungen zu differenzieren.**

8.3 Schlafverhalten in den Sportarten

Die positive Wirkung von sportlicher Aktivität auf den Schlaf ist grundsätzlich gut belegt und wird in einem späteren Kapitel noch genauer beleuchtet (▶ Kap. 2). Deshalb wird davon ausgegangen, dass Athletinnen und Athleten eher länger und besser schlafen als Personen, die keinen regelmäßigen Sport treiben. So zeigten beispielsweise Wettkampfschwimmerinnen in Trainingsphasen mit erhöhter Intensität und Umfang prozentual längere Tiefschlafphasen, wobei die Gesamtschlafdauer gleich blieb [31]. Weitere Studien zeichnen jedoch ein gegenteiliges Bild bezüglich der Schlafdauer im Leistungssport. In eine Fragebogenstudie von Swinbourne et al. (2016) wurden 175 Mannschaftssportlerinnen und -sportler (Rugby, Cricket) zu ihrem Schlafverhalten während verschiedener Trainingsperioden befragt. Insgesamt gab 22 Prozent an weniger als 7 Stunden Schlaf zu erhalten, wobei die Schlafdauer in Trainings- und Wettkampfphasen geringer war als in trainingsfreien Perioden [30]. In einer weiteren Fragebogenstudie mit 383 Athletinnen und 507 Athleten aus unterschiedlichen Mannschaftssportarten (Hockey, Netzball, Fußball, Rugby) in Südafrika gaben dreiviertel der Befragten an, dass sie durchschnittlich zwischen 6 bis 8 Stunden pro Nacht schlafen, an den Wochenenden gaben sogar elf Prozent der Befragten an weniger als 6 Stunden zu schlafen [34]. Wenn auch die Schlafdauer nur einer unter vielen Parametern mit

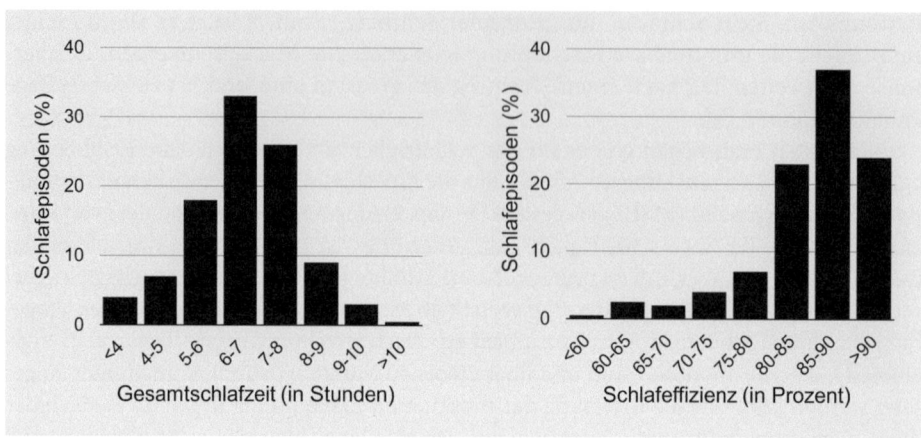

◘ **Abb. 8.2** Verteilung von Schlafdauer und Schlafeffizienz für Sportlerinnen und Sportler. Daten aus Sargent et al. [27]

Blick auf ein gesundes Schlafverhalten darstellt, gehen die allgemeinen Empfehlungen beispielsweise der *National Sleep Foundation* in den USA von 7 bis 9 Stunden Schlaf pro Nacht für Erwachsene aus [5].

Zwischenzeitlich liegen eine Reihe von Untersuchungen vor, die das Schlafverhalten von Sportlerinnen und Sportlern anhand der Aktigraphie erfassen, und die geringe Schlafdauer im Leistungssport zum Teil untermauern [5, 6, 24]. Exemplarisch sei hier die Studie von Sargent et al. (2014) aufgeführt, in der 24 Athletinnen und 46 Athleten aus unterschiedlichen Sportarten (z. B. Basketball, Schwimmen) für zwei Wochen während einer normalen Trainingsperiode, also außerhalb einer Wettkampf- oder Vorwettkampf-Phase, untersucht wurden [27]. Die Schlafdauer und die Schlafeffizienz ist in der Abbildung dargestellt (◘ Abb. 8.2) und zeigt, dass im Mittel nur 6 bis 7 Stunden geschlafen wurde. In 37 Prozent der Fälle liegt die Schlafeffizienz unter 85 Prozent (bei Schlafgesunden ca. 90 %).

In einer weiteren Studie von Lastella et al. (2015) wurde das Schlaf-Wach-Verhalten über einen Zeitraum von durchschnittlich elf Tagen untersucht [13]. Die Bettzeit und Schlafdauer aufgeteilt nach den einzelnen Sportarten ist in der Tabelle dargestellt (◘ Tab. 8.1). Die durchschnittliche Schlafzeit über alle Personen lag bei 6 Stunden und 48 Minuten mit einer durchschnittlichen Schlafeffizienz von 86 %. Die Athletinnen und Athleten aus den Einzelsportarten schliefen mit 6 Stunden und 30 Minuten eine halbe Stunde weniger als die Personen in Mannschaftssportarten. Die geringsten Schlafzeiten wurden in der Sportart Triathlon mit knapp 6 Stunden gemessen. Auffällig ist das beispielsweise die Bettzeit bei den Triathletinnen und Triathleten im Schnitt knapp 8 Stunden betrug, somit wären die Personen 2 Stunden wach im Bett gelegen.

Auch in der eingangs erwähnten Studie von Nédélec und Kollegen (2018) lag die Schlafzeit für die Top-Fußballer an Trainingstag im Schnitt bei 6 Stunden und 23 Minuten [21]. Auch hier lag die Bettzeit bei etwas über 8 Stunden. Diese langen nächtlichen Wachzeiten sind im Leistungssport - weder im Triathlon noch im Fußball - kaum vorstellbar, so dass evtl. in diesen Fällen die Wachzeiten von der Aktigraphie überschätzt werden. Mögliche Gründe werden im nächsten Abschnitt diskutiert.

Tab. 8.1 Bettzeiten, Gesamtschlafzeiten und Schlafeffizienzen in unterschiedlichen Sportarten. Daten aus Sargent et al. [27]

	Bettzeit (in Stunden)	Gesamtschlafzeit (in Stunden)	Schlafeffizienz (in Prozent)
Individualsportarten			
Radfahren (n = 29)	8,0 (1,0)	6,7 (0,9)	86,5 (5,5)
Mountainbike (n = 5)	8,8 (0,8)	7,0 (0,7)	83,7 (5,4)
Gehen (n = 6)	8,2 (1,1)	7,1 (1,0)	91,1 (5,7)
Schwimmen (n = 18)	8,5 (1,4)	6,4 (1,5)	84,4 (6,7)
Triathlon (n = 8)	7,9 (0,8)	6,1 (0,9)	83,8 (4,1)
Mannschaftssportarten			
Australian Football (n = 19)	8,4 (1,2)	6,7 (1,2)	85,0 (4,9)
Basketball (n = 11)	8,9 (1,1)	7,5 (1,0)	88,1 (3,8)
Rugby (n = 22)	8,3 (1,6)	6,9 (1,5)	87,3 (5,2)
Fußball (n = 6)	8,3 (1,6)	6,9 (1,5)	86,7 (4,2)
[Tabellenfußzeile – bitte überschreiben]			

In mehreren Übersichtsarbeiten aus dem vergangen Jahren wurden bis zu 54 Studien zusammengetragen, die den Schlaf während Trainings- und Wettkampfperioden untersuchten [5, 20, 22, 24]. Die zusammengefassten Daten weisen tatsächlich daraufhin, dass Sportlerinnen und Sportler zu wenig schlafen und darüber hinaus auch Schlafprobleme aufweisen können. Allerdings sollte nicht vergessen werden, dass auch Sportler und Sportlerinnen unter Schlafstörungen (z. B. eine Insomnie) leiden können, die gar nichts mit dem Ausüben des Sports zu tun haben [6]. Beispielsweise zeigte eine Studie in der 107 professionelle Eishockeyspieler nach Schlafproblemen gescreent wurden, dass 23 schlafmedizinisch Auffällig waren. Die schlafmedizinische Untersuchung dieser 23 Athleten zeigten folgende Schlafstörungen: Obstruktive Schlafapnoen (N = 14), Insomnie (N = 13), Restless-Legs-Syndrome und periodische Beinbewegungen (N = 4), Parasomnie (N = 1) und verzögerte Schlafphasen (N = 1). Bei einem Athleten wurde drei verschiedene Schlafstörungen diagnostiziert, bei 9 Athleten je zwei und 13 Athleten erhielten nur eine Diagnose [32].

Die Schlafprobleme die während sportlicher Wettkämpfe auftauchen werden in einem späteren Kapitel näher betrachtet (▶ Kap. 9). Im folgenden Abschnitt sollen einige Gründe für den Schlafmangel in Rahmen des Trainings zusammengetragen werden.

> Die Anforderungen einzelner Sportarten scheinen mit dem Schlafverhalten zu interferieren, so dass häufig eine verringerte Schlafdauer und Schlafeffizienz bei Sportlerinnen und Sportlern beobachtet werden kann.

8.4 Schlaf während Trainingsperioden

Die Rahmenbedingungen im Leistungssport stellen hohe Anforderungen an die professionellen Sportlerinnen und Sportlern. Je nach Sportart müssen in intensiven Trainingsphasen bis zu vier Trainingseinheiten mit bis zu sechs Stunden Training absolviert werden [11]. Optimal wäre es, wenn die Sportler nach dem Training gut schlafen, damit die physiologischen Adaptationsprozesse und die entsprechende Regeneration gut ablaufen. Einige der Trainingsfaktoren interferieren jedoch mit dem Schlafverhalten.

Trainingszeiten. Schlafen oder Schwimmen? Diese Frage stellten sich Sargent et al. (2014) und untersuchten dazu eine Schwimmerin und sechs Schwimmer aus dem Hochleistungssport während einer Trainingsphase mit hohen Übungsintensitäten [26]. Die Untersuchung erstreckte sich über zwei Wochen, in denen an zwölf Tagen ein Training morgens auf 6:00 Uhr angesetzt war, plus weitere Trainingsphasen über den Tag verteilt. Sonntags gab es keine Trainings. In der Abbildung sind die Schlaf-Wach-Muster und die Trainingsblöcke dargestellt (◘ Abb. 8.3). Das Training am frühen Morgen schränkt den Schlaf stark ein, so dass im Mittel nur knapp 5 Stunden und 30 Minuten geschlafen wurde – also deutlich unter der empfohlenen Schlafdauer. Zum Teil wurde der fehlende Schlaf durch einen Mittagsschlaf kompensiert. An den trainingsfreien Tagen wurde ebenfalls der Schlaf nachgeholt, in dem die Bettzeit auf 9 Stunden und 20 Minuten ausgedehnt wurde.

Zu vergleichbaren Ergebnissen kommt die Studie von Kölling et al. (2016), in der 25 Ruderinnen und 30 Ruderer des Deutschen Junioren Nationalteams während einer vierwöchigen Trainingsphase anhand von Aktigraphie und Schlaftagebuch erfasst wurden [11]. Da das erste morgendliche Training um 6:30 Uhr stattfand, musste um 5:30 Uhr aufgestandenen werden und am Abend wurden die Athleten und Athletinnen um 22:00 Uhr ins Bett geschickt. Die Bettzeit lag somit bei 7 Stunden und 30 Minuten wobei durchschnittlich ca. 7 Stunden geschlafen wurde. Auch hier zeigte ein trainingsfreier Tag einen unmittelbaren Anstieg der Bettzeit auf 9 Stunden und 20 Minuten mit einer Schlafzeit von

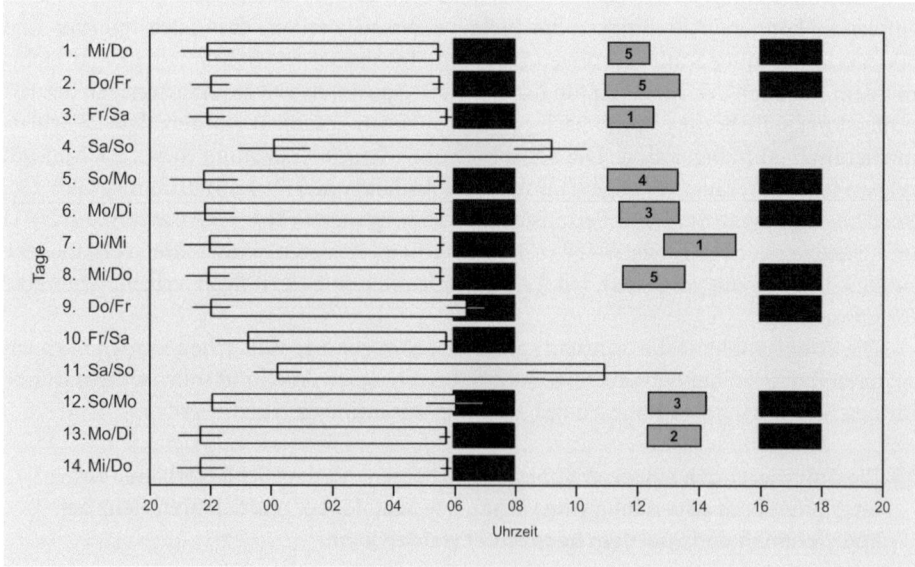

◘ **Abb. 8.3** Schlaf-Wach-Rhythmus während eines zweiwöchigem Trainingslager. Daten aus Sargent et al. [26]

knapp 9 Stunden. Dieser Nachholbedarf zeigt, dass der Trainingsrhythmus dem Schlafbedürfnis der jungen Menschen nicht entspricht. Interessanterweise ergaben sich an dem Folgetag die deutlichsten Verbesserungen in der Kurzskala Erholung/Beanspruchung wobei alle Items (z. B. allgemeine Erholungszustand) sprunghaft Verbesserungen aufwiesen. Ob diese Erholung dem zusätzlichen Schlaf zu attribuieren ist oder das Wissen über den trainingsfreien Tag ausschlaggebend war, muss in Folgestudie untersucht werden [11].

Morgen- und Abendtypen. Die Trainingszeiten in den verschiedenen Sportarten lässt die Vermutung aufkommen, dass auch der Chronotyp unterschiedlich auftreten wird, d. h., die „Lerchen" und die „Eulen" suchen sich eine Sportart aus, die zu ihrem Biorhythmus passt. In einer Studie von Lastella et al. (2016) haben 114 Sportlerinnen und Sportler aus fünf Sportarten (Cricket, Radfahren, Hockey, Fußball und Triathlon) einen Fragebogen zur Bestimmung des Chronotyp ausgefüllt [14]. Morgentypen üben häufiger Sportarten aus, die morgendliches Training erforderten (z. B. Triathlon) und Abendtypen sind eher in Sportarten mit abendlichem Training (z. B. Cricket) zu finden (◘ Tab. 8.2) [14].

Trainingsformen. In einer Studie von Kölling et al. (2016) mussten 42 Sportlerinnen und Sportler für eine Woche entweder ein intensives Krafttraining oder ein intensives Ausdauertraining (Intervalltraining mit hoher Intensität) absolvieren. Die Schlafparameter in der Kraft-Gruppe veränderten sich während des gesamten Zeitraum nicht. Dagegen zeigte die Ausdauer-Gruppe eine abnehmende Schlafeffizienz während der Trainingsphase im Vergleich zur Baseline-Nacht. Die Autoren schlossen daraus, dass intensive Ausdauereinheiten eine höhere Erholungsanforderung als Krafttraining – und dadurch ausreichend Schlafzeit – erfordert [12]. Da Krafttraining und Ausdauertraining unterschiedliche Adaptationsprozesse beanspruchen, ist die Frage, ob nach bestimmten Trainingseinheiten oder in bestimmten Sportarten (Gewichtheben vs. Langstreckenlauf) auf mehr Schlaf geachtet werden muss, sehr spannend. Weitere Untersuchungen wäre demnach dringend angeraten. Ein weiterer Aspekt betrifft das Training unter spezifischen Bedingungen wie dem Hypoxie-Training in der Höhe. Auch diese Trainingsbedingungen könnten den Schlaf beeinflussen [24].

Übertraining. Ein zu viel an Training über einen längeren Zeitraum bei gleichzeitig ungenügender Erholung kann zu Leistungseinbussen und chronischen Fehlanpassung (Übertrainingssyndrom) führen. Interessanterweise werden Schlafstörungen häufig als eines der vielen Symptome von Übertraining, wie anhaltender Muskelkater oder klinische

◘ **Tab. 8.2** Vergleiche zwischen Athletinnen und Athleten verschiedener Sportarten und jungen Erwachsenen nach dem Chronotyp. Daten aus Lastella et al. [14]

	Morgentyp	Mischtyp	Abendtyp
Cricket (n = 19)	11 %	73 %	16 %
Hockey (n = 19	26 %	63 %	11 %
Fußball (n = 19)	11 %	84 %	5 %
Radfahren (n = 34)	38 %	59 %	3 %
Triathlon (n = 23)	48 %	52 %	0 %
Kontrolle (n = 82)	22 %	68 %	10 %
[Tabellenfußzeile – bitte überschreiben]			

Störungen, beschrieben [15]. Beispielsweise reduziert sich die Schlafeffizienz deutlich im Übergang von Symptomen der Überbeanspruchung hin zum Übertraining. Diese Ergebnisse werden häufig dahingehend gedeutet, dass Schlafstörungen parallel zum Übertraining auftreten [15]. Ob es einen direkten Effekt von Übertraining auf den Schlaf gibt, muss in weiteren Studien untersucht werden.

Schmerzwahrnehmung. Schmerzerfahrungen aufgrund von Training, Wettkampf und/oder Verletzungen sind für viele Athletinnen und Athleten an der Tagesordnung [7]. Tatsächlich scheinen Sportlerinnen und Sportler häufiger mit Muskelschmerz schlafen gehen als Personen, die weniger häufig Sport treiben [3]. Da für den Zusammenhang zwischen Schlaf und Schmerz ein Teufelskreislauf entstehen kann- Schmerzen verschlechtern den Schlaf und schlechter Schlaf erhöht wiederum die Schmerzempfindlichkeit - ist eine angemessene Schmerztherapie sowie ein angemessener Schlaf für Sportler sicherlich aus der Schmerz- und Schlafperspektive sehr wichtig [7].

Bewegung während des Schlafes. Es gibt Hinweise darauf, dass Athletinnen und Athleten während intensiver Trainingseinheiten im Schlaf weniger Immobilität zeigen [8] und auch in Phasen mit reduziertem Training im Vergleich zur Normalbevölkerung mehr Bewegungen aufweisen [16, 30]. Ein möglicher Grund für diese vermehrten Bewegungen könnten z. B. darin liegen, dass durch die Muskelschmerzen, die Personen im Schlaf häufiger die Position wechseln, um eine bequeme Schlafposition zu finden. Zumindest könnte die vermehrten Wachzeiten beispielsweise auch für die zuvor genannten Personen aus dem Triathlon und Fußball zutreffen, mit anderen Worten, die Aktigraphie überschätzte die nächtliche Wachzeiten. In zukünftigen Studien sollte diese Beobachtung jedoch weiter untersucht werden.

Mittagsschlaf. Wie die Studien zum Schlafverhalten in intensiven Trainingsperioden darstellen [22], scheint ein Mittagsschlaf eine geeignete Methode für Athletinnen und Athleten die Schlafschuld zu verringern. Waterhouse et al. (2007) untersuchten die Auswirkungen eines Mittagsschlafes auf die Sprintleistung nach vorausgegangen partiellen Schlafentzug auf 4 Stunden Nachtschlaf [36]. Nach einem 30-minütigen Nickerchen wurde die Sprintleistung von 20 m gesteigert, die Wachsamkeit erhöht und die Schläfrigkeit im Vergleich zum Kontrollbedingung ohne Mittagsschlaf verringert. So können Nickerchen beim Lernen von Fertigkeiten, Strategien oder Taktiken von Vorteil sein. Das Nickerchen kann auch für Athleten von Vorteil sein, die frühzeitig zum Training oder Wettkampf aufwachen müssen. Beim Mittagsschlaf muss jedoch darauf geachtet werden, dass nicht zu lange geschlafen wird, so dass der Schlafdruck dann am Abend zu gering ist und dadurch der Nachtschlaf beeinträchtigt wird.

Ernährung. Das Ernährungsverhalten (für den Sport sehr wichtig) kann einen Einfluss auf den Schlaf haben. So scheinen beispielsweise Kohlenhydrate, die schnell vom Körper aufgenommen werden können (hoher glykämischer Index), den Schlaf eher zu unterstützen, wenn sie etwa eine Stunde vor dem zu Bett gehen eingenommen werden. Andererseits scheinen hohe Fettmengen die Gesamtschlafzeit eher zu reduzieren [9]. Der Glukosestoffwechsel und die neuroendokrine Funktion als Folge eines chronischen, partiellen Schlafentzugs können zu Veränderungen des Kohlenhydratstoffwechsels, des Appetits, der Nahrungsaufnahme und der Proteinsynthese führen (▶ Kap. 7). Diese Faktoren können den Nährstoff-, Stoffwechsel- und Hormonstatus eines Athleten negativ beeinflussen und somit die sportliche Leistungsfähigkeit beeinträchtigen; also ein weiterer Grund auf einen gesunden und erholsamen Schlaf wertzulegen. Zwar gibt es einige Forschungen, die den Schlaf und die Ernährung im Sport untersuchen [9], aber aufgrund der komplexen Wechselwirkung Bedarf es noch einiger Forschungen, um die Bedeutung von Ernährungsverhalten und Diäten zur Verbesserung des Schlafes hervorzuheben.

> Während Trainingsperioden kann der Schlaf durch verschiedene Faktoren (Trainingsform, Übertraining, Ernährung, etc.) beeinträchtigt sein.

8.5 Sportpraktische Empfehlungen und Perspektiven

Wie die dargestellten Befunde aus diesem Kapitel aufzeigen, scheinen professionelle Sportlerinnen und Sportler ein verändertes Schlafverhalten aufzuweisen. Vor allem die kurzen Schlafzeiten in trainingsintensiven Sportarten, in denen man zunächst längere Schlafzeiten erwarten würde (z. B. Triathlon), überraschen. Einige Gründe lassen sich bereits anhand einiger offensichtlicher Faktoren wie Trainingszeiten oder Chronotyp leicht identifizieren und entsprechende Empfehlungen können hierzu rasch formuliert werden. Andere Gründe sind jedoch nicht so offensichtlich und deren Empfehlung sollten in weiteren Untersuchungen überprüft werden.

Empfehlungen. Vor dem Hintergrund, dass Schlaf ein wichtiger Faktor bei der Regeneration und somit für den Trainingserfolg spielt, stellt sich die Frage, wie optimale Bedingungen für den Schlaf bei Athleten und Athletinnen erreicht werden können (siehe auch ▶ Kap. 7). Tatsächlich lassen sich bereits einige Faktoren, beispielsweise der verminderten Schlafzeit während intensiver Trainingslager schnell erkennen und somit auch verändern. Obwohl der Start am frühen Morgen bei Trainern und Spitzensportlern in vielen Sportarten (z. B. Schwimmen, Rudern, Triathlon) üblich ist, gibt es keine wissenschaftlichen Erkenntnisse darüber, ob ein Training am frühen Morgen von Vorteil ist [26]. Sargent et al. (2014) vermuten, dass der Start am frühen Morgen ein Erbe aus einer Zeit ist, in der nicht-professionelle Sportler vor der Arbeit oder in der Schule trainieren mussten. Eine offensichtliche Strategie liegt also darin das morgendliche Training um 2 oder 3 Stunden nach hinten zu verschieben. Auch im Schulkontext sollten sich für den talentierten Sportnachwuchs Regelungen finden lassen, um beispielsweise den Schulbeginn weiter nach hinten zu verlagern.

Frühmorgendliche Trainingseinheiten können Schlafprobleme vor allem bei Personen vom Abendtyp verstärken. Deshalb sollten Trainingseinheiten nicht nur verschoben, sondern evtl. auch an zirkadianen Rhythmen angepasst werden [35]. Wobei diese zeitlichen Anpassungen organisatorische Probleme aufwirft. Eine solche Veränderung würde jedoch auch potenziellen Athletinnen und Athleten entgegenkommen, die Sportarten auswählen, die ihrem Chronotyp entsprechen aber nicht unbedingt ihrer sportlichen Neigung. Der Trainerstab könnten zudem den Chronotyp auch stärker für die Talentselektion berücksichtigen [14].

Wie die bisherigen Studien zeigen, ist das Messen von Schlaf-Wach-Zyklen mittels Aktigraphie eine durchaus zu realisierende Möglichkeit im Leistungssport. Individuellen Schlaf-Wach-Daten könnten durch Messungen in „trainingsfreien" Perioden Verbesserungsmöglichkeiten der Schlaf-Wach-Zeiten in Trainingsphasen hinweisen (längsschnittliche Daten). Sowohl Trainerinnen und Trainer als auch Sportlerinnen und Sportler müssen jedoch bei der Beurteilung der gewonnen Daten Vorsicht walten lassen, um nicht voreilig eine insomnische Störung bei einer Athletin zu vermuten, vor allem wenn der Schlaf nur zu einem Zeitpunkt betrachtet wird (querschnittliche Daten). Vielmehr geht es darum, den für jeden Athleten, jede Athletin optimalen Schlaf-Wach-Rhythmus zu finden. Wenn Auffälligkeiten vorliegen, sollte analysiert werden, wie, wann und warum die Schlafprobleme auftreten. Unabhängig davon sollte auf eine gute Schlafhygiene geachtet werden (z. B. abgedunkelte, kühle und ruhige Schlafumgebung) [5].

Aus diesem Grund könnte auch versucht werden, mit zusätzlichem Bettzeiten – Schlafextension durch längeren Nachtschlaf oder Mittagsschlaf – den Schlaf zu verbessern. Einige wenige Studien zeigen positive Effekte auf beispielsweise die motorische Lernleistung oder die Erholung [2]. Aber auch hier ist Vorsicht geboten, da der Mittagsschlaf den Schlafdruck für den Nachtschlaf reduzieren kann und deshalb evtl. den Nachtschlaf beeinträchtigt. Ebenso sollten die längeren Bettzeiten wieder gekürzt werden, wenn in dieser Zeit nicht geschlafen werden kann, da sich so die Schlafeffizienz verschlechtert und damit Schlafprobleme entstehen können. Diese wenigen Beispiele zeigen, dass ein Schlafcoaching angeraten ist. Sollten Schlafprobleme bei Athletinnen und Athleten langfristig auftreten, sollte in jedem Fall eine schlafmedizinische Einrichtung aufgesucht werden.

Perspektiven. Bei der Messung des Schlafes sind zwei Aspekte wichtig, der objektiv messbare Schlaf – hier ist der Goldstandard die Polysomnographie im Schlaflabor (▶ Kap. 2) und der subjektiv erlebte Schlaf (z. B. die Frage „Wie erholsam war der Schlaf der letzten Nacht"). Für das Erleben werden in der Regel Fragebögen eingesetzt. Spezifische Instrumente für den Zusammenhang von Sport und Schlaf sind in der Entwicklung [3, 25], allerdings bislang noch nicht in deutscher Sprache, so dass die Validierung von Übersetzung sehr wünschenswert wären.

Bei der Erfassung des Schlafes mithilfe der Aktigraphie ist vor allem die Frage interessant, ob die vermehrten Aktivitäten während des Schlafes generell im Leistungssport auftreten oder nur in spezifischen Sportarten (z. B. Triathlon). Darüber hinaus wäre es spannend zu erforschen, wie sich beispielsweise Muskelkater auf die entsprechende Muskulatur im Schlaf auswirkt und ob dadurch lokale anabole Prozesse nur im Schlafzustand initiiert werden.

Interessant sind auch die vorläufigen Befunde zu den Schlafstörungen im Sport. Es dürfte interessant sein, ob sich tatsächlich einige Sportarten (z. B. Gewichtheben Schwergewicht) als Risikofaktoren von manchen Schlafstörungen (z. B. Schlafapnoe) herausstellen. Für die betroffenen Athletinnen und Athleten zeigen bereits erste Interventionsstudien, dass sich eine spezifische Behandlung, positiv auswirkt. Im Profisport wäre deshalb die Entwicklung von entsprechenden Prozessen der Früherkennung, allgemeinen Beratung, ggf. gründlicher Untersuchung und Erarbeitung eines individuellen Behandlungsplans sehr wünschenswert. Somit könnte auch diesen Sportlerinnen und Sportlern geholfen werden, gut zu schlafen, um dadurch eine gute bis hervorragende Leistungen im Sport zu erzielen.

Literatur

1. Ancoli-Israel, S., Cole, R., Alessi, C., Chambers, M., Moorcroft, W., & Pollak, C. P. (2003). The role of actigraphy in the study of sleep and circadian rhythms. *Sleep, 26*, 342–392.
2. Bonnar, D., Bartel, K., Kakoschke, N., & Lang, C. (2018). Sleep interventions designed to improve athletic performance and recovery: A systematic review of current approaches. *Sports Medicine, 48*, 683–703.
3. Driller, M., Mah, C., & Halson, S. (2018). Development of the athlete sleep behavior questionnaire: A tool for identifying maladaptive sleep practices in elite athletes. *Sleep Science, 11*, 37–44.

Literatur

4. Enoka, R. M., & Duchateau, J. (2008). Muscle fatigue: What, why and how it influences muscle function. *The Journal of Physiology, 586*, 11–23.
5. Fullagar, H. K., Skorski, S., Duffield, R., Hammes, D., Coutts, A., & Meyer, T. (2015). Sleep and athletic performance: The effects of sleep loss on exercise performance, and physiological and cognitive responses to exercise. *Sports Medicine, 45*, 161–186.
6. Gupta, L., Morgan, K., & Gilchrist, S. (2017). Does elite sport degrade sleep quality? A systematic review. *Sports Medicine, 47*, 1317–1333.
7. Halson, S. L. (2014). Sleep in elite athletes and nutritional interventions to enhance sleep. *Sports Medicine, 44*(Suppl 1), S13–S23.
8. Hausswirth, C., Louis, J., Aubry, A., Bonnet, G., Duffield, R., & Le Meur, Y. (2014). Evidence of disturbed sleep and increased illness in overreached endurance athletes. *Medicine and Science in Sports and Exercise, 46*, 1036–1045.
9. Hitzschke, B., Holst, T., Ferrauti, A., Meyer, T., Pfeiffer, M., & Kellmann, M. (2016). Entwicklung des Akutmaßes zur Erfassung von Erholung und Beanspruchung im Sport. *Diagnostica, 62*, 212–226.
10. Hottenrott, K., & Hoos, O. (2013). Sportmotorische Fähigkeiten und sportliche Leistungen – Trainingswissenschaft. In A. Güllich & M. Krüger (Hrsg.), *Sport. Das Lehrbuch für das Sportstudium* (S. 439–501). Berlin: Springer.
11. Kölling, S., Steinacker, J. M., Endler, S., Ferrauti, A., Meyer, T., & Kellmann, M. (2016). The longer the better: Sleep–wake patterns during preparation of the World Rowing Junior Championships. *Chronobiology International, 33*, 73–84.
12. Kölling, S., Wiewelhove, T., Raeder, C., Endler, S., Ferrauti, A., Meyer, T., & Kellmann, M. (2016). Sleep monitoring of a six-day microcycle in strength and high-intensity training. *European Journal of Sport Science, 16*, 507–515.
13. Lastella, M., Roach, G. D., Halson, S. L., & Sargent, C. (2015). Sleep/wake behaviours of elite athletes from individual and team sports. *European Journal of Sport Science, 15*, 94–100.
14. Lastella, M., Roach, G. D., Halson, S. L., & Sargent, C. (2016). The chronotype of elite athletes. *Journal of Human Kinetics, 54*, 219–225.
15. Lastella, M., Vincent, G. E., Duffield, R., Roach, G. D., Halson, S. L., Heales, L. J., & Sargent, C. (2018). Can sleep be used as an indicator of overreaching and overtraining in athletes? *Frontiers in Physiology, 9*, 436.
16. Leeder, J., Glaister, M., Pizzoferro, K., Dawson, J., & Pedlar, C. (2012). Sleep duration and quality in elite athletes measured using wristwatch actigraphy. *Journal of Sports Sciences, 30*, 541–545.
17. Marino, M., Li, Y., Rueschman, M. N., Winkelman, J. W., Ellenbogen, J. M., Solet, J. M., & Buxton, O. M. et al. (2013). Measuring sleep: Accuracy, sensitivity, and specificity of wrist actigraphy compared to polysomnography. *Sleep, 36*, 1747–1755.
18. Mathis, J., & Hatzinger, M. (2011). Praktische Diagnostik bei Müdigkeit/Schläfrigkeit. *Schweizer Archiv für Neurologie und Psychiatrie, 162*, 300–309.
19. Meyer, T., Ferrauti, A., Kellmann, M., & Pfeiffer, M. (2016). *Regenerationsmanagement im Spitzensport. REGman – Ergebnisse und Handlungsempfehlungen*. Bonn: Sportverlag Strauss.
20. Nédélec, M., Aloulou, A., Duforez, F., Meyer, T., & Dupont, G. (2018). The variability of sleep among elite athletes. *Sports Medicine – Open, 4*, 34.
21. Nédélec, M., Dawson, B., & Dupont, G. (2019). Influence of night soccer matches on sleep in elite players. *The Journal of Strength & Conditioning Research, 33*, 174–179.
22. O'Donnell, S., Beaven, C. M., & Driller, M. W. (2018). From pillow to podium: A review on understanding sleep for elite athletes. *Nature and Science of Sleep, 10*, 243–253.
23. Pfeffer, A. (2010). Assessment: Fatigue Severity Scale – Einsatz bei Erschöpfung. *Ergopraxis, 3*, 26–27.
24. Roberts, S. S. H., Teo, W.-P., & Warmington, S. A. (2019). Effects of training and competition on the sleep of elite athletes: A systematic review and meta-analysis. *British Journal of Sports Medicine, 53*, 513–522.
25. Samuels, C., James, L., Lawson, D., & Meeuwisse, W. (2016). The Athlete Sleep Screening Questionnaire: A new tool for assessing and managing sleep in elite athletes. *British Journal of Sports Medicine, 50*, 418–422.
26. Sargent, C., Halson, S. L., & Roach, G. D. (2014). Sleep or swim? Early-morning training severely restricts the amount of sleep obtained by elite swimmers. *European Journal of Sport Science, 14*(Suppl 1), S310–S315.
27. Sargent, C., Lastella, M., Halson, S. L., & Roach, G. D. (2014). The impact of training schedules on the sleep and fatigue of elite athletes. *Chronobiology International, 31*, 1160–1168.
28. Sargent, C., Lastella, M., Halson, S. L., & Roach, G. D. (2016). The validity of activity monitors for measuring sleep in elite athletes. *Journal of Science and Medicine in Sport, 19*, 848–853.

29. Stuck, B. A., Maurer, J. T., Schlarb, A. A., Schredl, M., & Weeß, H.-G. (2018). *Praxis der Schlafmedizin. Diagnostik, Differenzialdiagnostik und Therapie bei Erwachsenen und Kindern* (3. Aufl.). Heidelberg: Springer Medizin.
30. Swinbourne, R., Gill, N., Vaile, J., & Smart, D. (2016). Prevalence of poor sleep quality, sleepiness and obstructive sleep apnoea risk factors in athletes. *European Journal of Sport Science, 16*, 850–858.
31. Taylor, S. R., Rogers, G. G., & Driver, H. S. (1997). Effects of training volume on sleep, psychological, and selected physiological profiles of elite female swimmers. *Medicine and Science in Sports and Exercise, 29*, 688–693.
32. Tuomilehto, H., Vuorinen, V.-P., Penttilä, E., Kivimäki, M., Vuorenmaa, M., Venojärvi, M., & Pihlajamäki, J. et al. (2017). Sleep of professional athletes: Underexploited potential to improve health and performance. *Journal of Sports Sciences, 35*, 704–710.
33. Valko, P. O., Bassetti, C. L., Bloch, K. E., Held, U., & Baumann, C. R. (2008). Validation of the fatigue severity scale in a Swiss cohort. *Sleep, 31*, 1601–1607.
34. Venter, R. E., Potgieter, J. R., & Barnard, J. G. (2010). The use of recovery modalities by elite South African team athletes. *South African Journal for Research in Sport, Physical Education and Recreation, 32*, 133–145.
35. Vitale, J. A., Banfi, G., Sias, M., & La Torre, A. (2019). Athletes' rest-activity circadian rhythm differs in accordance with the sport discipline. *Chronobiology International, 36*, 578–586.
36. Waterhouse, J., Atkinson, G., Edwards, B., & Reilly, T. (2007). The role of a short post-lunch nap in improving cognitive, motor, and sprint performance in participants with partial sleep deprivation. *Journal of Sports Sciences, 25*, 1557–1566.

Schlaf und sportliche Wettkämpfe

9.1 Sportliche Wettkämpfe als Stressoren – 112

9.2 Auswirkungen von Stress auf Schlaf – 113

9.3 Schlaf vor und nach sportlichen Wettkämpfen – 115

9.4 Schlaf während mehrtägiger Wettkämpfe – 117

9.5 Sportpraktische Empfehlungen und Perspektiven – 120

Literatur – 122

© Springer-Verlag GmbH Deutschland, ein Teil von Springer Nature 2019
D. Erlacher, *Sport und Schlaf*, https://doi.org/10.1007/978-3-662-58132-2_9

Der Morgen des 3. September 2018 dürfte den Anhängern des schweizerischen Schützenverbandes sicher in keiner guten Erinnerung bleiben. An diesem Tag, dem Tag der Weltmeisterschaften von Changwon, standen hinter dem Namen eines Schweizer Athleten drei bittere Buchstaben: DNS. Sie stehen für: „did not start". Ein Nicht-Antritt – die Katastrophe im Leistungssport schlechthin. Auf der Internetseite von Swiss Shooting ist nachzulesen, was passiert war: Der Athlet hatte schlicht verschlafen. Er hatte weder den Wecker noch das Surren des Mobiltelefons gehört. Der Grund: „massive Schlafstörungen und Unwohlsein in der Nacht vor dem Wettkampf" – sicherlich auch durch einen Jetlag verstärkt (▶ Kap. 10). Die meisten Athletinnen und Athleten kennen das Gefühl eines schlechten Nachtschlafes vor einem sportlichen Wettbewerb. Die Auswirkungen eines Schlafmangels wurden zuvor betrachtet (▶ Kap. 7): So dramatisch wie im angeführten Beispiel dürften die Auswirkungen von Schlafstörungen selten sein, aber dennoch sind Wettkampfphasen wichtige Ereignisse im Sport und jegliche Beeinträchtigung könnte die optimale Leistung minimieren. In diesem Kapitel soll der sportliche Wettkampf bzw. die Gedanken an den Wettkampf als Stressoren betrachtet und ihre Auswirkungen auf den Schlaf dargestellt werden. Zunächst wird dabei auf die Wettkampfangst als Maß für die emotionale Belastung eingegangen. Anschließend werden unterschiedliche Befunde von Schlafmessungen vor und nach sportlichen Wettbewerben vorgestellt. Eine Besonderheit stellen dabei mehrtägige Sportereignisse und den Schlafphasen dazwischen dar. Vor allem die Sportlerinnen und Sportler, die in Wettkampfphasen unter Schlafproblemen leiden, dürften an möglichen Strategien interessiert sein, die ihren Schlaf verbessern können. Diese bereits sehr praktischen Ausführungen werden im finalen Abschnitt durch einige breitere Folgerungen für die Sportpraxis abgerundet.

9.1 Sportliche Wettkämpfe als Stressoren

Der Begriff Stress wird im Alltag und auch innerhalb der Wissenschaftsdisziplinen recht unterschiedlich gebraucht. In der Physiologie ist jegliche körperliche Aktivität an eine Kaskade von physiologischen Veränderungen im Organismus gekoppelt, die zu einer optimalen Leistungsfähigkeit führt. Diese katabole, also den Abbaustoffwechsel betreffende, Phase wird durch den Sympathikus geregelt („flight or fight") und hat zum Ziel die Muskelarbeit maximal zu unterstützen. Organfunktionen, welche die erhöhten Arbeit unterstützen, werden dabei hochgeregelt (z. B. Atmung, Herztätigkeit, Stoffwechsel), alle anderen Funktionen herabgeregelt (z. B. Verdauung). In Zeiten körperlicher Inaktivität stehen anabole, also den Aufbaustoffwechsel betreffende, Prozesse im Vordergrund, die durch den Parasympathikus geregelt wird („rest and digest") (▶ Kap. 1). Körperliche Aktivität ist demnach eine natürliche Stresssituation, wobei die katabolen Prozesse durch verschiedene hormonelle Reaktionen orchestriert werden. Zwei wichtige Hormone sind beispielsweise Adrenalin und Cortisol. Sie werden deshalb Stresshormone genannt und bereiten den Körper auf Aktivität vor. Je grösser die zu erwartende physische Reaktion, beispielsweise Flucht vor einem Tiger, um so grösser die Ausschüttung und die entsprechende Umschaltung des Körpers auf Aktivität. Die Ausschüttung von den Stresshormonen wird demnach durch äußere Reize ausgelöst, wobei nicht ein Reiz per se, sondern auch die kognitive Beurteilung, bestimmt, wie stark die Reaktion ausfällt. Hier zeigt sich, dass die Psyche eine wichtige Rolle einnimmt. Stressoren können demnach physisch, psychologischen oder auch sozialer Natur sein. Ersteres kann Lärm, Hitze, etc. sein. Aber auch körperlich Aktivität vor allem im Leistungssport, in dem an die physischen Grenzen gegangen wird, fällt darunter. Als psychische Stressoren gelten beispielsweise Angst oder Zeitdruck. Und soziale Stressoren können sich z. B. aus Konflikten, Verlusten oder Gruppendruck zusammensetzen. Halten Stressoren über lange Zeit an, führt dies nach einer anfänglichen Resistenz zur Überforderungen (Distress) und kann schließlich zur Erschöpfung führen. Im Zustand der Erschöpfung sind Menschen und Tiere anfälliger für Krankheiten oder in Extremfällen kann dies gar einen Kollaps oder Tod bedeuten [26]. Aufgrund der individuellen Beurteilung von Stressoren können sie auch als Herausforderungen (Eustress) angenommen werden [26].

Im Sport sind vor allem sportliche Wettkämpfe (neben dem physischen Stress) ein psychischer Stressor, der bei manchen Sportlerinnen und Sportlern eine dysfunktionale Reaktion auslöst. Der sogenannte „Trainingsweltmeister" ist ein treffender Ausdruck, um zu beschreiben, dass manche Athletinnen und Athleten trotz ausgezeichneter Leistungen im Training, im Wettkampf nicht die zu erwartende Form abliefern. Sie „versagen" unter dem Leistungsdruck [8]. Beim Erleben von Wettkampfsituationen ist jedoch nicht nur die generelle Neigung, in Wettkampfsituationen mit Angstschweiß, Sorgen, Konzentrationsstörungen zu reagieren, relevant, sondern auch die akute Stressreaktion in einer konkreten Situation. Dementsprechend wird zwischen Ängstlichkeit (generelle Prädisposition) und Angst (aktueller Zustand) unterschieden. Für die Messung von Stress stehen unterschiedliche objektive und subjektive Messungen zur Verfügung. Für die körperlichen Anzeichen von Angst bilden biologische Parameter wie die Herzfrequenz, der Hautwiderstand oder die Cortisol-Ausschüttung sehr gut die somatischen Komponenten der Stressreaktion wieder. In der Psychologie spielt bei der Angst aber auch die Kognition und die Zuversicht eine wichtige Rolle. Das Wettkampf-Angst-Inventar State (WAI-S) versucht diese drei Komponenten zu erfassen [8]. Der Fragebogen umfasst 12 Items, die unmittelbar vor dem Wettkampf ausgefüllt werden sollen. Die Resultate werden in drei Werte aufgeteilt, wobei der erste Wert die somatische Angst beschreibt, welche mit Wahrnehmungen der körperlich spürbaren Aufregung, wie feuchte Hände und Herzklopfen einhergeht. Der nächste Wert steht für Besorgnis, was Selbstzweifel, spezifische Sorgen und negative Erwartungen betrifft und der letzte Wert beschreibt die Zuversicht, welche die Selbstsicherheit der Athleten beinhaltet [8].

> Sportliche Wettkämpfe können in zweierlei Hinsicht Stress bedeuten: Den erwarteten physischen Stress durch die körperliche Anstrengung und psychischen Stress, der mit Angst, Unsicherheit etc. zu tun hat.

9.2 Auswirkungen von Stress auf Schlaf

Der Zusammenhang zwischen Stress und Schlaf wurde anhand unterschiedlicher Paradigmen und Stressoren untersucht [17].

Stresseinwirkungen während des Schlafes. In der Schlafforschung wurde beispielsweise untersucht, wie sich der Schlaf verändert, wenn Versuchspersonen während des Schlafes innerhalb einer gewissen Zeit auf einen Ton reagieren, um einem Elektroschock zu entgehen [17]. Im Vergleich zur Kontrollbedingung zeigten sich erwartungsgemäß unter anderem längere Einschlafdauern und häufigeres Erwachen. Aber auch alltägliche Stressoren wie Lärm von Zügen, Autos und Flugzeugen wurden im Schlaflabor simuliert. Die Auswirkung auf die objektiven Parameter war hier zwar gering (z. B. Abnahme des Tiefschlafanteil) aber subjektiv wurde über einen deutlich schlechteren Schlaf berichtet

[10]. Auch das Schlafen an einem ungewohnten Ort – was im Leistungssport im Rahmen von Wettkämpfen oder Trainingslagern häufig vorkommt – kann ein Stressor darstellen und zu einem schlechteren Schlaf führen [23].

Physischer Stress vor dem Schlaf. In Schlaflaborstudien wurde etwa eine reduzierte Flüssigkeitsaufnahme oder Nahrungsentzug als physischer Stressor auf den Schlaf untersucht. Hier zeigt sich jedoch ein recht uneinheitliches Bild (z. B. Zu- oder Abnahme des REM-Schlaf). Physische Aktivität kurz vor dem Schlafen – was im Leistungssport im Rahmen von späten Trainingseinheiten oder abendlichen Spielen und Wettkämpfen ebenso häufig vorkommt – kann auch als physischer Stressor angesehen werden [17]. In einer Meta-Analyse von Stutz, Eiholzer und Spengler (2018) zeigten sich jedoch kaum Effekte [31]. In vielen Studien wurde jedoch häufig Menschen ohne Bezug zum Leistungssport untersucht und die Belastungen waren eher gering bis moderat. Anekdotische Evidenz aus unseren eigenen Untersuchungen mit Hochleistungsradsportlern, die nach einer Etappe noch diverse Stunden „auf der Rolle fahren" und sich dadurch aufgewühlt fühlen, lassen zumindest in einigen Fällen auch Schlafprobleme vermuten. Weitere Studien sollten prüfen, ob sich diese Beobachtung systematisch nachweisen lassen.

Psychosozialer Stress vor dem Schlaf. Hier wurden in Schlaflaborstudien beispielsweise unangenehme Filme vor dem Schlaf gezeigt. Dieser Ansatz schien jedoch nur wenig zu bewirken, außer z. B. den REM-Schlaf zu intensivieren [17]. In einer anderen Studien wurden negative Stresssituationen erzeugt, in dem etwa Versuchspersonen unpersönlich behandelt oder extrem schwierige Testaufgabe in kurzer Bearbeitungszeit gegeben wurden [17]. Die Auswirkungen auf den Schlaf waren jedoch nicht sehr deutlich und zeigten sich z. B. in einer erhöhten Einschlaflatenz. In einer aktuellen Studie wurde der Einfluss von Stress auf den Mittagsschlaf untersucht [1]. Die Ergebnisse zeigen, dass psychosozialer Stress, erzeugt durch den *Montreal Imaging Stress Task*, vor dem Schlaf sich negativ auf die Schlaflatenz und Tiefschlafparameter auswirkt, allerdings waren die Auswirkungen – trotz starker Kortisolreaktion – geringer als angenommen.

Real-Life Stress im Alltag. Da die experimentelle Induktion von Stress mitunter schwierig ist, wurde auch im Feld Studien durchgeführt. Exemplarisch sei die Studie von Åkersted, Kecklund und Axelsson (2007) genannt, in der die Probanden jeden Abend ihr Stresslevel angaben. Wenn zwischen zwei Nächten das Stresslevel zunahm, dann führte dies zu einer niedrigeren Schlafeffizienz und mehr Wachphasen [3]. Auch Prüfungssituationen wurden untersucht. Beispielsweise haben Ahrberg et al. (2012) Medizinstudierende zu drei verschiedenen Messzeitpunkten befragt: während dem Semester, vor der Prüfung und nach der Prüfung. Die akademische Leistung korreliert mit dem Stresslevel und der Schlafqualität vor der Prüfung, wobei eine schlechte Leistung mit schlechter Schlafqualität und hohem Stress zusammenhing [2]. Eine weitere Studie untersuchte den Effekt eines bevorstehenden Fallschirmsprungs auf den Schlaf bei Novizen und Experten [4]. Es hat sich gezeigt, dass sich der Fallschirmsprung besonders für die Anfängergruppe als stressreich erwiesen hat und sie eine höhere subjektive Angst aufwiesen, wohingegen der Stressor aber nur geringfügige Veränderungen im Schlaf hervorbrachte.

> **Für Stress und Schlafqualität gibt es viele Studien, die zusammenfassend zeigen, dass sich verschiedene Stressoren negativ auf den Schlaf auswirken.**

9.3 Schlaf vor und nach sportlichen Wettkämpfen

„Ich werde vielleicht noch eine Nacht ruhig schlafen, aber danach wird es dann schlimm, das weiß ich!". Dieses Zitat von einer Deutschen Athletin während der Olympischen Sommerspiele in Athen im Jahre 2002 steht exemplarisch für eine Vielzahl von anekdotischen Berichten über eine unruhige Nacht vor einem sportlichen Wettkampf im Leistungssport [13]. Tatsächlich existieren zwischenzeitlich zahlreich empirische Untersuchungen, die den Schlaf vor, während und nach sportlichen Wettkämpfen untersuchten [16]. Savis, Eliot, Gansneder und Rotella (1997) haben College-Sportler/innen nach ihrem Schlafverhalten vor Wettkämpfen befragt [30]. Die Fragebogendaten zeigen, dass die Schlafdauer in den beiden Nächten vor dem Wettkampf als deutlich geringer gegenüber der normalen Schlafdauer angegeben wird.

In drei Erhebungen wurden deutsche, australische und japanische Athletinnen und Athleten aus unterschiedlichen Einzel- und Mannschaftssportarten (z. B. Schwimmen, Basketball) befragt, die mehrheitlich einem Kader angehörten bzw. eine lange Sportlaufbahn aufwiesen und aktiv an sportlichen Wettkämpfen teilnahmen [11, 12, 19]. Insgesamt gaben 66% bzw. 63% der Athleten an bereits einmal bzw. in den vergangenen 12 Monaten schlechter vor einem Wettkampf geschlafen zu haben (◘ Abb. 9.1).

Die Antworten auf detaillierte Fragen zum Schlaf vor Wettkämpfen sind in der Tabelle dargestellt (◘ Tab. 9.1)

> Aus Fragebogenstudien wird deutlich, dass Leistungssportlerinnen und -sportler durchaus Probleme mit dem Schlaf vor einem wichtigen Spiel oder Wettkampf kennen.

Fragebogenstudien basieren auf retrospektiv erhobenen Daten und können somit Verzerrungen unterliegen, z. B. könnte ein Sportler seine schlechte Leistung im Nachhinein auf den Schlaf zurückführen, obwohl es möglicherweise auch andere Gründe gegeben hat. In der Studie von Lastella, Lovell und Sargent (2012) wurde die Schlafqualität in der Nacht

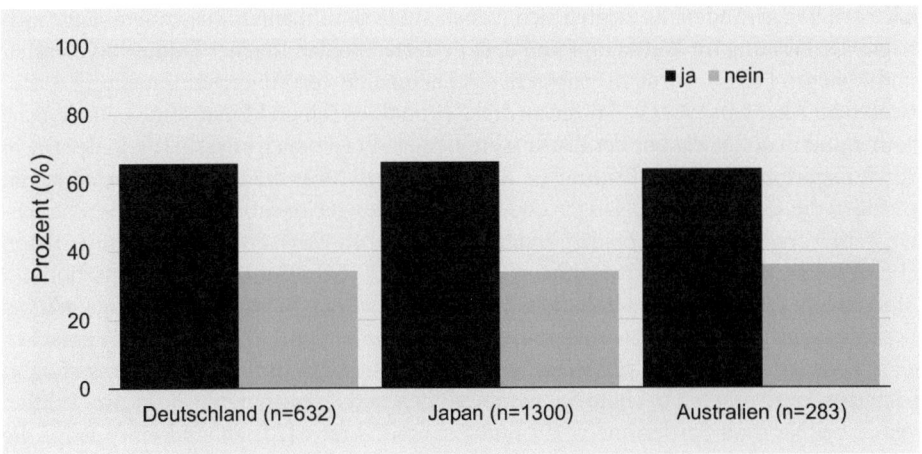

◘ Abb. 9.1 Häufigkeit von Schlafproblemen vor wichtigen Wettkämpfen oder Spielen. Daten aus

Tab. 9.1 Antworthäufigkeit der Athleten aus der Studie von Erlacher et al. [11]

Frage	Antworthäufigkeiten
1. Welche Probleme haben Sie mit Ihrem Schlaf vor einem Wettkampf erlebt?	80 % Einschlafschwierigkeiten 43 % frühes morgendliches Erwachen 32 % nächtliches Erwachen 12 % unangenehme Träume
2. Welche Gründe gab es für den schlechteren Schlaf vor einem Wettkampf?	77 % Gedanken über den Wettkampfverlauf 60 % Nervosität vor dem Wettkampf 29 % ungewohnte Schlafumgebung 17 % Geräusche im Zimmer oder von draußen
3. Wie hat sich der schlechtere Schlaf auf Ihre Wettkampfleistung ausgewirkt?	57 % keine Auswirkung 27 % erhöhte Tagesmüdigkeit 18 % schlechtere Tagesstimmung 13 % schlechtere Leistung im Wettkampf
4. Welche Strategien nutzen Sie, um vor einem Wettkampf gut zu schlafen?	57 % keine besondere Strategie 34 % Fernsehen 17 % Lesen 9 % Entspannungstechniken 1 % Schlafmittel

Mehrfachnennungen möglich

vor einem Marathon und die Auswirkungen auf die Stimmung und die tatsächlich erbrachte Leistung untersucht [20]. Auch hier berichteten 68 Prozent der befragten Marathonläufer von deutlich schlechterem Schlaf unmittelbar vor dem Wettkampf. Die häufigsten genannten Ursachen für den schlechten Schlaf waren Angst, Lärm und Toilettendrang. Es wurden Zusammenhänge zwischen Schlafqualität, kurzer Schlafzeit, der Anzahl von Wachphasen während der Nacht und der Auswirkung auf Müdigkeit und Anspannung am nächsten Tag gefunden. Es zeigten sich jedoch keine signifikanten Zusammenhänge zwischen der Leistung im Wettkampf und dem gestörten Schlaf. In einer Studie von Erlacher und Kollegen (2009) wurde die subjektive Schlafqualität von Abiturientinnen und Abiturienten im Alter von 19 bis 21 Jahren zu drei Zeitpunkten (einen Monat vorher, eine Woche vorher und in der Nacht vor der Prüfung) mit einem Fragebogen erfasst [15]. In der Nacht vor der sportpraktischeren Prüfung (z. B. Leichtathletik) war die subjektive Schlafqualität geringer, die Einschlaflatenz länger und es wurde häufiger nächtliches Erwachen berichtet – im Vergleich zu den beiden anderen Nächten. In einer Studie von Zimmermann (1996) zeigte sich ein Zusammenhang zwischen der (Nor-)Adrenalinkonzentration am Morgen eines wichtigen Qualifikationswettkampfs und der subjektiven Schlafqualität bei Leistungssportlern [32]. Ein aktuelle Studie findet ebenfalls eine Zusammenhang zwischen verschiedenen Biomarkern für Stress (z. B. Cortisol) und dem Erfolg bzw. Misserfolg in wichtigen Wettkämpfen bei Elite-Schwimmerinnen und Schwimmern [7]. In zwei Studien wurde bei Netzball-Spielerinnen [29] und Rennradfahrern [22] anhand einer Frage die Qualität des Schlafes über mehrere Nächte eines Turniers bzw. einer simulierten Radrundfahrt erfasst und mit Nächten ohne Wettkampf verglichen. In beiden Studien zeigte sich allerdings keine Verschlechterungen der Schlafqualität während der Wettkampfphase.

Der Schlaf einer Athletin oder eines Athleten kann durch verschiedene exogene Faktoren gestört sein. Im Leistungssport finden beispielsweise Wettkämpfe und Liga-Spiele regelmäßig in ungewohnter und fremder Umgebung statt (z. B. Fußballweltmeisterschaft in Südafrika). Äußere Gegebenheiten wie etwa Verkehrslärm oder unbequeme Betten können sich dabei negativ auf den Schlaf auswirken [14]. Zudem finden häufig die Spiele und Wettkämpfe am frühen oder späten Abend statt [27]. Die Zunahme von sportlichen Events am Abend (z. B. Champions League Fußballspiele) birgt dabei verschiedene Probleme. So ist allein schon aus organisatorischen Gründen der Zeitpunkt für das Schlafen stark nach hinten verlagert. Zudem können durch aktivierende Substanzen (z. B. Koffein) aber auch die körperliche und mentale Aktivierung durch den Wettkampf selbst, der Schlaf negativ beeinflusst werden. Bei der im vorherigen Kapitel diskutierten Studie von Nédélec und Kollegen (2018) lag die Schlafzeit für die Top-Fußballer nach einem Abendspiel im Schnitt bei gerade mal 4 Stunden und 51 Minuten [27]. Zu guter Letzt, ist es im Leistungssport auch nicht ungewöhnlich, das Wettkämpfe in anderen Ländern und Zeitzonen stattfinden. Die Effekte des JetLeg werden gesondert im nächsten Kapitel betrachtet (▶ Kap. 10).

Neben diesen exogenen Faktoren (z. B. Verkehrslärm) können auch endogene Faktoren (z. B. Wettkampfangst) den Schlaf beeinträchtigen. In der zuvor genannten Fragebogenstudie von Savis et al. (1997) werden in den offenen Fragen häufig Übererregung, Nervosität und Wettkampfangst als Faktoren genannt, die den notwendigen Schlaf stören [30]. In der eigenen Fragebogenstudie antworteten die Athleten auf die Frage nach den Gründen für einen schlechteren Schlaf ebenfalls häufiger mit Gedanken über den Wettkampfverlauf sowie Nervosität als mit Begründungen bzgl. äußerer Faktoren [11]. In der oben genannten Studie wurden von den Schülerinnen und Schülern neben der subjektiven Schlafqualität ebenfalls die Wettkampfangst am Morgen der sportpraktischen Prüfung mit einem Fragebogen erfasst [14]. Während der somatische Anteil der Wettkampfangst nicht mit den subjektiven Schlafangaben korrelierte, zeigte sich ein deutlicher Zusammenhang zwischen dem Gefühl des Erholtseins nach dem Schlaf und den Komponenten Besorgnis und Zuversicht. In einer zweiten längsschnittlichen Studie wurde erneut bei Leistungssportlern die subjektive Schlafqualität und die Wettkampfangst am Morgen eines Wettbewerbs und vier Tage zuvor gemessen [9]. Auch in dieser Studie zeigt sich kein Zusammenhang zwischen Wettkampfangst und der subjektiven Schlafqualität, sondern mit dem Gefühl des Erholtseins nach dem Schlaf. Entgegen der anekdotischen Beispiele scheint die subjektive Schlafqualität, wenn überhaupt nur schwach mit somatischen und kognitiven Aspekten der Wettkampfangst zusammenzuhängen. Dagegen können die wahrgenommenen Auswirkungen des Schlafes („ausgeschlafen sein") substantielle Korrelationen aufweisen.

9.4 Schlaf während mehrtägiger Wettkämpfe

Mehrtägige Wettkämpfe oder Turniere sind im Leistungssport sehr häufig anzutreffen. Üblicherweise sind bei solchen Wettbewerben die Wettkampfzeit auf einen Teil des Tages begrenzt – sei es für ein Spiel (z. B. Europameisterschaft im Fußball), einen bis zwei Vorläufe (z. B. Weltmeisterschaft im Schwimmen) oder eine Etappe (z. B. bei einer Radrundfahrt). Zwischen den einzelnen Wettkämpfen liegt mindestens ein oder auch mehrere Nächte, in denen normal geschlafen werden kann [21].

Am Beispiel des Hochleistungsradsports soll dies am Rennkalender illustriert werden Die Wettkampfleistung im Straßenradsport ist sehr stark durch die individuelle Ausprägung der Kraft und Ausdauer determiniert. Aufgrund der langen Distanz der Wettkämpfe von bis zu 290 Kilometern Länge spielt neben der muskulären auch die kognitive Erschöpfung eine Rolle. Wenn man bedenkt, dass die Saison der Profiradsportler von Anfang Februar bis Ende Oktober reicht, wird das Ausmaß der psychischen wie der physischen Belastungen der Athleten deutlich. In diesem Zeitraum absolvieren die meisten Profis zwischen 50 und 70 Wettkämpfe, viele davon im Rahmen von mehrtägigen Rundfahrten, während denen den Fahrern – außer bei den dreiwöchigen Landesrundfahrten wie der Tour de France – kein Ruhetag gewährt wird [25]. Zudem ist die Wahrscheinlichkeit hoch, dass sich im Radsport gängige Phänomene wie das ständige Wechseln der Umgebung bzw. der Übernachtungsorte sowie die Variation der Startzeiten negativ auf die Schlafqualität und Schlafdauer auswirkt. In einem unveröffentlichten Forschungsprojekt wurden bei insgesamt fünf Rundfahrten (z. B. Volta a Catalunya in Spanien) vier Profimannschaften (z. B. Team Milram) begleitet. Dabei wurden während der Rundfahrt in jedem Rennen bei maximal sechs Radsportlern in 3–4 Nächten mit einem mobilen Ein-Kanal-EEG-Rekorder das Schlafverhalten aufgezeichnet. Parallel dazu wurden am Morgen subjektive Schlafdaten mit einem Fragebogen erhoben. In dem Wettkampf selbst wird die erbrachte Wettkampfleistung subjektiv von den Fahrern eingeschätzt.

In den Abbildungen sind die Daten der subjektiven Schlafqualität und der subjektiven Rennleistung abgetragen (◘ Abb. 9.2). Für die Schlafqualität zeigen sich kaum Korrelationen zu den subjektiven Leistungseinschätzungen, im Gegensatz zum Gefühl des Erholtseins das hohe Korrelationen aufweist. Auffallend an den Streudiagrammen ist, dass

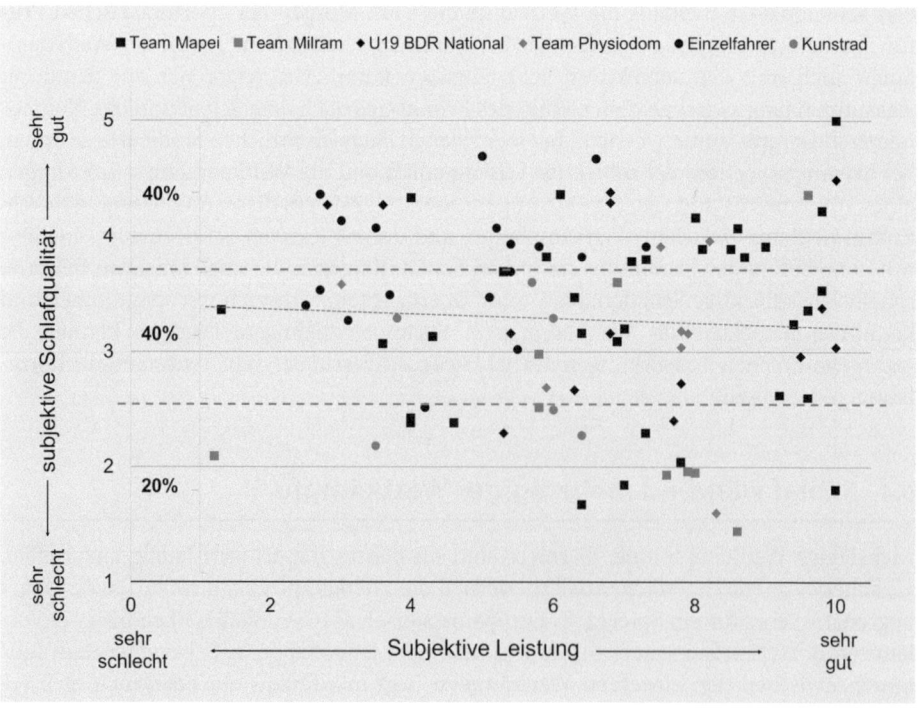

◘ Abb. 9.2 Schlafverhalten Radsport

9.4 · Schlaf während mehrtägiger Wettkämpfe

sowohl die Schlafqualität als auch das Gefühl des Erholtseins eine große Schwankung aufweist. Für die Schlafqualität beispielsweise haben 60 Prozent der Untersuchten eine schlechte Schlafqualität (SQ-Wert unter 3,7) und bei 20 Prozent liegt der Wert sogar bei denen von Insomnie-Patienten (SQ-Wert unter 2,5). Die Schwankungen gelten nicht nur für unterschiedliche Personen, sondern zeigen sich auch über den Verlauf einer Straßenrundfahrt (z. B. Eingekreiste Werte stammen von einem Fahrer).

Die Schlafauswertungen von 15 Fahrern in drei Rennen zeigt, dass die Athleten, die höhere Tiefschlafanteile aufwiesen, über weniger physische Erschöpfung im Rennen berichteten. Es zeigte sich kein direkter Zusammenhang zwischen der Platzierung im Rennen und den Schlafparametern, so dass hier noch weitere Studien abgewartet werden müssen, wobei in einer anderen Studie vergleichbar Ergebnisse gefunden wurden [21].

Eine andere Form von mehrtägigen Wettkämpfen sind Extremausdauersportarten ohne Etappen. Ein Beispiel ist das *Race across America* (RAAM) – ein Fahrradrennen von der Westküste bis an die Ostküste in den USA. Im Gegensatz etwa zur Tour de France gibt es keine Tagesetappen. „Lediglich" 55 Kontrollpunkte müssen von den Fahrerinnen und Fahrern abgefahren werden. Gewonnen hat, wer als erstes das Ziel erreicht. Dadurch ist die Frage nach einem guten Schlafmanagement extrem wichtig, da jede Schlafpause bedeutet, dass keine Rennkilometer zurückgelegt werden. Im Jahr 2014 gewann Christoph Strasser aus Österreich das Rennen in einer Zeit von 7 Tage, 15 Stunden und 56 Minuten. Er schlief insgesamt 5,5 Stunden und fuhr inklusive aller Pausen (insgesamt gab es zwölf Stunden, an denen er nicht auf dem Rad saß) eine Durchschnittsgeschwindigkeit von fast 27 km/h. Dieses Beispiel verdeutlicht, dass auch unter extremen Schlafmangel körperliche Höchstleistungen möglich sind, die man eigentlich kaum erwarten dürfte (▶ Kap. 8). In einem Interview schildert Christoph Strasser sehr eindrücklich seine persönlichen Erfahrungen mit dem Schlafmangel.

Beispiel
Interview aus der Zeitschrift RennRad mit David Binnig [5] (Mit freundlicher Genehmigung von RennRad)
  RennRad: Christoph, du saßt knapp acht Tage lang fast ununterbrochen auf dem Rad. Wie hast du die ersten Stunden nach der Zielankunft erlebt?
  Christoph Strasser: Ich bin fast sofort eingeschlafen. Unter der Dusche waren wir dann zu dritt, zu zweit haben sie mich gestützt, denn ich konnte und wollte nicht mehr stehen. Ich hatte auch keine Stimme mehr. Nach dem Duschen habe ich zehn Stunden durchgeschlafen.
  Wann nach dem Start begannen die Schmerzen?
  Nach zwei Stunden. Da ging es mir zum ersten Mal richtig schlecht. Es ging steil bergauf und es war extrem heiß, über 40 Grad. Die längerfristigen Probleme haben dann ab der Hälfte angefangen: Knieschmerzen und Sitzprobleme vor allem, wobei man eigentlich überall leichte Schmerzen hat. Die letzten beiden Tage sind einfach brutal, die gingen nur mit Tapes und Schmerzmitteln. In den Appalachen drückt es dir bergauf die Tränen aus den Augen, so schmerzen die Knie.
  Und, bist du abgestiegen?
  Nein, nur wenn es absolut nicht mehr ging mit den Knien. Drei Minuten lang. Dann gings weiter, auch wenn ich zwischendurch den Sinn des Rennens nicht mehr verstanden habe. Ich dachte, ich wäre wieder Radkurier und müsste ein ganz wichtiges Päckchen abliefern. Das kam vom Schlafmangel.
  Wie viel hast du in den fast acht Tagen geschlafen?

Fünfeinhalb Stunden.

Wie ist es möglich, fast ohne Schlaf eine solche Leistung zu bringen?

Für den Körper ist der Schlaf nicht so wichtig, das hält man acht Tage lang aus. Es ist ein Kopfproblem. Es geht um das Hirn, die Konzentration. Aber nach 20 Minuten Powernap ist man wieder da. Nach dem Rennen dauert es dann mindestens eine Woche, bis man den normalen Schlafrhythmus wieder hat.

Hast Du das trainiert, mit so wenig Schlaf auszukommen?

Nein, gar nicht. Ich schlafe ganz normal, sieben, acht Stunden. Bei weniger erholt man sich nicht so gut. Ich trainiere auch nicht nachts, das ist schlecht für den Biorhythmus.

Wie wirkt sich der wenige Schlaf auf dich aus?

Die Wahrnehmung ist manchmal etwas verschwommen. Beim RAAM habe ich bisher jedes Jahr nachts irgendwann kleine Menschen am Straßenrand gesehen, die mir zujubelten. Mittlerweile weiß ich: Das sind Briefkästen mit Gartenzwergen drauf.

Mit einem Gehirn im Halbschlaf Rad zu fahren, kann gefährlich werden.

Mein Betreuerwagen hinter mir schützt mich vor dem Verkehr. Ich hatte auch schon einmal Sekundenschlaf und bin von der Straße ab und in einer Wiese gelandet. Aber ein gewisses Risiko muss man eingehen, wenn man unter acht Tagen bleiben will.

Das RAAM scheint auf dem ersten Blick ein eher außergewöhnlicher sportlicher Wettkampf. Tatsächlich gibt es einige solcher Wettkämpfe. Leger et al. (2008) beispielsweise erfassten Schlafdaten mit mobilen Messeinheiten bei Seglern während eines mehrtägigen Bootsrennens. Die Segler, die über die besseren Schlafmanagement-Strategien verfügten, also ausreichend Schlaf gewährleisten konnten, belegten am Ende auch einen besseren Platz im Rennen [24]. Mehrtägige Extremläufe werden ebenfalls immer beliebter. In einer Fragebogenstudie von Poussel et al. (2015) wurde 303 Teilnehmerinnen und Teilnehmer des Ultra-Trail du Mont-Blanc, Ultramarathon mit einer Streckenlänge von etwa 172 km und mehr als 10.000 zu überwindenden Steigungsmetern, nach ihren Schlafstrategien gefragt. Das Zeitlimit beträgt 46 Stunden, wobei die schnelleren Läufer nach etwa 21 Stunden und die schnelleren Läuferinnen nach etwa 25 Stunden ins Ziel kommen [28]. Die Mehrheit (72 %) schliefen nicht während des gesamten Rennens und die restlichen machten einen Nap von 10 bis 60 Minuten.

> In Extremausdauersportarten ohne Etappen wird das Schlafmanagement zu einem wichtigen Erfolgsfaktor.

9.5 Sportpraktische Empfehlungen und Perspektiven

In diesem Kapitel wurden sportliche Wettkämpfe als stressreiche Ereignisse vorgestellt und deren Auswirkungen auf den nachfolgenden Schlaf diskutiert. Selbstverständlich sind für das Abschneiden im sportlichen Wettkampf viele Faktoren verantwortlich wie Trainingsplanung, Versagen in Leistungssituationen oder Auswärtsspiele. Die möglichen Effekte des Schlafes werden im Vergleich zu den zuvor genannten Faktoren von der Forschung wie der Trainerschaft oftmals stark vernachlässigt. Entsprechende Empfehlungen lassen sich jedoch für diese Situationen leicht finden und formulieren. In wie fern sich Wettkampfangst tatsächlich auf einen verminderten Schlaf vor einem Wettbewerb auswirkt muss perspektivisch durch weitere Studien untersucht werden.

9.5 · Sportpraktische Empfehlungen und Perspektiven

Empfehlungen. Ein erholsamer Schlaf ist wichtig, um beispielsweise zuversichtlich in das Spiel oder den Wettkampf zu gehen. Bereits in den vorherigen Kapiteln wurden einige allgemeine Empfehlungen formuliert, um den Schlaf zu optimieren (▶ Kap. 7 und 8). Darüber hinaus ergeben sich spezifische Empfehlung: Eine auf den Sport zugeschnittene Schlafedukation muss sich vor allem an den speziellen Bedingungen der jeweiligen Sportarten und an den dort gegebenen Schlafmöglichkeiten orientieren. Um den Schlafstörungen nicht hilflos gegenüberzustehen, wurden das so genannte Schlaftraining und die Schlafedukation entwickelt. Das Training für einen gesunden, erholsamen Schlaf steht unter der Faustregel „weniger ist mehr", d. h., anstatt lange wach zu liegen, ist ein kurzer, effizienter Schlaf vorzuziehen, wobei die individuellen Schlafbedürfnisse beachtet werden müssen. Die Schlafhygiene (regelmäßige Bettzeiten, Einschlafrituale, keine späten Trainings bzw. kognitiven Vorbereitungen) sorgt für eine Änderung der Schlafgewohnheiten und eine Optimierung der Schlafumgebung. Diese Maßnahmen im Sport umzusetzen, bedarf unter Umständen besonderer Aufmerksamkeit.

Akute Schlafprobleme in den Nächten vor einem Wettkampf können ebenfalls durch die Einhaltung von Schlafhygienestrategie reduziert werde und die Schläfrigkeit fördern. Vor allem ist auf einen sparsamen Umgang mit elektronischen Geräten vor dem Schlafengehen zu achten (z. B. Flugmodus, Lichtfilter). Für Sportlerinnen und Sportlern, deren Nächte vor einem Wettkampf besonders stark beeinträchtigt sind, sollten auch Techniken aus der kognitiven Verhaltenstherapie in Erwägung gezogen werden. Hierzu bedarf es jedoch einem besonderen Coaching, so dass die Verwendung beispielsweise von Entspannungsverfahren auch ihre Wirkung entfalten kann [18]. Nach dem Wettkampf können Schlafhygienepraktiken ebenfalls von Vorteil sein, wobei hier die organisatorischen Rahmenbedingungen eher einschränkend wirken. Dennoch: Der Trainerstab kann morgendliche regenerative Trainingseinheit – vor allem nach Wettbewerben am späten Abend – nach hinten verlagern, um eine weitere Verringerung der Bettzeiten und damit der möglichen Gesamtschlafdauer entgegenwirken. Der Schlaf reagiert besonders empfindlich auf die abendliche Einnahme von Stimulanzien (z. B. Koffein), von daher sollte die Einnahme und der Zeitpunkt der Einnahme genau betrachtet und aktivierende Effekte vor dem Hintergrund der nachfolgenden Nacht kritisch diskutieren werden [6].

Eine weitere Möglichkeit den Schlaf zu verbessern, ergibt sich durch die Vergabe eines Schlaftherapeutikums, wobei hier die einzelnen Vor- und Nachteile ebenfalls sehr gut abgeschätzt werden sollten. Bei der Verwendung von Schlafmitteln, sollten solche Mittel verwendet werden, die bei den Personen am folgenden Tag keinerlei Verschlechterung der physischen Leistungsfähigkeit oder der Reaktionsfähigkeit aufwiesen, den Schlaf aber nachweislich verbessern. Die Verträglichkeit und die Wirkungen von Schlafmitteln sollten demnach erst in der Trainingsphase über einen Zeitraum hinweg getestet werden, bevor die Mittel in der Nacht vor einem Wettkampf zum Einsatz kommen. Ein Hauptproblem bei Benzodiazepinen ist das Hang-over, das stark von der Halbwertszeit und der Dosis abhängt. Darauf sollte auf jeden Fall hingewiesen werden, gerade wenn ein Athlet oder eine Athletin es zum ersten Mal nehmen sollte. Außerdem zeigen Meta-Analysen, das auch zur Behandlung der Insomnie das Schlaftraining die erste Wahl darstellt [18].

Perspektiven. Nach wie vor ist das effektive Ausmaß von Schlafproblemen vor sportlichen Wettkämpfen noch recht unklar. Tatsächlich ist nicht einmal die Wirkungsrichtung eindeutig nachgewiesen. Wenn auch einige Studien nahelegen, dass die aufkommende Wettkampfangst einige Tage vor dem Ereignis die Schlafmuster in der Nacht vor dem Wettkampf beeinträchtigen [9], müssen diese Ergebnisse in weiteren Untersuchungen repliziert werden. Wenn sich dieser Sachverhalt bestätigt, dann könnten neben den

Schlafhygienepraktiken auch gezielt an der Wettkampfangst mit sportpsychologischen Interventionen gearbeitet werden. Ob sich solche Massnahmen indirekt auch auf den Schlaf auswirken, müsste zudem geprüft werden.

Literatur

1. Ackermann, S., Cordi, M., La Marca, R., Seifritz, E., & Rasch, B. (2019). Psychosocial stress before a nap increases sleep latency and decreases early slow-wave activity. *Frontiers in Psychology, 10*, 20.
2. Ahrberg, K., Dresler, M., Niedermaier, S., Steiger, A., & Genzel, L. (2012). The interaction between sleep quality and academic performance. *Journal of Psychiatric Research, 46*, 1618–1622.
3. Åkerstedt, T., Kecklund, G., & Axelsson, J. (2007). Impaired sleep after bedtime stress and worries. *Biological Psychology, 76*, 170–173.
4. Beaumaster, E. J., Knowles, J. B., & MacLean, A. W. (1978). The sleep of skydivers: A study of stress. *Psychophysiology, 15*, 209–213.
5. Binnig, D. (2014). Extremradsport: Der RAAM -Sieger im Interview. *RennRad, 9*, 12–18.
6. Caia, J., Kelly, V. G., & Halson, S. L. (2018). The role of sleep in maximising performance in elite athletes. In M. Kellmann & J. Beckmann (Hrsg.), *Sport, recovery and performance: Interdisciplinary insights* (S. 151–167). Abingdon: Routledge.
7. Chennaoui, M., Bougard, C., Drogou, C., Langrume, C., Miller, C., Gomez-Merino, D., & Vergnoux, F. (2016). Stress biomarkers, mood states, and sleep during a major competition: „Success" and „failure" athlete's profile of high-level swimmers. *Frontiers in Physiology, 7*, 94.
8. Ehrlenspiel, F., Brand, R., & Graf, K. (2009). Das Wettkampfangst-Inventar-State. In R. Brand, F. Ehrlenspiel, & K. Graf (Hrsg.), *Das Wettkampfangst-Inventar. Manual* (S. 71–100). Bonn: Bundesinstitut für Sportwissenschaft.
9. Ehrlenspiel, F., Erlacher, D., & Ziegler, M. (2018). Changes in subjective sleep quality before a competition and their relation to competitive anxiety. *Behavioral Sleep Medicine, 16*, 553–568.
10. Elmenhorst, E.-M., Müller, U., & Basner, M. (2011). Single and combined effects of air, road, and rail traffic noise on sleep and recuperation. *Sleep, 34*, 11–23.
11. Erlacher, D., Ehrlenspiel, F., Adegbesan, O., & Galal El-Din, H. (2011). Sleep habits in German athletes before important competitions or games. *Journal of Sports Sciences, 29*, 859–866.
12. Erlacher, D., Fujii M., Sugiyama T., & Tazuke, S. (2019). *Sleep problems in Japanese College Athletes*. Unveröffentlichte Daten: Universität Bern.
13. Erlacher, D., Gebhart, C., Ehrlenspiel, F., Blischke, K., & Schredl, M. (2012). Schlaf und Sport. Motorisches Gedächtnis, Wettkampfleistung und Schlafqualität. *Zeitschrift für Sportpsychologie, 19*, 4–15.
14. Erlacher, D., Schredl, M., & Lakus, G. (2009). Subjective sleep quality prior to home and away games for female volleyball players. *International Journal of Dream Research, 2*, 70–72.
15. Erlacher, D., Schredl, M., Ehrlenspiel, F., & Bosing, M. (2009). Subjective sleep quality and state anxiety of high-school students prior to a final sport exam. In A. M. Columbus (Hrsg.), *Advances in psychology research* (S. 179–186). New York: Nova Science Publishers.
16. Gupta, L., Morgan, K., & Gilchrist, S. (2017). Does elite sport degrade sleep quality? A systematic review. *Sports Medicine, 47*, 1317–1333.
17. Heyden, T. (1983). *Der Einfluss von realem Stress auf den Schlaf*. Frankfurt: Lang.
18. Holzinger, B., & Klösch, G. (2018). *Schlafstörungen. Psychologische Beratung und Schlafcoaching*. Berlin: Springer.
19. Juliff, L. E., Halson, S. L., & Peiffer, J. J. (2014). Understanding sleep disturbance in athletes prior to important competitions. *Journal of Science and Medicine in Sport, 18*, 13–18.
20. Lastella, M., Lovell, G. P., & Sargent, C. (2012). Athletes' precompetitive sleep behaviour and its relationship with subsequent precompetitive mood and performance. *European Journal of Sport Science, 14*, 123–130.
21. Lastella, M., Roach, G. D., Halson, S. L., Martin, D. T., West, N. P., & Sargent, C. (2015). Sleep/wake behaviour of endurance cyclists before and during competition. *Journal of Sports Sciences, 33*, 293–299.
22. Lastella, M., Roach, G. D., Halson, S. L., Martin, D. T., West, N. P., & Sargent, C. (2015). The impact of a simulated grand tour on sleep, mood, and well-being of competitive cyclists. *Journal of Sports Medicine and Physical Fitness, 55*, 1555–1564.

Literatur

23. Le Bon, O., Staner, L., Hoffmann, G., Dramaix, M., San Sebastian, I., Murphy, J. R., & Linkowski, P. et al. (2001). The first-night effect may last more than one night. *Journal of Psychiatric Research, 35*, 165–172.
24. Leger, D., Elbaz, M., Raffray, T., Metlaine, A., Bayon, V., & Duforez, F. (2008). Sleep management and the performance of eight sailors in the Tour de France a la voile yacht race. *Journal of Sports Sciences, 26*, 21–28.
25. Lindner, W. (1994). *Erfolgreiches Radsporttraining*. München: BLV.
26. Myers, D. G. (2014). *Psychologie* (4. Aufl.). Berlin: Springer.
27. Nédélec, M., Dawson, B., & Dupont, G. (2019). Influence of night soccer matches on sleep in elite players. *The Journal of Strength & Conditioning Research, 33*, 174–179.
28. Poussel, M., Laroppe, J., Hurdiel, R., Girard, J., Poletti, L., Thil, C., & Chenuel, B. et al. (2015). Sleep management strategy and performance in an extreme mountain ultra-marathon. *Research in Sports Medicine, 23*, 330–336.
29. Romyn, G., Robey, E., Dimmock, J. A., Halson, S. L., & Peeling, P. (2016). Sleep, anxiety and electronic device use by athletes in the training and competition environments. *European Journal of Sport Science, 16*, 301–308.
30. Savis, J. C., Eliot, J. F., Gansneder, B., & Rotella, R. J. (1997). A subjective means of assessing college athletes' sleep: A modification of the morningness/eveningness questionnaire. *International Journal of Sport Psychology, 28*, 157–170.
31. Stutz, J., Eiholzer, R., & Spengler, C. M. (2018). Effects of evening exercise on sleep in healthy participants: A systematic review and meta-analysis. *Sports Medicine, 49*, 269–287.
32. Zimmermann, E. (1996). Leistung und Schlaf bei Sportlern. *Wiener Medizinische Wochenschrift, 13/14*, 280–282.

Jetlag im Sport

10.1 Beispiel einer Flugreise von Frankfurt nach Auckland – 126

10.2 Unterscheidung Reisemüdigkeit und Jetlagsymptomatik – 128

10.3 Flugreisen und sportliche Leistungsfähigkeit – 129

10.4 Sportpraktische Empfehlungen und Perspektiven – 131

Literatur – 133

© Springer-Verlag GmbH Deutschland, ein Teil von Springer Nature 2019
D. Erlacher, *Sport und Schlaf*, https://doi.org/10.1007/978-3-662-58132-2_10

Christopher Columbus (1451–1506), Abel Tasman (1603–1659), Alexander von Humboldt (1769–1859) – sie alle brachen auf in das Unbekannte. In die Wildnis. Sie erschlossen Neuland. Sie durchreisten Meere und Kontinente – ohne jemals Gefahr zu laufen, ihre innere Uhr aus dem Gleichgewicht zu bringen. Erst mit den schnellen Flugreisen, quer über die Längengrade und über mehrere Zeitzonen hinweg, macht der moderne Mensch diese Erfahrung namens: Jetlag. Die innere Rhythmik und die äußeren Zeitgeber, vor allem der Hell-Dunkel-Rhythmus, verschieben sich schlagartig, so dass sich Schlafhomöostase und Zirkadianik desynchronisieren. Dies ist ein Zustand, an den sich der Körper anpassen muss. Auch im Spitzensport mit internationalen Wettkämpfen, die über die ganze Welt verteilt sind, ist der Jetlag längst zum Alltags-Phänomen und vor allem Alltags-Problem geworden. Deshalb wird die Frage nach der besten Strategie zum Umgang mit dieser Schlafstörung immer häufiger formuliert. Die erste Antwort auf diese Frage ist einfach: Das bewusst machen der Reisefakten – zum Beispiel der tatsächlichen Zeitverschiebung, der Abflugzeit, der Flugdauer. Denn der Reisestress und die Zeitverschiebung werden meist unterschätzt und verharmlost. Liegen die Tatsachen offen, folgt der nächste Schritt: Eine Strategie für Verhaltensänderungen entwickeln, die bereits zu Hause oder vor Ort getroffen werden können, um die innere Uhr rasch am Zielort auf die neue Zeitzone zu synchronisieren. In diesem Kapitel sollen deshalb zunächst am Beispiel eines Langstreckenflugs alle relevanten Faktoren einer Reise zusammenzutragen werden. Die Jetlag-Problematik ist dabei von dem Reisestress (z. B. schlechtes Schlafen im Flugzeug) zu unterscheiden. Die Faktoren des Jetlags beziehen sich nur auf die zeitliche Verschiebung und die Zeit vor Ort. Schließlich sollen Studienergebnisse aus dem Bereich des Sports nach Ost- und Westflügen getrennt dargestellt werden. Am Ende erfolgt ein Ausblick auf sportpraktische Implikationen.

10.1 Beispiel einer Flugreise von Frankfurt nach Auckland

Wenn man im Januar von Frankfurt am Main nach Auckland in Neuseeland reist, und einen guten Anschlussflug erwischt, dann ist man nach knapp 22 Stunden Flugzeit in Neuseelands Metropole gelandet und von den Zeitzonen um 12 Stunden verschoben. Relativ zu den daheim gebliebenen Menschen steht man dann auf dem Kopf (oder umgekehrt), denn Neuseeland ist nahezu der Antipode von Mitteleuropa, d. h. der diametral entgegengesetzte Punkt der Erde (◉ Abb. 10.1). An diesem extremen Reisebeispiel sollen zunächst organisatorische Fakten von Flugreisen angesprochen werden.

Von Frankfurt nach Auckland gibt es keine Direktflüge, so dass mindestens ein Zwischenstopp eingeplant werden muss. Beispielsweise würde eine Boeing 777 an einem Montag im Januar um 21:55 Uhr in Frankfurt starten und um 17:15 Uhr (Frankfurt: Dienstag, 11:15 Uhr) am nachfolgenden Tag in Singapur zwischenlanden. Die Flugzeit beträgt 12 Stunden und 20 Minuten. In Singapur besteht ein Aufenthalt von 3 Stunden und 35 Minuten. Der Anschlussflug mit einem Airbus A380 startet um 20:50 Uhr in Singapur und landet am Mittwoch um 11:45 Uhr (Frankfurt: Dienstag, 23:45 Uhr) am internationalen Flughafen in Auckland. Die Flugzeit des zweiten Flugs beträgt 9 Stunden und 55 Minuten. Die Anreise benötigt zusätzlich einen Transport vom Zuhause an den Flughafen und bei internationalen Flügen wird empfohlen, mindestens 3 Stunden vor Abflug am Flughafen anzukommen (Check-In, Gepäckaufgabe, Sicherheitskontrolle). Nach der Landung muss ebenfalls Zeit für die Einreise und die Gepäckausgabe eingerechnet werden und auch der Transport vom Flughafen in eine entsprechende Unterkunft ist zu berücksichtigen. Die gesamte Reisezeit beläuft sich dann bereits auf über 30 Stunden (mit mehr oder weniger viel Schlaf). In Auckland ist zwischenzeitlich Zeit fürs Mittagessen während die innere Uhr gerade Mitternacht schlägt.

10.1 · Beispiel einer Flugreise von Frankfurt nach Auckland

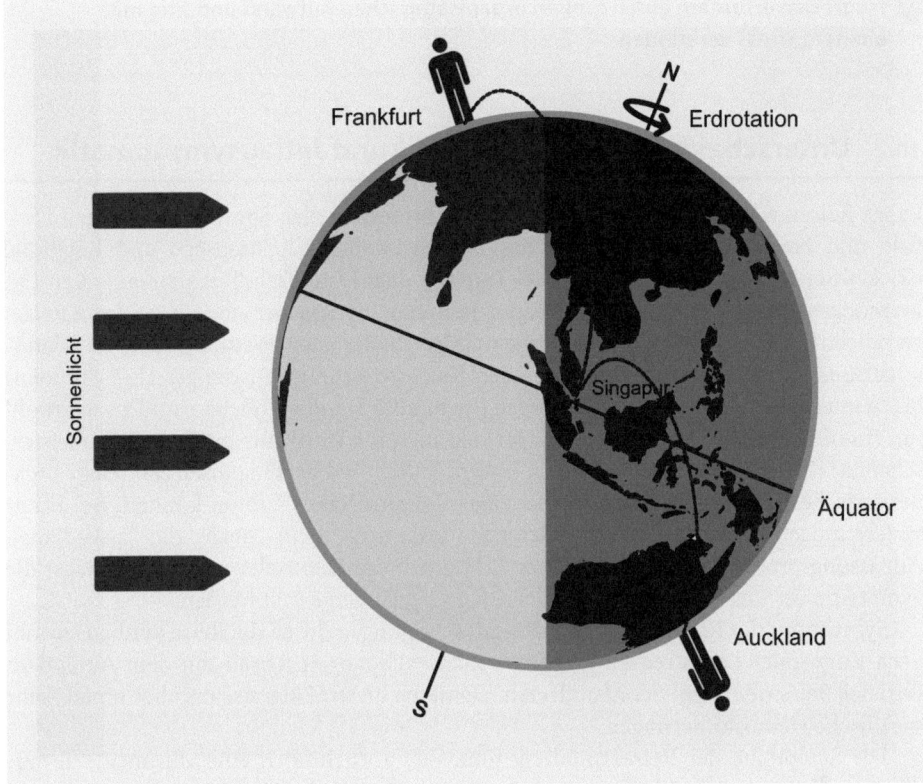

■ Abb. 10.1 Flug FRA-AUCK

Bei Flugreisen gibt es weitere Besonderheiten. Beispielsweise kann die tatsächliche Zeitverschiebung je nach Jahreszeit und Ort durch die unterschiedlichen Sommer- und Winterzeiten variieren. Die 12 Stunden Zeitunterschied zwischen Frankfurt und Auckland gelten für den europäischen Winter. Im europäischen Sommer wäre der Zeitversatz zum winterlichen Neuseeland bei 10 Stunden. Im Übergang auch 11 Stunden, da z. B. für 2019 in Deutschland am 31. März die Sommerzeit beginnt und in Neuseeland am 7. April die Winterzeit. Da die Anzahl der Zeitzonen einen Einfluss auf die Geschwindigkeit der Anpassung haben, sollte der Athlet bzw. die Trainerin deshalb frühzeitig den tatsächlichen Zeitunterschied beispielsweise für einen Wettkampf berücksichtigen.

Ein Jetlag entsteht nur bei Flügen in Ost- und Westrichtung, da hier Zeitzonen überschritten werden. Beispielsweise wird ein West-Ost-Flug von Frankfurt am Main nach Tokyo in Japan etwa 12 Stunden dauern. Dabei kommt es im Sommer zu einer Zeitverschiebung von minus 7 im Winter von minus 8 Stunden (Keine Sommerzeit in Japan). Bei einem Ost-West-Flug von Frankfurt am Main nach San Francisco in den USA dauert ebenfalls knapp 12 Stunden. Dabei kommt es im Sommer zu einer Zeitverschiebung von minus 7 im Winter von minus 8 Stunden (Umstellung auf Sommerzeit im gleich Zeitraum wie Deutschland). Dagegen wird ein vergleichbarer Nord-Süd-Flug von Frankfurt am Main nach Kapstadt in Südafrika ebenfalls knapp 12 Stunden dauern. Im Sommer wird man jedoch nach der Landung seine Uhr nicht verstellen müssen, da keine Zeitverschiebung vorliegt (im Winter eine Stunde; Keine Sommerzeit in Südafrika).

> Flugreisen erfordern einen großen organisatorischen Aufwand und sind mit einigem Stress verbunden.

10.2 Unterscheidung Reisemüdigkeit und Jetlagsymptomatik

Lange Reisen waren schon immer ein Teil des professionellen Sports. So berichten Duffield und Fowler (2018) das Mitte des 19. Jahrhunderts Australische und Englische Cricket-Spieler für ihre Wettkämpfe 45 Tage mit dem Dampfschiff unterwegs waren [3]. Im modernen Leistungssport müssen Sportlerinnen und Sportler eine Vielzahl von Reiseverpflichtungen eingehen, die von regelmäßigen nationalen Wettbewerben im Mannschaftsbus, nationalen und internationalen Kurzstreckenflügen (weniger als 5 Stunden) bis zu internationalen Langstreckenflügen (mehr als 5 Stunden) reichen, und zwar sowohl für Trainingszwecke (z. B. Trainingslager) als auch für Wettkämpfen (z. B. Weltmeisterschaften) [7]. Wie das einleitende Beispiel verdeutlich sind bei Flugreisen zahlreiche organisatorische Fakten vorhanden, die zu einer Reisemüdigkeit führen können. Bei Langstreckenflügen über mehrere Zeitzonen kommen dann noch die zirkadianen Anpassungsprobleme, der Jetlag, hinzu [21]. Im Folgenden sollen deshalb zunächst die Symptome der Reisemüdigkeit und des Jetlags gegenübergestellt werden.

Symptome der Reisemüdigkeit. Beeinträchtigungen durch die Reise können sowohl nach Kurz- oder Langstreckenflügen, als auch nach langen Reisen mit dem Auto, dem Bus, der Bahn oder dem Schiff auftreten. Dennoch bieten Flugreise darüber hinaus sehr spezifische Herausforderungen.

Die Symptome der Reiseermüdung umfassen vornehmlich eine allgemeine Ermüdung, „Verwirrung", Reizbarkeit und Kopfschmerzen [21]. Häufig verschwinden diese Symptome mit einem ausreichenden Nachtschlaf [3]. Das Ausmaß der Ermüdung hängt zunächst davon ab wie erfahren eine Person mit dem Reisen ist. Mit einer größeren Reiseerfahrung (z. B. Schlafmaske, Nackenkissen) werden sicherlich einige der folgenden Punkte weniger belastend erlebt. Darüber hinaus spielen die Dauer der Reise und die Reisebedingungen selbst eine wichtige Rolle. Allgemein dürften längere Reisen mit vielen unerwarteten Ereignissen (z. B. verpasster Anschlussflug) zu größeren Strapazen führen als kurze und reibungslose Reisen. Zu den wichtigsten spezifischen Faktoren zählen: Eine trockene Kabinenluft, Hypoxie, eine eingeschränkte Bewegungsfreiheit und Kabinengeräusche [21]. Die trockene Kabinenluft kann zu einer Dehydratation führen, deshalb sollte man darauf achten, immer ausreichend zu trinken. Der geringe Sauerstoff in der Kabinenluft (Hypoxie) kann die Dehydration verstärken, darüber hinaus reduziert sich über einen längeren Zeitraum die allgemeine Sauerstoffsättigung, was den Schlaf zusätzlich stören kann, aber auch einen physiologischen Stress induzieren [3]. Zudem kann die schlechte Qualität der Kabinenluft das Immunsystem beeinträchtigen. Die eingeschränkte Bewegungsfreiheit (vor allem in der Economy Klasse) kann mitunter Venenthrombosen verursachen [21]. Dazu kommen starke Geräusche von den Flugzeugmotoren und anderen Fluggästen, die einen ungestörten Schlaf zusätzlich erschweren. Schließlich wird der gewohnte Tagesablauf stark durcheinander gebracht (z. B. Essenszeiten und Essensauswahl) sowie das natürliche Schlafmuster [17]. Als letzter Punkt darf der wahrgenommene Stress bei verschiedenen Reisestationen mit zum Teil langen Wartezeiten nicht unterschätzt werden: Einchecken, Gepäckabfertigung, Sicherheitskontrollen, Einreiseformalitäten und Zollabfertigung [3].

Wenn auch die Symptome der Reisemüdigkeit als weniger schwerwiegend im Vergleich zum Jetlag beschrieben werden, führen sie dennoch zu einer Beeinträchtigung der körperlichen und kognitiven Leistungsfähigkeit [3]. Vor diesem Hintergrund wäre der größte Fehler den man begehen könnte, die Reise, in der man ja eigentlich nichts zu tun hat, als Erholungszeit zu betrachten. Das Gegenteil ist zumeist der Fall.

Symptome des Jetlags. Wenn bei internationalen Flügen mehrere Zeitzonen überschritten werden, kommt es zu einer Verschiebung von dem endogenem zirkadianen Rhythmus und den exogenen Faktoren der neuen Zeitzone [17]. Nach einem Langstreckenflug verharrt der Organismus zunächst im gewohnten Rhythmus des Ausgangsortes. Äußere Faktoren in der neuen Umgebung, insbesondere der Hell-Dunkel-Zyklus, wirken jedoch als Zeitgeber und fördern die Synchronisierung der Körperuhr an die neue Zeitzone (► Kap. 3).

Die Symptome des Jetlags umfassen dabei einen gestörten Schlaf (z. B. erhöhte Einschlaflatenz, frühmorgendliches Erwachen), erhöhte Tagesmüdigkeit, plus erhöhte Einschlafneigung, verstärkte Reizbarkeit, verminderte Wachsamkeit, negative Gemütszustände, gastrointestinale Störungen und einem verminderten Interesse am Essen [21]. Als Folge kommt es zu einer Beeinträchtigung der körperlichen und kognitiven Leistungsfähigkeit [3]. Die Symptome verbessern sich dabei über die Zeit, wobei die Anpassung an die lokale Zeit mit ungefähr einem halben Tag pro Stunde für den Zeitunterschied nach Westen und ungefähr einen Tag pro Stunde für den Zeitunterschied nach Osten geschätzt wird [4]. Das bedeutet, je mehr Zeitzonen überflogen werden, umso mehr Tage muss man für die Anpassung einrechnen [17]. Es scheint, dass es einfacher ist, sich an eine nach Westen gerichtete Phasenverzögerung anzupassen als eine nach Osten gerichtete Phasenvorverlagerung. Allerdings sind die Befunde hierzu nicht eindeutig, weil auch andere Faktoren eine Rolle spielen können, beispielsweise ob man am Anfang oder am Ende eines Auslandaufenthaltes steht. Damit verknüpft ist die Tatsache, dass man am Ende der Reise zu Hause in einer gewohnten Umgebung mit fester Zeitstruktur ankommt, während man häufig im Urlaub freier planen kann [3]. Am Anfang einer Reise kommt demnach das Schlafen in einer ungewohnten Umgebung dazu, das in der Forschung mit dem Ausdruck „first-night-effect" belegt ist [13]. Dabei zeigt der Schlaf in der ersten Nacht in einer neuen Umgebung ein häufigeres Erwachen, ein erschwertes Wiedereinschlafen und einen unregelmäßigen Schlaf.

> Flugreisen sind für viele Athletinnen und Athleten im Hochleistungssport ein unvermeidbarer Stress, der zu Reisemüdigkeit und bei Ost/Westflügen zu Jetlag führt.

10.3 Flugreisen und sportliche Leistungsfähigkeit

Angesichts der Trainings- und Wettbewerbsanforderungen sind regelmäßige Kurz-, Mittel- und Langstreckenflüge eine Notwendigkeit in den meisten Profisportarten. Im Folgenden soll die Studienlage zu den Auswirkungen von Flugreisen auf die sportliche Leistungsfähigkeit und auf den Schlaf dargestellt werden.

Kurz- und Mittelstreckenflüge. Im Mannschaftssport kann man häufig bei Heimspielen bessere Leistungen sehen als bei Auswärtsspielen. In der Sportpsychologie wird dies als „Heimvorteil" bezeichnet und eine Vielzahl von möglichen Faktoren (z. B. Fans, Territorium) werden diskutiert [3]. Auch der Einfluss von Flugreisen wurde untersucht, vor allem in Ländern wie den USA oder Australien, in denen Spiele zwischen Ost-

Mannschaften (z. B. New York, Sydney) und West-Mannschaften (z. B. San Francisco, Perth) häufig vorkommen und damit Inlandsflüge über drei Zeitzonen regelmäßig stattfinden [16]. Der Heimvorteil ist zwar schwer von den spezifischen Auswirkungen des Reisens zu trennen, doch scheint es plausibel, dass Reisemüdigkeit und Jetlag sich negativ auf die Leistung auswirken kann [20].

Smith et al. (2000) untersuchten beispielsweise mit Regressionsanalysen den Einfluss der Reisemüdigkeit auf Leistungsdaten in Mannschaftssportarten. Parameter, wie die zurückgelegte Entfernung und die Anzahl der Zeitzonen, konnten dabei nur 1 bis 2 Prozent der Varianz der Spielergebnisse aufklären [20]. In anderen Studien ergab sich jedoch, dass die Anzahl der Zeitzonen sich deutlicher negativ auf die Spielleistung auswirkte [3]. Beispielsweise wurden die Baseballergebnisse für die amerikanische Major League analysiert und es zeigte sich, dass bei den Mannschaften, die über drei Zeitzonen reisten, sich die Gewinnquote bei Auswärtsspielen reduzierte [22]. Neben dem Spielergebnis wurden auch die Auswirkungen von Flugreisen auf technische und taktische Leistungsindikatoren und die Konsequenzen von mehreren Reisen geprüft. Aber auch hier sind die Ergebnisse nicht eindeutig [3].

Nur wenige Studien haben die Auswirkungen von Kurz- und Mittelstreckenflüge auf den Schlaf erforscht. In einer Studie von Richmond et al. (2007) wurden 9 Rugby Spieler (Australian Rules Football) während Heim- und Auswärtsspielen (maximal 3 Zeitzonen Differenz) und spielfreien Tagen untersucht [18]. Die subjektiven Schlafwerte (Schlaftagebuch) weisen dabei kaum Unterschiede zwischen den Bedingungen auf und spiegeln in allen Messungen einen ausgesprochen guten Schlaf wider. Auch in der Studie von McGuckin et al. (2019) veränderten sich die subjektiven Schlafwerte (Schlaffragebogen) kaum zwischen Heim- und Auswärtsspielen [15]. In einer Studie von Fowler, Duffield und Vaile (2015) wurde mit 10 Versuchsteilnehmern ein 5-stündiger Inlandsflug (Sydney-Perth) simuliert [8]. Um die Simulation so realistisch wie möglich zu machen, wurden die Sitzverhältnisse einer Flugzeugkabine in der Economy Klasse nachgebaut. Zusätzlich wurde eine leichte Hypoxie erzeugt und auch das Essen und Trinken wurde einem echten Flug angepasst. Die simulierte Reise hatte dabei kaum einen Einfluss auf verschiedene physische Tests (z. B. Sprintleistung) und die Stimmung am darauffolgenden Tag noch auf verschiedene Schlafparameter in der Nacht [8].

Zusammengenommen scheinen die Auswirkungen von Reisen bei Kurz- und Mittelstreckenflügen auf die sportliche Leistung gering. Vor allem scheint der Jetlag von bis zu 3 Stunden kaum den Schlaf zu stören. Einen Einfluss dürfte hingegen die Tageszeit der Wettbewerbe haben. So könnten möglicherweise die Kombination aus Abendspiel und Westreise, die Wettkampfzeit auf einen idealen Zeitpunkt der inneren Uhr verschieben.

Langstreckenflüge. Die Studienlage zu den Auswirkungen von Langstreckenflügen auf die sportliche Leistung ist ebenfalls schwer zu beurteilen [3]. Eine der ersten umfassenden Studien zu Langstreckenflügen im Sport kommt von Lemmer et al. [14]. Sie untersuchten insgesamt 15 deutsche olympische Leistungsturner nach einem Langstreckenflug von Frankfurt nach Atlanta (n = 13; sechs Zeitzonen) und von München nach Osaka (n = 6; acht Zeitzonen). Vor Ort wurde jeweils ein sehr standardisiertes zweiwöchiges Trainingslager durchgeführt. Die Ergebnisse zeigen, dass am ersten Tag sämtliche Messungen (z. B. Kortisol, Körpertemperatur, Griffkraft) verändert waren, sich aber in wenigen Tagen normalisierten. Die subjektiv erfassten Jetlag-Symptome waren nach dem Flug nach Osten stärker und länger ausgeprägt als nach dem Flug nach Westen, wobei dieser auch weniger Zeitzonen umfasste [14].

10.4 · Sportpraktische Empfehlungen und Perspektiven

In einer weiteren Studie zeigte sich ebenfalls in den ersten zwei Tagen nach einem Ost-Flug von Australien (Canberra) nach Kanada (Calgary) einige reduzierte Testleistung (z. B. Sprungtests), jedoch nicht in der 30-m-Sprint-Leistung [2]. Auch hier wurde noch nach sieben Tagen subjektiv über Jetlag-Symptome geklagt. In zwei unterschiedlichen Studien wurden australische Fußballspieler während Spiele in Japan untersucht [5, 12]. In beiden Studien zeigten sich Auswirkungen auf Schlafparameter (Fragebogen und Aktigraphie). Zudem wurde auch in einer Studie von Jetlag-Symptomen berichtet. Tatsächlich ist der Zeitunterschied zwischen den beiden Ländern nur 1 Stunde, so dass die Beeinträchtigungen wahrscheinlich auf die Reisemüdigkeit zurückzuführen sind.

In der zuvor genannten Studie von Fowler et al. (2015) wurde auch ein Langstreckenflug von 24 Stunden simuliert (Sydney-London) [8]. Sowohl die Schlafmenge als auch die Schlafqualität wurden aufgrund des simulierten internationalen Fluges reduziert. Ebenso zeigte sich eine verminderte Sprint-Leistung am Tag nach dem simulierten Flug. Negative Stimmungszustände und wahrgenommene Müdigkeit wurden ebenfalls verstärkt [8]. Ein ähnlicher Einfluss auf den Schlaf wurde in einem Fußballteam berichtet, das einen West-Flug mit einer 4-stündigen Zeitzonenverschiebung unternahm [9]. Schlafdauer und -effizienz wurden während und nach der Anreise reduziert. Diese Änderungen waren jedoch nicht unähnlich hinsichtlich der Quantität und Qualität des Schlafes, die nach den folgenden Nachtspielen festgestellt wurden (▶ Kap. 8). Ähnliche Befunde zeigen sich auch für Ruderer die einen West-Flug über fünf Zeitzonen absolvierten [11].

> Die negativen Auswirkungen von Kurz- und Mittelstreckenflügen aber auch Langstreckenflügen werden stärker von den Symptomen der Reisemüdigkeit hervorgerufen und weniger durch Jetlag.

10.4 Sportpraktische Empfehlungen und Perspektiven

Wie in diesem Kapitel dargelegt, sind Flugreisen für viele Athletinnen und Athleten im Hochleistungssport ein unvermeidbarer Stress, egal ob es sich um regelmäßige Kurzstrecken oder gelegentliche Fernreisen handelt. Dementsprechend ist die Fähigkeit, Flugreisen zu tolerieren und sich davon zu erholen, ein wichtiger Erfolgsfaktor im Sport. Die Empfehlungen beziehen sich dabei sowohl auf die Reiseorganisation, um die Reisemüdigkeit zu reduzieren, also auch auf den Umgang mit dem Jetlag. Wobei vor allem die Empfehlung für den Umgang mit Jetlag diskutabel sind und weitere Studien deren Wirksamkeit untersuchen sollten.

Empfehlungen. Die Anforderungen von Flugreisen in Kombination mit Jetlag können sich negativ auf die sportliche Leistungsfähigkeit auswirken, sodass schon früh über mögliche Interventionen nachgedacht werden sollte. [1]. Die negativen Auswirkungen von Kurz- und Mittelstreckenflügen werden dabei stärker von den Symptomen der Reisemüdigkeit hervorgerufen und weniger durch Jetlag, der kaum Auswirkungen bei Verschiebungen von drei Zeitzonen oder weniger zeigt. Da auch häufig die Zeitumstellung von nur einer Stunde (Sommer- und Winterzeit) im Rahmen von zirkadianen Anpassungsproblemen diskutiert wird [10], kann es durchaus sein, dass sich für manche Menschen bereits hier Probleme ergeben können, so dass der individuelle Umgang mit den „Zeitzonen-Reisen" durchaus sinnvoll erscheint. Auch bei Langstreckenflügen scheinen vor allem die Müdigkeit durch die Reise sich auf die körperliche Leistungsfähigkeit und die Erholung auszuwirken, wobei der subjektiv empfundene Jetlag nur schwer von dem

Reisestress mit den besonderen Anforderungen an beispielsweise das Immunsystem oder den eingeschränkten Schlafmöglichkeiten abzugrenzen ist.

Vor der Reise sollten bereits Schlafhygieneregeln, z. B. regelmäßige Schlaf-Wach-Rhythmus, thematisiert und angewendet werden (▶ Kap. 8). Zudem wird empfohlen lange Trainings bei mittlerer Intensität durch kürzere, hochintensive Trainings zu ersetzen, da diese weniger das Immunsystem beeinträchtigen und dadurch die Krankheitsanfälligkeit beim Reise reduziert. Zudem wird empfohlen Immunverstärker-Ergänzungen (z. B. Vitamin C) einzunehmen, um das Krankheitsrisiko zu verringern [3]. Vereinzelt wird auch geraten, die Schlafzeiten im Ankuftsland bereits vor der Reise anzupassen beispielsweise vor einem Ostflug kontinuierlich die Weckzeit und die Schlafenszeit etwas vorzuverlegen. Während für diese Strategie keine systematischen Studien vorhanden sind, zeigte sich, dass die Anpassung von Trainingszeiten und Essverhalten bereits vor der Reise sich positive auswirken kann [1].

Während der Reise sollte versucht werden möglichst viel zu schlafen, vor allem zu Zeiten, wenn auch im Ankunftsland Nachtzeit ist. Um die Schlafzeit zu optimieren sollten elektronische Geräte (Display!) und koffeinhaltige Getränke vermieden werden. Zudem sollten Schlafmasken, ein Nackenkissen, Ohrstöpsel und eine angenehme Kleidung getragen werden. Um Infektion zu vermeiden, sollten die Hände immer gut gewaschen werden und wenn möglich nicht Augen, Nase und Mund berühren. Das Berühren von Gegenständen, die mit vielen Menschen in Kontakt kommen, sollte man ebenfalls vermeiden.

Die Empfehlungen für das Verhalten nach der Reise variiert, je nachdem wie lange die Reise andauert. Beispielsweise wird bei kurzen Aufenthalten empfohlen, sich nicht an die neue Zeitzone anzupassen, sondern (wenn möglich) in der eigenen Zeitzone zu agieren. Dies ist bei festgelegten Wettkampfzeiten allerdings nur selten möglich, so dass für den Leistungssport meist empfohlen wird, entsprechend der Zeitzonenverschiebung früher anzureisen, um sich an den zirkadianen Rhythmus des Zielortes anzupassen. Grundsätzlich kann sich die körperliche Leistungsfähigkeit in den ersten Tagen nach der Ankunft verringern und deshalb sollte die Trainingsbelastung gegebenenfalls angepasst werden. Zudem sollten Sportlerinnen und Sportler vor Ort auf eine gute Schlafhygiene achten. Einige Interventionen haben den Einsatz von Licht untersucht, um die Anpassungen an die neue Zeitzone zu beschleunigen [6]. Zudem kann die Einnahme von Melatonin zur Nacht und Koffein am Morgen helfen. Jedoch, bei der pharmakologischen Intervention ist Vorsicht geboten, da diese negative Nebenwirkungen bzw. Phasenverschiebungen in die falsche Richtung verursachen können [19]. Unabhängig davon sollte eine angemessene Planung und Verfügbarkeit von Strategien im Leistungssport vorhanden sein, um beispielsweise mit den Symptomen der Reisemüdigkeit umzugehen.

Perspektiven. Im Umgang mit Jetlag fehlen klare Strategien und Empfehlungen, denn nur wenige Studien haben die Auswirkungen auf die sportliche Leistung untersucht [3]. Beispielsweise ist zu zeigen, ob es überhaupt einen zirkadianen Rhythmus bei der sportlichen Leistung gibt (variiert die Leistungsfähigkeit des Sportlers über den Tage) oder welche zirkadianen Systeme (Kortisol, Temperatur usw.) hier interagieren. Die zirkadianen Variationen von möglich konfundierenden Prozessen (z. B. Nahrung, Gelenkigkeit, Stimmung, Motivation) ist dabei groß. Zum heutigen Zeitpunkt sind Empfehlungen für den Einsatz chronotherapeutischer Techniken zur Unterstützung von Sportlerinnen und Sportlern noch im Testmodus [23].

Die wenige Studien, die im nicht-sportlichen Bereich durchgeführt wurden, sind wenig hilfreich, da es im Sport weniger um Müdigkeit, kognitive Leistungsfähigkeit, sondern um die tatsächliche physische Leistungsfähigkeit geht [1]. Systematische Studien, die auch

Kontrollbedingungen beinhalten, sind nicht einfach durchzuführen, z. B. bei Interventionen gegen Jetlag-Symptome bei Langstreckenflügen (aufgrund der logistischen Probleme und der Kosten). Zudem spielen die individuellen Vorerfahrungen, der Chronotyp (Eule vs. Lerche), und wahrscheinlich weitere Faktoren eine Rolle, so dass größere Stichproben untersucht werden sollten. [3].

Literatur

1. Bin, Y. S., Postnova, S., & Cistulli, P. A. (2019). What works for jetlag? A systematic review of non-pharmacological interventions. *Sleep Medicine Reviews, 43*, 47–59.
2. Chapman, D. W., Bullock, N., Ross, A., Rosemond, D., & Martin, D. T. (2012). Detrimental effects of west to east transmeridian flight on jump performance. *European Journal of Applied Physiology, 112*, 1663–1669.
3. Duffield, R., & Fowler, P. (2018). Domestic and international travel: Implications for performance and recovery in team-sport athletes. In M. Kellmann & J. Beckmann (Hrsg.), *Sport, recovery, and performance: Interdisciplinary insights* (S. 183–197). Abingdon: Routledge.
4. Forbes-Robertson, S., Dudley, E., Vadgama, P., Cook, C., Drawer, S., & Kilduff, L. (2012). Circadian disruption and remedial interventions: Effects and interventions for jet lag for athletic peak performance. *Sports Medicine, 42*, 185–208.
5. Fowler, P. M., Duffield, R., Howie, K., Waterson, A., & Vaile, J. (2015). Effects of northbound long-haul international air travel on sleep quantity and subjective jet lag and wellness in professional Australian soccer players. *International Journal of Sports Physiology and Performance, 10*, 648–654.
6. Fowler, P. M., Duffield, R., Morrow, I., Roach, G., & Vaile, J. (2015). Effects of sleep hygiene and artificial bright light interventions on recovery from simulated international air travel. *European Journal of Applied Physiology, 115*, 541–553.
7. Fowler, P. M., Duffield, R., & Vaile, J. (2014). Effects of domestic air travel on technical and tactical performance and recovery in soccer. *International Journal of Sports Physiology and Performance, 9*, 378–386.
8. Fowler, P. M., Duffield, R., & Vaile, J. (2015). Effects of simulated domestic and international air travel on sleep, performance, and recovery for team sports. *Scandinavian Journal of Medicine and Science in Sports, 25*, 441–451.
9. Fullagar, H. H., Duffield, R., Skorski, S., White, D., Bloomfield, J., Kölling, S., & Meyer, T. (2016). Sleep, travel, and recovery responses of national footballers during and after long-haul international air travel. *International Journal of Sports Physiology and Performance, 11*, 86–95.
10. Kantermann, T., Juda, M., Merrow, M., & Roenneberg, T. (2007). The human circadian clock's seasonal adjustment is disrupted by daylight saving time. *Current Biology, 17*, 1996–2000.
11. Kölling, S., Treff, G., Winkert, K., Ferrauti, A., Meyer, T., Pfeiffer, M., & Kellmann, M. (2017). The effect of westward travel across five time zones on sleep and subjective jet-lag ratings in athletes before and during the 2015's World Rowing Junior Championships. *Journal of Sports Sciences, 35*, 2240–2248.
12. Lastella, M., Roach, G. D., & Sargent, C. (2019). Travel fatigue and sleep/wake behaviors of professional soccer players during international competition. *Sleep Health, 5*, 141–147.
13. Le Bon, O., Staner, L., Hoffmann, G., Dramaix, M., San Sebastian, I., Murphy, J. R., et al. (2001). The first-night effect may last more than one night. *Journal of Psychiatric Research, 35*, 165–172.
14. Lemmer, B., Kern, R.-I., Nold, G., & Lohrer, H. (2002). Jet lag in athletes after eastward and westward time-zone transition. *Chronobiology International, 19*, 743–764.
15. McGuckin, T. A., Sinclair, W. H., Sealey, R. M., & Bowman, P. (2014). The effects of air travel on performance measures of elite Australian rugby league players. *European Journal of Sport Science, 14*, 116–122.
16. Pollard, R. (2008). Home advantage in football: A current review of an unsolved puzzle. *The Open Sports Sciences Journal, 1*, 12–14.
17. Reilly, T., Atkinson, G., Edwards, B., Waterhouse, J., Åkerstedt, T., Davenne, D., et al. (2007). Coping with jet-lag: A position statement for the European College of Sport Science. *European Journal of Sport Science, 7*, 1–7.

18. Richmond, L. K., Dawson, B., Stewart, G., Cormack, S., Hillman, D. R., & Eastwood, P. R. (2007). The effect of interstate travel on the sleep patterns and performance of elite Australian Rules footballers. *Journal of Science and Medicine in Sport, 10*, 252–258.
19. Samuels, C. H. (2012). Jet Lag and travel fatigue: A comprehensive management plan for sport medicine physicians and high-performance support teams. *Clinical Journal of Sport Medicine, 22*, 268–273.
20. Smith, D. R., Ciacciarelli, A., Serzan, J., & Lambert, D. (2000). Travel and the home advantage in professional sports. *Sociology of Sport Journal, 17*, 364–385.
21. Waterhouse, J., Reilly, T., Atkinson, G., & Edwards, B. (2007). Jet Lag: Trends and coping strategies. *The Lancet, 369*, 1117–1129.
22. Winter, W. C., Hammond, W. R., Green, N. H., Zhang, Z., & Bliwise, D. L. (2009). Measuring circadian advantage in major league baseball: A 10-year retrospective study. *International Journal of Sports Physiology and Performance, 4*, 394–401.
23. Youngstedt, S. D., & O'Connor, P. J. (1999). The influence of air travel on athletic performance. *Sports Medicine, 28*, 197–207.

Gedächtniskonsolidierung im Schlaf

11.1 Gedächtnissysteme – 136

11.2 Experimentelle Herangehensweisen – 137

11.3 Motorische Expertise und Schlafstadien – 140

11.4 Schlafbegleitende „offline" Lernprozesse – 142

11.5 Sportpraktische Empfehlungen und Perspektiven – 143

Literatur – 144

© Springer-Verlag GmbH Deutschland, ein Teil von Springer Nature 2019
D. Erlacher, *Sport und Schlaf*, https://doi.org/10.1007/978-3-662-58132-2_11

„Dem Seinen gibt er es im Schlaf." (Züricher Bibel, Psalm 127,2). Ob der biblische Psalm bereits die biologischen Prozesse der Gedächtnisbildung im Blick hatte, ist ungewiss. Jedoch spricht so einiges dafür, dass wenn man sich mit einer Aufgabe tagsüber intensiv auseinandergesetzt hat, erst mal eine Nacht darüber schlafen sollte, um das neu Gelernte zu festigen. Für einen aktuellen Überblicksartikel über die schlafbezogene motorische Gedächtnisbildung zählte ein Mitarbeiter etwa 300 wissenschaftliche Veröffentlichungen an gesunden Personen. Eine erstaunliche Entwicklung, wenn man bedenkt, dass dieser Forschungszweig erst vor knapp 20 Jahren richtig in Mode gekommen ist. Die ersten experimentellen Erkenntnisse in diesem Bereich sind jedoch deutlich älter: Jenkins und Dallenbach konnten bereits 1924 zeigen, dass Probanden zuvor gelernte sinnlose Silben nach dem Schlafen besser wiedergeben konnten als nach einem gleichen Zeitintervall im wachen Zustand [14]. Während die Autoren damals eine passive Funktion des Schlafes vermuteten, da aufgrund fehlender Interferenz, d. h., es wird nichts Neues gelernt, gegenüber dem Wachzustand mehr behalten wird, geht man heute von einem aktiven Prozess aus, d. h., es findet eine Art Replay statt, der zur Verbesserung des Gedächtnisses beiträgt. Dies gilt für deklarative Gedächtnisinhalte – wie beispielsweise das Lernen von Vokabeln – insbesondere aber auch für den prozeduralen Bereich, also für den Erwerb und die Optimierung von Bewegungsfertigkeiten. Dabei wird ebenso vermutet, dass das schlafende Gehirn neu gelernte Informationen filtert und in das Langzeitgedächtnis überträgt. Dieser schlafbegleitende „Boost" im Rahmen eines Techniktrainings könnte auch im Sport nützlich sein. In diesem Kapitel soll zunächst das Gedächtnis mit seinen unterschiedlichen Facetten vorgestellt werden, da jede Gedächtnisart auf anderen biologischen Systemen beruht. Anhand von unterschiedlichen Studiendesigns wird anschließend die Frage diskutiert, wie sich Schlaf im Allgemeinen und spezifische Schlafphasen im Besonderen auf das Neulernen und die Optimierung von Bewegungen auswirken kann. Inwiefern diese „Offline"-Lerneffekte durch Schlaf auch eine sportpraktische Relevanz in sich tragen, soll am Ende dieses Abschnitts diskutiert werden.

11.1 Gedächtnissysteme

Gedächtnis ist nicht gleich Gedächtnis. Es macht beispielsweise einen Unterschied, ob ein Mensch chinesische Schriftzeichen oder das Einradfahren erlernen möchte. Das Erstgenannte setzt das wiederholte Anschauen von Wortpaaren, nämlich dem unbekannten chinesischen Schriftzeichen und dem entsprechenden bekannten Wort in der eigenen Sprache voraus und das Zweitgenannte das wiederholte Fahren bzw. versuchte Fahren auf einem Einrad. Beim Vokabelnlernen überwiegt die gedankliche und beim Einradfahren die körperliche Aktivität. Gemeinsam ist beiden Lernaufgaben, dass es Strukturen im Organismus geben muss, die für die Aufnahme, die kurz- und langfristige Speicherung sowie den Abruf von den aufgabenspezifischen Informationen zuständig sein müssen. Der Gedächtnisbildung geht also immer eine Lernphase voraus, die sich in eine Aneignung und eine Festigung (Konsolidierung) unterteilen lässt. Die Aneignung wird durch unterschiedliche Lernmodelle beschrieben. Damit man dann überhaupt von Gedächtnis sprechen kann, muss Wissen und Verhalten auch wieder abrufbar sein. An der Qualität des Erinnerns können Rückschlüsse auf das Gedächtnis getroffen werden, beispielsweise sind nach der Konsolidierung Gedächtnisinhalt resistenter gegenüber Interferenzen [19].

Neben diesen Gemeinsamkeiten unterscheiden sich Vokabellernen und Einradfahren hinsichtlich der Gedächtnissysteme. Der lernenden Person zeigt sich dieser Unterschied bereits im Lernprozess selbst, wobei chinesische Schriftzeichen explizit also „bewusst" erarbeitet werden müssen, bildet sich dagegen das motorische Gedächtnis implizit während des Übens, also ohne dass sich die Person jemals den motorischen Impulsen bewusst wird, die zur Lösung der Aufgabe erzeugt werden. Vokabellernen betrifft das Faktenwissen und wird gemeinsam mit dem episodisch-biografischen Wissen dem deklarativen Gedächtnis zugeordnet. Einrad fahren zählt zum prozeduralen Wissen und bildet beispielsweise mit der Konditionierung (z. B. Bildung einer Reiz-Reaktions-Assoziation) oder dem Priming (z. B. Erwartungslernen) das non-deklarative Gedächtnis. Beide Gedächtnissysteme werden darüber hinaus unterschiedlichen Hirnstrukturen zugeordnet und mit verschiedenen neurophysiologischen Mechanismen in Verbindung gebracht [2]. Beispielsweise wird dem Hippokampus eine wesentliche Rolle bei der Bildung von deklarativem Wissensgedächtnis zugeschrieben und den motorischen und prämotorischen Arealen für das prozedurale Motorikwissen [27]. Den Grund lieferten systematische Beobachtungen von Patientinnen und Patienten mit spezifischen Hirnschädigungen. Beispielsweise gibt es Menschen, die nach einer Hirnschädigung (Unfall, Schlaganfall, Operation etc.) keine neue Information behalten können (anterograde Amnesie) oder Ereignisse vor einer Hirnschädigung (z. B. vor einem Unfall) nicht mehr erinnern (retrograde Amnesie) [2]. Neben diesen klinischen Beobachtungen existieren zwischenzeitlich zahlreiche neurophysiologische Untersuchungen, die die unterschiedlichen Gedächtnissysteme auch mit unterschiedlichen schlafbezogenen Konsolidierungsmechanismen in Verbindung gebracht haben [23].

> Gedächtnisinhalte werden implizit (unbewusst) oder explizit (bewusst und willentlich) gebildet. Häufig wird auch von non-deklarativem und deklarativem Gedächtnis gesprochen.

11.2 Experimentelle Herangehensweisen

Für die Forschung zum deklarativen Gedächtnis existieren eine Fülle von Studien, die zeigen, dass der Schlaf bei der Konsolidierung eine wichtige Rolle spielt [6]. Etwas weniger Studien gibt es dagegen, für die Erforschung der schlafbegleitenden Festigung von motorischem Gedächtnis [16]. Die Schlafforschung hat unterschiedliche experimentelle Ansätze entwickelt, um der Gedächtnisbildung im Schlaf auf die Schliche zu kommen. Der experimentelle Ideenreichtum begründet sich darin, dass Schlaf eben ein komplexer Zustand ist, der aus verschiedenen Stadien besteht, sich in einer engen Wechselwirkung mit dem Wachsein befindet und sowohl durch zirkadiane als auch homöostatische Einflüsse reguliert wird. Das zweite Problem ist, dass man Schlaf nicht einfach entziehen kann, ohne die betreffende Person massiv zu beeinträchtigen. Verschiedene Ansätze sollen knapp an einer Beispielstudie erläutert werden.

Effekte von Schlafentzug auf das Lernen. In einer Vielzahl von Studien wurde untersucht, ob Schlafentzug (▶ Kap. 8) nach dem Lernen einer Aufgabe sich auf die prozedurale Leistung auswirkt. In einer klassischen Studie von Karni, Tanne, Rubenstein, Askenasy und Sagi (1994) wurde gezielt REM-Schlaf oder Tiefschlaf entzogen [15]. Drei Männer und drei Frau verbrachten mehrere Nächte im Schlaflabor. Vor jeder Nacht mussten Sie eine visuelle Textur-Diskriminationsaufgabe lernen, die darin besteht, bei einer kurzzeitigen Darbietung von Strichmustern den Zielreiz, der entweder horizontal oder vertikal ausgerichtet ist, zu erkennen. Der Lernerfolg wird über eine Schwellenwertbestimmung (Durchschnittliche Zeitdauer bei 80 % richtig) festgestellt. Um visuelle Effekte des Nachbildes auszuschließen, werden zwischen den Versuchen Markierungsbild eingeschoben. Bei dieser Art von Untersuchung handelt es sich um eine rein visuelle Aufgabe, die nicht auf irgendeine Art und Weise kognitiv erleichtert werden kann. Die Ergebnisse sind in der Abbildung dargestellt (◘ Abb. 11.1A). Es zeigt sich, dass ausschließlich bei REM-Schlafentzug keine Leistungsverbesserung über Nacht zu beobachten ist und demnach die Konsolidierungsprozesse für diese spezielle Aufgabe an diese Schlafphase gekoppelt scheinen [15]. Der Stressfaktor (geweckt werden) war in der Tiefschlafentzugsbedingung vergleichbar.

Effekte von Lernen auf den nachfolgenden Schlaf. In einer Reihe von Experimenten wurden die Auswirkungen von intensivem motorischem Lernen auf den nachfolgenden Schlaf untersucht. Buchegger, Fritsch, Meier-Koll und Riehle (1991) untersuchten dazu das Erlernen von Trampolinspringen und den damit verbundenen Einfluss auf die Architektur des nachfolgenden Schlafes [4]. Dazu wurde eine Experimentalgruppe, die eine 13-wöchige Intervention eines Trampolinbasistrainings absolvierte, und eine Kontrollgruppe, die im gleichen Zeitrahmen in einem Fußball- bzw. Tanztraining teilnahm, untersucht. Nach jedem Training verbrachte jeweils eine Person aus jeder Gruppe die Nacht im Schlaflabor. Alle Versuchspersonen haben bereits vor dem Experiment ein oder zwei Mal an einer Schlafaufzeichnung teilgenommen, um die Baseline zu bestimmen. Die Ergebnisse sind in der Abbildung dargestellt (◘ Abb. 11.1B). Es zeigt sich, dass nach den Lernphasen der prozentuale Anteil des REM-Schlafes in der Trampolinbedingung stark ansteigt (nicht jedoch in den anderen Gruppen mit dem „leichteren" Training) und demnach die notwendigen Konsolidierungsprozesse die Schlafarchitektur verändern können [4].

Effekte von frühem/spätem Schlaf auf das Lernen. Einige Studien haben die Schlafarchitektur (▶ Kap. 2, Abb. 2.2) genutzt, um den Einfluss von unterschiedlichen Schlafphasen auf unterschiedliche deklarative und prozedurale Lernaufgaben zu untersuchen. In der ebenfalls klassischen Untersuchung von Plihal und Born [22] wurde die Nacht in zwei Hälften aufgeteilt. In der ersten Nachthälfte herrscht bei jungen Personen Tiefschlaf vor, während in der zweiten Nachthälfte der REM-Schlaf recht viel Raum einnimmt. Die Versuchspersonen mussten deklarative Gedächtnisaufgaben (WortpaarAssoziationen) und prozedurale Aufgaben (Spiegelzeichnen) entweder vor einer frühen oder späten Schlafperiode erlernen. Die Anteile der anderen Schlafstadien, d. h. der NREM-Schlafstadien sowie intermittierender Wachphasen waren in etwa im frühen und späten Schlaf gleich. Die Ergebnisse sind in der Abbildung dargestellt (◘ Abb. 11.1C). Es zeigt sich, dass das Gedächtnis für deklarative Inhalte nach dem an Tiefschlaf reichen frühen Schlaf signifikant besser ist als nach dem an REM-Schlaf reichen späten Schlaf oder nach entsprechenden Zeitphase, in denen die Probanden wach geblieben waren. Prozedurale Gedächtnisleistungen wie das Spiegelzeichnen profitierten dagegen sehr viel stärker vom an REM-Schlaf reichen späten Schlaf als vom an Tiefschlaf reichen frühen Schlaf [22].

Effekte von Wach-/Schlafperioden auf das Lernen. In einer Reihe von Studien wurden die Lernleistungen nach Wachperioden mit gleichlangen Schlafperioden verglichen. In einer Experimentalreihe von Walker, Brakefield, Morgan, Hobson und Stickgold (2002) begann die erste Gruppe mit der Lernphase am Morgen (z. B. 10 Uhr) wird dann am Abend (z. B. 22 Uhr) und am nächsten Morgen (z. B. 10 Uhr), also nach einem normalen Nachschlaf, erneut getestet. Die zweite Gruppe beginnt mit der Lernphase am Abend, erhält dann einen normalen Nachtschlaf und wird ebenfalls zwei weitere Male am Morgen und Abend getestet [30]. Die Ergebnisse lassen demnach den Einfluss der Schlafperiode mit der Wachperiode vergleich und zusätzlich können auch Reihungseffekte kontrolliert

11.2 · Experimentelle Herangehensweisen

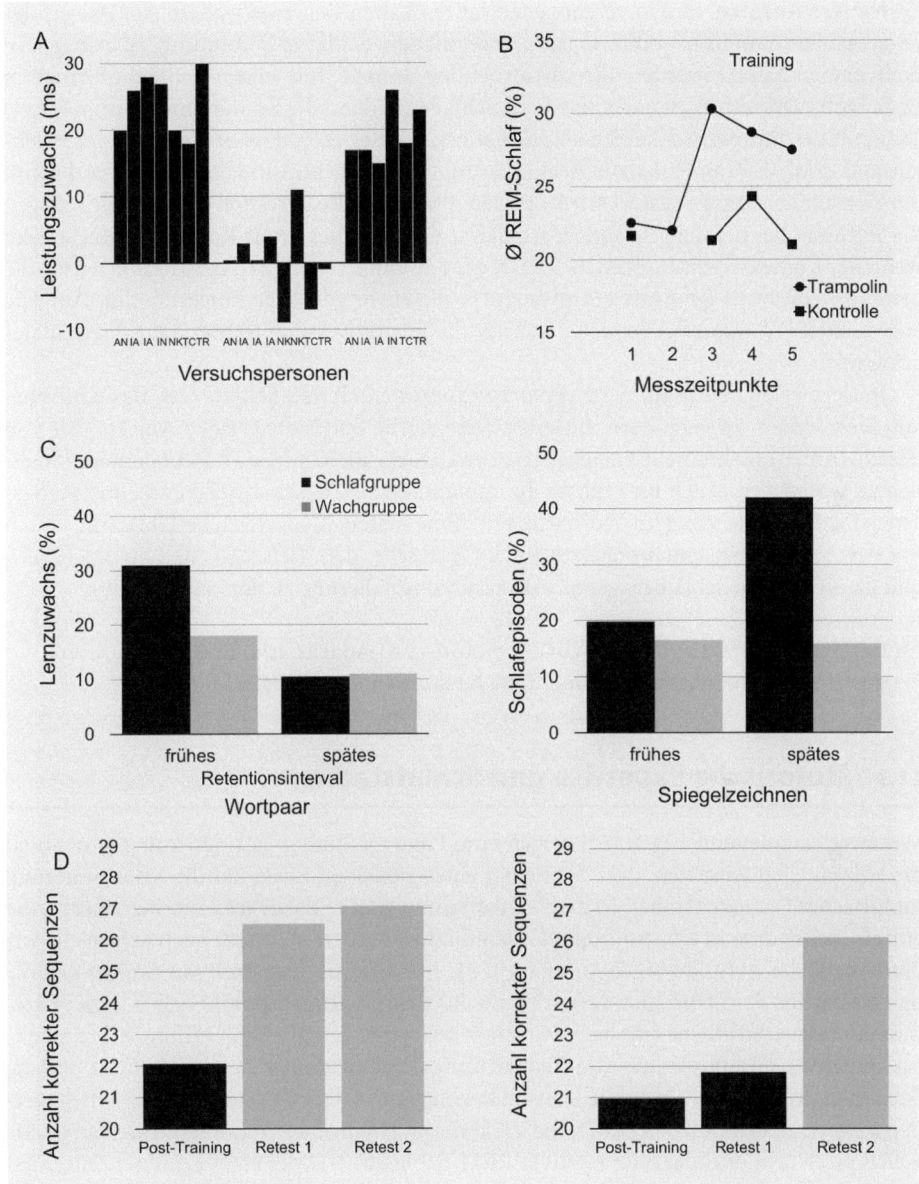

◘ **Abb. 11.1** Ergebnisse der Studie von Karni et al. (1994) **A**, Buchegger et al. (1991) **B**, Plihal und Born (1997) **C** und Walker et al. (2002) **D**. Beschreibungen siehe Text. Daten aus [4, 15, 22, 30]

werden. Als motorische Lernaufgabe wurde eine Sequenzlernaufgabe („Fingertapping") verwendet, wobei die Aufgabe ist, so schnell und so genau wie möglich vorgegebene Sequenzen von Tastendrücken durchzuführen. Die Ergebnisse sind in der Abbildung dargestellt (◘ Abb. 11.1D). Es zeigt sich, dass ein zusätzlicher Lernerfolg (sogenanntes Offline-Learning) ausschließlich in Schlafperioden festzustellen ist. Die Befunde ließen sich auch für einen Mittagsschlaf zeigen [21].

Neuere Ansätze. In den vergangenen Jahren haben sich zwei weitere Ansätze erfolgreich etabliert, um Konsolidierungsprozesse mit dem Schlaf in Verbindung zu bringen. In dem ersten Ansatz werden die zu lernenden Inhalte mit einer Kontextinformation (z. B. Duft) verknüpft. Im nachfolgenden Schlaf wird dann die Kontextinformation (Duft) während bestimmten Schlafphasen präsentiert, mit der Idee, dass es durch die im Wachzustand erfolgte Koppelung zur Reaktivierung der Gedächtnisinhalte kommt und somit die Konsolidierung verbessert wird (Targeted Memory Reactivation). Tatsächlich zeigen die Befunde beim Erlernen von Wortpaaren einen verbesserten Konsolidierungseffekt, wenn der Kontextreiz während des Tiefschafs präsentiert wird [24]. Inzwischen wurde die gezielte Gedächtnis Re-Aktivierung auch für die zuvor genannte Fingertapping-Aufgabe angewendet [1]. Interessanterweise war nur die Re-Aktivierung während des Tiefschlafes erfolgreich.

In dem zweiten Ansatz wird versucht experimentell den Schlaf, z. B. das Auftreten von Deltawellen, zu verändern. Beispielsweise wurde durch die gezielte Anwendung von Gleichstrom (transkranielle Gleichstromstimulation) am Kopf die Tiefschlafanteile künstlich zu verlängern. Auch hier führte die Zunahme von Tiefschlafwellen zu einer verbesserten Gedächtnisleistung für Wortpaare [18]. Eine weitere Möglichkeit besteht darin, durch mit den Deltawellen synchronisierte Klick-Geräusche, den Tiefschlafanteil zu vergrößern und damit auch die schlafbezogene Gedächtniskonsolidierung zu unterstützen [20].

> Der positive Effekt von Schlaf auf die motorische Gedächtniskonsolidierung wurde durch unterschiedliche experimentelle Ansätzen nachgewiesen.

11.3 Motorische Expertise und Schlafstadien

Wie bereits einleitend angeführt, zeigen eine Fülle an Studien aus den zuvor genannten experimentellen Ansätzen, dass der Schlaf einen positiven Effekt auf die Konsolidierung motorischer Fertigkeiten hat. In den letzten Jahren geht es dabei vornehmlich darum, die einzelnen Befunde in ein stimmiges Gesamtbild zu sortieren, da sich auch zahlreiche widersprüchliche Befunde ergeben haben [23]. Ein Überblicksartikel von Smith, Aubrey und Peters aus dem Jahr 2004 versuchte die bis dahin vorliegenden Arbeiten zum prozeduralen Lernen in einem sehr anschaulichen neurophysiologischen Lernmodell zu strukturieren. Ausgangspunkt war die Beobachtung, dass es immer noch unklar ist, welche Schlafphasen für die prozedurale Konsolidierung am wichtigsten seien. In der Arbeit werden insgesamt 14 Studien genannt, die Veränderungen in einem erhöhten Anteil an REM-Schlaf pro Nacht (absolut oder relativer REM-Schlafanteil) oder einer erhöhten Intensität (REM-Dichte, Anzahl von Augenbewegungen pro REM-Periode) aufweisen. Fünf weitere Studien, die ebenfalls prozeduralen Aufgaben untersuchten, korrelieren eindeutig mit dem Schlafstadium N2 bzw. der Spindelaktivität [26]. Da der Unterschied nicht allein durch verschiedene Aufgabenklassen (z. B. Sequenzierungslernen, motorische Adaptation) erklärt werden kann, formulieren Smith et al. (2004) folgende Hypothese: Ob eine prozedurale Aufgabe durch REM-Schlaf oder durch Schlafstadium 2 begünstigt wird, hängt vom Lernniveau bzgl. der Aufgabe ab. Gut bekannte Bewegungsabläufe werden im Schlafstadium N2 verarbeitet und konsolidiert. Handelt es sich dagegen um das Neulernen eines motorischen Programms, so ist die Konsolidierung eher an den REM-Schlaf gekoppelt [26]. Dieser Aufteilung entsprechend können auch die Gehirnregionen den

11.3 · Motorische Expertise und Schlafstadien

Verarbeitungsprozessen zugeordnet werden[8]. Stark vereinfacht erklärt das Modell, dass beim Neuerwerb von motorischen Aufgaben das cortico-cerebelläre System aktiviert ist. Wird die Aufgabe nach einiger Lernzeit beherrscht, d. h. das Aufgabenmuster ist nun bekannt, ist das cortico-striatale System aktiv [7]. Passend zu den Motorikbefunden zeigen sich entsprechende Aktivierungen während des Schlafes: so sind während des REM-Schlafes nach dem Lernen vor allem Aktivierungen im Hirnstammnucleus und Kleinhirn zu beobachten [12]. Auch zum Zusammenhang zwischen der Aktivität des dem Corticostriatalsystem und dem Schlafstadium N2 existieren Befunde [26].

Da nach dem Neulernen motorischer Aufgaben vor allem der REM-Schlaf sensitiv zu sein scheint, sollte man erwarten, dass Untersuchungen über motorische Aufgaben aus dem Sportbereich besonders bei Novizen vielversprechend sind [8]. In der zuvor genannten Studie von Buchegger et al. (1991) zeigte sich tatsächlich ein signifikanter Anstieg des REM-Schlafanteils von der Baseline-Nacht zu den Nächten nach vorangegangenem Training, die Versuchspersonen hatten keine Vorerfahrungen mit Trampolinspringen. Zudem war die REM-Schlafdauer der Experimentalgruppe signifikant länger als die der Kontrollgruppe (Fußball und Tanzen als Fertigkeiten, die den Personen in den Grundzügen bekannter sind). In der Studie von Buchegger wurden die Versuchsteilnehmer jedoch aus organisatorischen Gründen nicht zum gleichen Lernzeitpunkt untersucht und es fand im Vorfeld keine eigentliche Adaptationsnacht statt, so dass die Ergebnisse mit etwas Vorsicht zu bewerten sind. Um den genannten methodischen Nachteilen zu begegnen, wurden in einer eigenen Studie elf Versuchsteilnehmer in drei aufeinanderfolgenden Nächten im Schlaflabor untersucht [9]. Vor den Experimentalnächten absolvierten die Versuchsteilnehmer in einem ausbalancierten within-Design entweder eine Trainingseinheit auf dem Fahrrad-Ergometer oder eine Lerneinheit auf dem Snakeboard (eine neue, bisher noch nie geübte Fertigkeit). Im Gegensatz zu den Ergebnissen der Studie von Buchegger et al. (1991) zeigten die Resultate für die Gesamtgruppe keinerlei Effekte auf die REM-Schlafparameter.

In einer Re-Analyse ergaben sich jedoch tendenziell signifikante Korrelationen der Lernleistung von Versuchspersonen, die schnell lernten, und dem Schlafstadium 2 sowie der Lernleistung von Personen, die langsam lernten, und dem REM-Schlaf. Dieser Befund kann dahingehend interpretiert werden, dass die Lernraten (schnell vs. langsam) verschiedene Könner-Stufen darstellen (siehe Modell von Smith et al., 2004). Die schnell lernenden Versuchspersonen könnten deshalb schneller gelernt haben, weil sie Vorerfahrungen mit vergleichbaren Aufgaben hatten (z. B. Skateboard) und dadurch eher das Schlafstadium N2 zur Konsolidierung benötigen, während die langsam lernenden Personen Novizen sind, die REM-Schlaf für die Konsolidierung der neu erlernten Fähigkeit brauchen. In einer Folgestudie wurde erneut das Trampolinspringen untersucht [10], da diese Aufgabe einen hohen „Lerndruck" aufweist [3]. Zudem wurde streng darauf geachtet, dass die Versuchsteilnehmer keine Vorerfahrung hatten. Die Resultate unterstützen die Befunde der Studie von Buchegger et al. (1991), fallen in ihrer Effektgröße jedoch geringer aus. Beide Studien unterstützen somit das Modell von Smith et al. (2004), dass das Fertigkeitsniveau einen Einfluss auf die Art der schlafbezogenen Gedächtniskonsolidierung hat, weitere Untersuchungen müssen jedoch folgen.

> **Nach Smith, Aubrey und Peters (2004) ist Bewegungsoptimierung an Schlafstadium N2 und Bewegungsneulernen an den REM-Schlaf gebunden.**

11.4 Schlafbegleitende „offline" Lernprozesse

Frühere Modelle gingen zunächst von einer stabilisierenden Wirkung des Schlafes auf neu erworbene Fertigkeiten aus, doch die zuvor genannte Studie von Walker et al. (2002) zeigt, dass im schlafenden Gehirn weitere Lernprozesse initiiert werden, also die Leistungen über Nacht sogar besser werden können. Das heisst, wer eine neue Bewegung erlernt und nach der Lernphase schläft, der beherrscht die Bewegung demzufolge nach dem Schlaf nicht nur stabiler, sondern auch besser als jemand, der nach dem Lernen nicht geschlafen hat. Der Konsolidierungsprozess wird nach Walker (2005) in zwei Phasen unterteilt: Eine auf Konsolidierung basierte Stabilisationsphase und eine auf Konsolidierung basierte Verbesserungsphase sogenannte off-line-Lerneffekte [29]. Der Schlaf stellt somit einen wesentlichen Faktor dar, um die auf Konsolidierung basierte Verbesserung zu gewährleisten. So finden z. B. Fischer et al. (2002) bei Fingerbewegungsfolgen Geschwindigkeits- und Genauigkeitsverbesserungen von über 30 % am nächsten Morgen [11] und auch die Arbeitsgruppe um Walker et al. (2002) berichtet schlafinduzierte Leistungszugewinne zwischen 12 % und 30 % [30].

Für die Sportwissenschaft und die Sportpraxis stellt sich jedoch die Frage, ob nicht nur für experimentelle Aufgaben wie das „Fingertapping" sondern auch für sportrelevante Bewegungsabläufe schlafgestützte Zuwächse in der Lernleistung erzielt werden können. In einer Reihe von eigenen Experimenten wurden dazu verschiedene Aufgabenklassen untersucht. In Begriffen der Motorikforschung lässt sich die Fingertapping-Aufgabe als feinmotorische, serielle, selbst bestimmte, sequenzierungsbezogene und sportferne Laboraufgabe bezeichnen, die hohe kognitive Anteile aufweist. Jetzt wurden sechs (sport-)motorische Lernaufgaben ausgewählt, die sich jeweils in einem dieser Merkmale von der klassischen Walker-Aufgabe unterscheiden. Der Versuchsablauf wurde in allen Experimenten streng an die Studien von Walker et al. (2002) angelehnt (Schlaf-Bedingung: abends lernen und morgens testen; Wach-Bedingung: morgens lernen und abends testen). Für das Erlernen von relativen Zeitstrukturen von Fingerbewegungsfolgen ohne gleichzeitige räumliche Aufgabenanforderungen (Diamond-Tapping), sowie für den Neuerwerb dynamischer Bewegungsparameter (präzise submaximale Kraftstöße) bei großmotorischen Fertigkeiten konnten weder schlafkorrelierte Leistungssteigerungen, noch rein zeitabhängige Leistungsoptimierungen nachgewiesen werden [3]. Für Aufgaben, bei denen die Anforderung kontinuierlicher (visueller) Feedbackverarbeitung dominant ist (Tracking), scheinen demgegenüber zwar keine schlafkorrelierten Prozesse wirksam zu werden, wohl aber rein zeitabhängige Konsolidierungsvorgänge – unabhängig davon, ob in dieser Zeit geschlafen wurde oder die Person wach war. Schließlich wurden für die großmotorische Ausführung der Tapping-Aufgabe mit einer Hand an einem Smartboard, die Lernaufgabe mit sprunghaftem Lernverlauf (Die Scooping: Würfel mit Becher aufnehmen) und dem praxisnahen Golf-Putt keine Lernzuwächse über Nacht festgestellt.

Deutliche off-line-Lerneffekte fanden sich dagegen bei einer weiteren Aufgabe, welche die zügige und fehlerfreie Realisierung eines komplexen räumlichen Bewegungsmusters auf einem Steckbrett verlangte. Allerdings waren diese Effekte im Wesentlichen auch zeitabhängig, traten also sowohl nach durchschlafenen, als auch nach durchwachten Zeitintervallen in Erscheinung [17].

Diese Untersuchungen verdeutlichen somit, dass die bislang beschriebenen Lernzuwächse für prozedurale Aufgaben durch Schlaf nur sehr eingeschränkt für feinmotorische Sequenzierungsaufgaben zu finden sind. Damit stellt sich die Frage, ob der Schlaf die motorische Lernleistung in der Sportpraxis unterstützt. Bislang sind entsprechende Effekte überwiegend beim Fingertapping beschrieben worden, eine Aufgabe bei der vor allem die rasche, sequenzielle (Vorab-) Spezifikation von abfolgegerechten Aktivierungswechseln unterschiedlicher Finger [3].

> Für sportrelevante Bewegungsabläufe sind die schlafgestützten Zuwächse als gering einzuschätzen.

11.5 Sportpraktische Empfehlungen und Perspektiven

Wie die dargestellten Befunde aus diesem Kapitel aufzeigen, scheint der Schlaf eine wichtige Rolle bei der Gedächtnisbildung einzunehmen. Der Schlaf scheint dabei einen aktiven Prozess zu begünstigen, der sich in eine Art Replay widerspiegelt und dadurch zur Verbesserung des Gedächtnisses beiträgt. Dies gilt für deklarative Gedächtnisinhalte (z. B. Lernen von Vokabeln) aber auch für den prozeduralen Bereich, also für den Erwerb und die Optimierung von Bewegungsfertigkeiten. Aus einigen Modellen lassen sich konkrete Empfehlung für die Sportpraxis ableiten. Jedoch braucht es noch weitere Untersuchungen, die diese Vorhersagen auch empirisch überprüfen.

Empfehlungen. Zunächst ist es wichtig ein Missverständnis aus dem Weg zu schaffen. Wenn von schlafbegleitenden Lernprozessen gesprochen wird, setzt dies eine Aneignungsphase im Wachen voraus. Ohne diese Lernphase im Wachen gibt es auch keine schlafbezogene Konsolidierung. Dennoch könnten die schlafabhängige Gedächtnisbildung auch für den Sport relevant sein: Auf einem Turnlehrgang üben junge Sportler morgens zum ersten Mal einen Saltoabgang vom Reck, am Ende der Übungsstunde sitzt das neue Element noch nicht richtig. Am Nachmittag will man sich zum zweiten Training treffen. Lohnt sich ein Mittagsschlaf, um die neu gelernten Elemente zu festigen?

Wie zuvor dargelegt benötigen sensomotorische Aufgaben, die gut gelernt und wiederholt ausgeführt werden, den Schlaf im Stadium 2 um die Routine aufzufrischen. Aufgaben, die neu erlernt werden sind hingegen auf den REM-Schlaf angewiesen [26]. Nach einem Techniktraining, in dem ein Sportler neue Techniken lernt, ist deshalb zu empfehlen, dass der Athlet ausreichend langen Schlaf in der nachfolgenden Nacht erhält. Vor allem der morgendliche Schlaf weist den größten REM-Anteil auf und deshalb sollte der Athlet mindestens acht Stunden schlafen. Da in einem Mittagsschlaf von unter 90 Minuten kein REM-Schlaf zu erwarten ist, sind deshalb Konsolidierungsprozesse für die prozeduralen Inhalte kaum zu erwarten. Dennoch zeigen einige Untersuchungen, dass sich der Mittagsschlaf positiv auf die Lernleistung auswirkt [21]. Allerdings wurde bei der Studie von Nishida und Walker (2007) eine Finger-Tapping-Aufgabe verwendet. Wie in ▶ Abschn. 4.2 dargestellt scheinen die gefundenen schlafbegleitende off-line-Lerneffekte sehr spezifisch die feinmotorischen, raschen und abfolgegerechten Aktivierungswechsel der Flexoren mehrerer Finger zu fördern. Zudem scheint diese Aufgabe eher Optimierungsprozesse zu unterstützen, so dass hier das Schlafstadium N2, welches bei einem Mittagsschlaf vorherrscht, tatsächlich eine Rolle spielt. Hinweise dafür, dass sich ein Mittagsschlaf auch für unsere Turner auszahlen könnte, liefert eine andere Studie von Wagner, Gais, Haider, Verleger und Born [28]. Dort konnte gezeigt werden, dass Problemlösen durch Schlaf begünstigt wird. Bei dem Saltoabgang könnte es sich für die geübten Turner evtl. um ein eher kognitives Problem (Wie mache ich den Saltoabgang) handeln, so dass der entscheidende Kniff doch im Schlaf generiert wird.

Perspektiven. Besonders attraktiv sind die bisherigen Studien zur Förderung der Konsolidierung von kurz vorher erlernten Aufgaben oder Bewegungen durch eine gezielte Reaktivierung im Schlaf. Die bisherigen Befunde [1], die zeigen, dass die Reaktivierung (Targeted Memory Reactivation) auch bei typischen motorischen Fertigkeiten funktioniert, müssen repliziert werden. In einer Weiterführung der Studienergebnisse wird es eine Herausforderung sein, wie die akustischen Assoziationen bei anderen Bewegungen, die keine Sequenzierung erfordern, umgesetzt werden können. Die Frage, ob schlafbegleitende Lerneffekte auch für sportnahe Bewegungen zu finden sind, birgt ein weiteres lohnendes Forschungsfeld. Bisherige Studien beispielsweise beim Adaptieren an ein Umkehrfahrrad sind eher ernüchternd [13]. Nicht destotrotz gibt es auch einige positive Befunde für andere großmotorische Aufgaben [5].

Eine weitere spannende Frage, die in zukünftigen Studien untersucht werden sollte, ist, ob der motorische Lernprozess durch eine REM-Augmentation weiter gefördert werden kann. Die REM-Augmentation kann dabei experimentell durch gezielte REM-Weckungen in vorhergehenden Nächten erreicht werden, da nach dem Entzug der so genannten REM-Rebound-Effekt auftritt. Würden sich solche Effekte nachweisen lassen, könnte man durch gezielte Manipulation des Schlafes den motorischen Lernprozess durch die nächtliche Konsolidierung experimentell vergrößern. Obwohl einige Befunde auch gegen eine solche Annahme sprechen [25], scheinen weitere Studien in diesem Bereich notwendig.

Literatur

1. Antony, J. W., Gobel, E. W., O'Hare, J. K., Reber, P. J., & Paller, K. A. (2012). Cued memory reactivation during sleep influences skill learning. *Nature Neuroscience, 15*, 1114–1116.
2. Birbaumer, N., & Schmidt, R. F. (2010). *Biologische Psychologie* (7. Aufl.). Berlin: Springer.
3. Blischke, K., Erlacher, D., Kresin, H., Brückner, S., & Malangré, A. (2008). Benefits of sleep in motor learning – Prospects and limitations. *Journal of Human Kinetics, 20*, 23–36.
4. Buchegger, J., Fritsch, R., Meier-Koll, A., & Riehle, H. (1991). Does trampolining and anaerobic physical fitness affect sleep? *Perceptual and Motor Skills, 73*, 243–252.
5. Christova, M., Aftenberger, H., Nardone, R., & Gallasch, E. (2018). Adult gross motor learning and sleep: Is there a mutual benefit? *Neural Plasticity, 2018*, 12.
6. Diekelmann, S., & Born, J. (2010). The memory function of sleep. *Nature Reviews Neuroscience, 11*, 114–126.
7. Doyon, J., & Ungerleider, L. G. (2002). Functional anatomy of motor skill learning. In L. R. Squire & D. L. Schacter (Hrsg.), *Neuropsychology of memory* (3. Aufl., S. 225–238). New York: Guilford Press.
8. Erlacher, D., Gebhart, C., Ehrlenspiel, F., Blischke, K., & Schredl, M. (2012). Schlaf und Sport: Motorisches Gedächtnis, Wettkampfleistung und Schlafqualität. *Zeitschrift für Sportpsychologie, 19*, 4–15.
9. Erlacher, D., & Schredl, M. (2006). Effect of a motor learning task on REM sleep parameters. *Sleep and Hypnosis, 8*, 41–46.
10. Erlacher, D., Schredl, M., & Blischke, K. (2009). Effects of learning trampolining on REM sleep parameters: A replication study. *Journal of Sport and Exercise Psychology, 31*, 61.
11. Fischer, S., Hallschmid, M., Elsner, A. L., & Born, J. (2002). Sleep forms memory for finger skills. *Proceedings of the National Academy of Sciences, 99*, 11987–11991.
12. Hobson, J. A., Pace-Schott, E. F., & Stickgold, R. (2000). Dreaming and the brain: Toward a cognitive neuroscience of conscious states. *Behavioral and Brain Sciences, 23*, 793–842.
13. Hoedlmoser, K., Birklbauer, J., Schabus, M., Eibenberger, P., Rigler, S., & Müller, E. (2015). The impact of diurnal sleep on the consolidation of a complex gross motor adaptation task. *Journal of Sleep Research, 24*, 100–109.
14. Jenkins, J. G., & Dallenbach, K. M. (1924). Obliviscence during sleep and waking. *American Journal of Psychology, 35*, 605–612.

Literatur

15. Karni, A., Tanne, D., Rubenstein, B. S., Askenasy, J. J., & Sagi, D. (1994). Dependence on REM sleep of overnight improvement of a perceptual skill. *Science, 265*, 679–682.
16. King, B. R., Hoedlmoser, K., Hirschauer, F., Dolfen, N., & Albouy, G. (2017). Sleeping on the motor engram: The multifaceted nature of sleep-related motor memory consolidation. *Neuroscience and Biobehavioral Reviews, 80*, 1–22.
17. Malangre, A., Leinen, P., & Blischke, K. (2014). Sleep-related offline learning in a complex arm movement sequence. *Journal of Human Kinetics, 40*, 7–20.
18. Marshall, L., Mölle, M., Hallschmid, M., & Born, J. (2004). Transcranial direct current stimulation during sleep improves declarative memory. *The Journal of Neuroscience, 24*, 9985–9992.
19. McGaugh, J. L. (2000). Memory – a century of consolidation. *Science, 287*, 248–251.
20. Ngo, H.-V. V., Martinetz, T., Born, J., & Mölle, M. (2013). Auditory closed-loop stimulation of the sleep slow oscillation enhances memory. *Neuron, 78*, 545–553.
21. Nishida, M., & Walker, M. P. (2007). Daytime naps, motor memory consolidation and regionally specific sleep spindles. *PLoS One, 2*, e341.
22. Plihal, W., & Born, J. (1997). Effects of early and late nocturnal sleep on declarative and procedural memory. *Journal of Cognitive Neuroscience, 9*, 534–547.
23. Rasch, B., & Born, J. (2013). About sleep's role in memory. *Physiological Reviews, 93*, 681–766.
24. Rasch, B., Büchel, C., Gais, S., & Born, J. (2007). Odor cues during slow-wave sleep prompt declarative memory consolidation. *Science, 315*, 1426–1429.
25. Rasch, B., Pommer, J., Diekelmann, S., & Born, J. (2009). Pharmacological REM sleep suppression paradoxically improves rather than impairs skill memory. *Nature Neuroscience, 12*, 396–397.
26. Smith, C., Aubrey, J. B., & Peters, K. R. (2004). Different roles for REM and stage 2 sleep in motor learning: A proposed model. *Psychologica Belgica, 44*, 79–102.
27. Squire, L. R., & Zola, S. M. (1996). Structure and function of declarative and nondeclarative memory systems. *Proceedings of the National Academy of Sciences, 93*, 13515–13522.
28. Wagner, U., Gais, S., Haider, H., Verleger, R., & Born, J. (2004). Sleep inspires insight. *Nature, 427*, 352–355.
29. Walker, M. P. (2005). A refined model of sleep and the time course of memory formation. *Behavioral and Brain Sciences, 28*, 51–64.
30. Walker, M. P., Brakefield, T., Morgan, A., Hobson, J. A., & Stickgold, R. (2002). Practice with sleep makes perfect: Sleep-dependent motor skill learning. *Neuron, 35*, 205–211.

Sport fördert Schlaf

12.1 Bewegung, Sport und Training – 148

12.2 Auswirkung von Sport auf Schlaf – 149

12.3 Sporttherapie bei Insomnie – 151

12.4 Sporttherapie bei SBAS und RLS – 153

12.5 Sportpraktische Empfehlungen und Perspektiven – 154

Literatur – 155

© Springer-Verlag GmbH Deutschland, ein Teil von Springer Nature 2019
D. Erlacher, *Sport und Schlaf*, https://doi.org/10.1007/978-3-662-58132-2_12

Im Jahr 1988 veröffentlichten Helka Urponen, Ilkka Vuori, Joel Hasan und Markku Partinen eine umfassende epidemiologische Untersuchung. Sie befragten insgesamt 641 Finninnen und 549 Finnen nach den Tätigkeiten, Gewohnheiten oder Handlungen, die ihren Schlaf fördern. Jede dritte Antwort für schlafförderliche Maßnahmen fiel dabei auf die Bewegung. Beispielsweise in Form von Spaziergängen oder Joggen. Die Studienergebnisse erscheinen wenig verwunderlich, so ist doch die Nebenwirkung von Training, die Erschöpfung des Körpers. Die muskuläre Erschöpfung trägt zu einer allgemeinen Ermüdung bei. Diese Annahme wird durch zahlreiche Studien gestützt. Auf Basis dieser Befunde wurden bald Interventionsstudien mit Personen, die an insomnischen Beschwerden, also Ein- und Durchschlafstörungen, leiden, durchgeführt – mit sehr positiven Ergebnissen. In diesem Kapitel soll die Wirkung von körperlicher Aktivität auf die Qualität des Schlafes erläutert werden. Dabei wird ein Überblick über die Effekte einmaliger oder regelmäßiger physischer Aktivität auf den Schlaf – von Gesunden oder auch von schlafgestörten Personen – gegeben. Wie genau die schlaffördernde Wirkung des Sports funktioniert, wird noch diskutiert. Sie umfasst beispielsweise psychische Faktoren wie die Stress- und Angstreduktion als auch physiologische Faktoren wie den thermogenetischen Effekt. Anschließend wird auf sporttherapeutische Effekte im Rahmen von schlafbezogenen Atmungsstörungen und das Restless-Legs-Syndrom eingegangen. Am Ende soll ein Ausblick auf sportpraktische Implikationen gegeben werden.

12.1 Bewegung, Sport und Training

Jegliche menschliche Bewegung wird durch Muskelarbeit produziert und ist mit einem Energieaufwand verbunden. Die dahinterstehenden physiologischen Prozesse, verlaufen dabei genau gleich ab, egal ob man sich der Gartenarbeit widmet, auf den Bus rennt oder Fussball spielt. Wenn also im Folgenden die körperliche Aktivität (engl. physical activity) als therapeutisches Mittel diskutiert wird, ist zunächst die Art der Bewegungen unabhängig von ihrem Kontext zu sehen, so lange sie zu einem gewissen Mass einer körperlichen Erschöpfung führt. Körperliche Aktivität bezeichnet somit jegliche Bewegung, die katabole, also den Abbaustoffwechsel betreffende, Prozesse in Gang setzt und damit Energie benötigt. Dies kann im Beruf, im Haushalt, in der Freizeit oder eben im Sport passieren. Die Dauer und Intensität einer Aktivität kann dabei durch Fragebögen oder durch objektive Messungen (z. B. Aktigraphie) erfasst werden. Um einzelne Aktivitäten zu vergleichen werden sie in metabolische Einheiten (MET) umgerechnet, also den Bedarf an Energie in Kilokalorien bzw. Kilojoule. Ein MET entspricht dabei einem Energieverbrauch von 1 kcal je Kilogramm Körpergewicht je Stunde. Beispielsweise werden für das Fahrradfahren sechs MET angegeben und demnach verbraucht eine 70 kg schwere Person in etwa 420 kcal pro Stunde Fahrradfahren. Somit kann das Ausmaß körperlicher Aktivität quantifiziert werden, um beispielsweise mit der Gesundheit in Beziehung gesetzt zu werden [30].

Sportliche Aktivität oder sportliches Training ist somit eine Unterkategorie der physischen Aktivität. Das Training im Sport zeichnet sich durch folgende Eigenschaften aus: Es ist geplant, systematisch, repetitiv und hat als Ziel die körperliche Leistungsfähigkeit zu erhalten oder zu steigern. Die körperliche Leistungsfähigkeit wiederum umschreibt eine Vielzahl von physischen und psychischen Eigenschaften, die es beispielsweise einer Person erlaubt einen 100-m-Sprint unter 10 Sekunden zu laufen. Die Leistungsfähigkeit ergibt sich aus trainingswissenschaftlicher Perspektive durch die motorischen Fähigkeiten

Kraft, Ausdauer, Schnelligkeit, Beweglichkeit und Koordination. Die einzelnen Fähigkeiten können dabei durch spezifisches Training isoliert oder kombiniert verändert werden. Ein Ausdauertraining zielt darauf ab kardio-respiratorische Prozesse zu optimieren, was langfristig dazu führt, eine Erschöpfung länger zu widerstehen. Ein Krafttraining bezweckt dagegen zum Beispiel eine strukturelle Veränderung der Muskulatur zu erreichen, das einen größeren Muskelquerschnitt zur Folge hat (▶ Kap. 1). Beide Trainingsformen führen zur Erschöpfung, wenn sie intensiv ausgeübt werden.

Die Trainingswissenschaft bietet ein differenziertes Wissen über die einzelnen konditionellen Fähigkeiten (wie Ausdauer und Kraft), ein großes Repertoire an Methoden, um diese gezielt zu verbessern, und schließlich verschiedene motorische Tests, um die Leistungsfähigkeit einzuordnen und Trainingsvorgaben zu definieren. Zur Kennzeichnung einer sportlichen Belastung bzw. einer Trainingseinheit und zur Steuerung des Trainingsprozesses dienen die sogenannten Belastungsnormative: Umfang, Intensität, Dauer, Häufigkeit, Dichte und Ausführung von bestimmten Übungen. Dadurch wird das sportliche Training planbar und kann systematische verändert werden, um beispielsweise bestimmte Trainingsaspekte zu forcieren oder zu reduzieren. Die Planung betrifft dabei unterschiedliche Zeitspannen von einzelnen Trainingseinheiten bis zu einer Jahresplanung [13]. Dieses Planen kann auch dazu genutzt werden, Müdigkeit gezielt zu fördern.

> Die Trainingswissenschaft bietet ein differenziertes Wissen über Trainingsmethoden, um sporttherapeutische Interventionen zu beschreiben.

12.2 Auswirkung von Sport auf Schlaf

Wenn die eingangs vorgestellten finnischen Studienergebnisse stimmen, dann sollten sportlich aktive Menschen über einen besseren Schlaf berichten als sportlich weniger aktive Menschen. Diese Hypothese wird beispielsweise in einer Studie von Brand, Gerber et al. (2010) belegt: So zeigen die Schlaftagebücher von 258 jugendlichen Athletinnen und Athleten mit einem Trainingsumfang von knapp 18 Stunden pro Woche gegenüber 176 Jugendlichen mit etwa 5 Stunden Sport pro Woche kürzere Einschlafzeiten, weniger Schlafunterbrechungen sowie eine allgemein bessere psychische Gesundheit [2]. Auch objektiv gemessene Schlafdaten (Polysomnographie) ergeben aussichtsreiche Ergebnisse. Zum Beispiel weisen die Schlafprofile von 12 älteren, sportlich aktiven Männern gegenüber gleichaltrigen aber inaktiven eine kürzere Einschlafdauer und kürzere Schlafunterbrechungen, mehr Tiefschlaf und eine höhere Schlafeffizienz auf [5]. Ebenso konnten Brand und seine Arbeitsgruppe (2010) anhand eines Vergleichs der Schlaflabordaten von zwölf jugendlichen Fußballspielern mit einem Sportumfang von 14 Stunden pro Woche gegenüber einer Kontrollgruppe mit 1,5 Stunden Sport pro Woche belegen, dass die Fußballer kürzere Einschlafzeiten, weniger Schlafunterbrechungen, mehr Tiefschlaf, weniger REM-Schlaf und eine allgemein bessere Schlafeffizienz haben [1].

Youngstedt (2005) mahnt jedoch vor einem übereilten Fazit und stellt mögliche andere Erklärungen für diesen positiven Zusammenhang auf [31]. Beispielsweise zeigen Sportlerinnen und Sportler Verhaltensweisen, die die Schlafqualität positiv beeinflussen: Gesunde Ernährung, weniger Alkohol, geringeres Körpergewicht, Nichtraucher, etc. Des Weiteren muss das oft beschriebene Gefühl bewegungsaktiver Menschen von mehr Energie oder Vitalität nicht zwangsläufig auf einen besseren Schlaf zurückgeführt werden, sondern kann auch durch die verbesserte Fitness bzw. physiologische Anpassungsreaktionen (z. B. niedrigere Ruheherzfrequenz) erklärt werden [11]. Da aus Zeitmangel oftmals die sportliche Betätigung am Wochenende stattfindet, wäre der subjektiv bessere Schlaf auch durch den geringen Arbeitsstress erklärbar. Des Weiteren kann das Tageslicht während sportlicher Betätigung im Freien den Schlaf-Wach-Rhythmus positiv beeinflussen [32].

Es gibt deshalb eine große Zahl an experimentellen Studien und mehreren Meta-Analysen, die verschiedene Zusammenhänge zwischen Sport und Schlaf näher analysiert haben. Die erste Meta-Analyse stammt von Kubitz, Landers, Petruzzello und Han (1996) und umfasst insgesamt 36 Studien. Die Ergebnisse machen deutlich, dass sich nach einer einmaligen Sportintervention (z. B. Fahren auf einem Fahrradergometer) der Nachtschlaf in folgenden Parametern verändert: Verkürzte Einschlafdauer, verlängerte Gesamtschlafzeit, mehr Tiefschlaf, verzögerte REM-Latenz und weniger REM-Schlaf [18]. Zu ähnlichen Ergebnissen kommt eine aktuelle Meta-Analyse von Kredlow et al. (2015), in der 66 Studien eingeschlossen waren [17].

In beiden Arbeiten [17, 18] werden mögliche Moderatorvariablen in den Fokus genommen, die einen Einfluss auf die Stärke des Zusammenhangs haben könnten. Für die **Dauer** der sportlichen Aktivität zeigte sich, dass die Aktivität möglichst von langer Dauer sein sollte, um die Effekte auf den Schlaf zu vergrößern. Beispielsweise ergeben sich bei gut trainierten Menschen erst nach 60-minütigen Belastungen Veränderungen des Schlafes in Form einer verlängerten Schlafdauer, weniger REM-Schlaf sowie verzögerter REM-Latenz. Für die **Intensität** zeigt sich, dass eine Erhöhung des Tiefschlafanteils erst dann erreicht werden kann, wenn beispielsweise die Ergometer-Belastung hoch (80 % der Maximalleistung) und etwa 80 Minuten dauert oder aber wenn die Ergometer-Belastung nieder (50–70 % der Maximalleistung) dafür aber etwa 150 Minuten durchgeführt wird [12]. Für dieses Fazit sprechen auch die Ergebnisse aus einer Studie von Dworak et al. (2008) mit Kindern im Durchschnittsalter von 13 Jahren [4]. Dabei zeigten sich nur nach einem 30-minütigen intensiven Training auf einem Fahrradergometer (85–90 % der Maximalleistung) – im Vergleich zu einer moderaten Belastung (65–70 % der Maximalleistung) – Verlängerungen des Tiefschlafs. Nach beiden sportlichen Belastungsstufen verkürzte sich die Einschlafzeit um durchschnittlich 14 Minuten. Um die Dauer der Schlafunterbrechungen bei Erwachsenen zu verkürzen, sind bereits leichte bis moderate Belastungen (weniger als 50 % der Maximalleistung) wirkungsvoll, während hoch intensive Belastungen zu vermehrten nächtlichen Weckungen führen können [17]. Die Frage nach der effektivsten **Sportart** für einen besseren Schlaf kann nicht beantwortet werden. Am günstigsten scheint eine verbesserte Fitness durch den Ausdauersport zu sein [16]. Im Vergleich von Kraft- und Ausdauertraining zeigen Personen nach Krafttraining kürzere Einschlafdauern, mehr Tiefschlaf und eine allgemein längere Schlafdauer [29]. Dennoch bewirkte ein 10-wöchiges intensives Krafttraining (80 % der Maximalleistung beispielsweise im Bankdrücken oder Beinpresse) drei Mal wöchentlich bei depressiven älteren Teilnehmerinnen und Teilnehmern (über 60 Jahre) nicht nur eine Veränderung ihrer depressiven Symptome, sondern auch eine Verbesserung ihrer subjektiven Schlafqualität [26]. Des Weiteren scheint der Einfluss einmaliger Sportaktivität auf den Nachtschlaf zumindest teilweise abhängig vom **Fitnesszustand** zu sein. Beispielsweise konnte in der Studie von Montgomery et al. (1987) in der Gruppe von Personen mit guter kardio-respiratorischer Fitness nach einem Marathonlauf keine Veränderung des Tiefschlafs und der Schlafdauer gegenüber einer Kontrollgruppe ohne Aktivität festgestellt werden [19]. Allerdings zeigen die sportlich Aktiven gegenüber den Nichtaktiven bereits bei der Baselinemessung, dass sie schneller einschlafen, und auch tiefer und länger schlafen. Weitere Untersuchungen bestätigen die Annahme eines objektiv besseren Schlafes von Sportlerinnen und Sportlern mit guter Fitness gegenüber Inaktiven unabhängig vom Alter [18]. Doch scheint dieser Effekt nicht mit dem Fitnesszustand per se erklärbar. Denn auch nach einer inaktiven Phase (Verletzung, Krankheit) von 6 Monaten waren Schlafqualitätsunterschiede bei 8 Athleten gegenüber einer Kontrollgruppe sichtbar [21]. Den **Zeitpunkt** betreffend zeigt eine sportliche Aktivität 4 bis 8 Stunden vor dem Zubettgehen im Vergleich zu mehr als 8 Stunden oder weniger als 4 Stunden vor dem schlafen gehen die größten Verbesserungen hinsichtlich der Einschlafzeit und der Dauer nächtlicher Schlafunterbrechungen [28]. Die vielfach postulierten Beeinträchtigungen des Schlafes nach intensivem Sporttreiben kurz vor dem Zubettgehen, z. B. durch Aktivierung des Stresssystems, können allerdings nicht bestätigt werden. Im Gegenteil, beispielsweise schliefen die 9 Teilnehmer (21 Jahre) der Studie von Kobayashi et al. (2005) nach einer sportlichen Aktivität zwischen 20:30 und 21:30 Uhr schneller ein und hatten mehr Tiefschlaf im Vergleich zu einer Aktivität am Morgen von 7:40 und 8:40 Uhr oder abends von 16:30 und 17:30 Uhr [28].

> Körperliche Aktivität führt im Allgemeinen zu schlafförderlichen Effekten, wobei die Intensität, Dauer, Sportart, Fitnesszustand und Zeitpunkt eine Rolle spielen.

12.3 Sporttherapie bei Insomnie

Klinisch relevant sind Studien, die die Auswirkung von sportlicher Aktivität bei Patientinnen und Patienten mit Schlafproblemen untersuchen. Bei schlafgeplagten Menschen wurden bereits deutliche Effekte auf den Schlaf nach körperlicher Aktivität nachgewiesen. Im Jahre 1995 konnten Guilleminault et al. (1995) bei 30 Insomnie-Patientinnen und -Patienten im Durchschnittsalter von 44 Jahren nach einer nur 4-wöchigen Sportintervention mit täglich durchgeführten 45-minütigen Walking-Einheiten sowie Empfehlungen für einen gesunden Schlaf Verbesserungen um sieben Minuten in der Einschlafdauer und eine 17-minütigen Zunahme der Schlafdauer mittels Aktigraphie aufzeichnen. Die subjektiven Schlafangaben mittels Tagebüchern zeigten ein ähnliches Muster [10]. Da die Kontrollgruppe, die nur die Empfehlungen für einen gesunden Schlaf bekommen hatte, kaum Schlafveränderungen zeigte, kann der Zuwachs der Sportintervention zugeschrieben werden. King und seine Arbeitsgruppe (2008) konnten bei der Untersuchung einer nicht-klinischen Gruppen von Menschen mit leichten bis mittleren Schlafbeschwerden (Schlaffragebogen) nach einem einjährigen moderaten Ausdauertraining gegenüber der Kontrollgruppe mit einer Gesundheitsschulung (z. B. Unterrichtseinheiten über Ernährung) zwar keine Veränderungen im Schlafqualitäts-Gesamtscore aber weniger Schlafunterbrechungen (PSQI) feststellen [15]. Aus den Schlaftagebuchdaten der Sportgruppe waren zudem kürzere Einschlafzeiten und das Gefühl, morgens erholter zu sein, abzulesen. Nächtliche Schwankungen bzgl. der Einschlafzeiten reduzierten sich in der Sportgruppe im Vergleich zur Kontrollgruppe, was für eine bessere Schlafhygiene spricht. In einer weiteren Studie von King et al. wurden 20 Teilnehmerinnen und Teilnehmer im Alter von 62 Jahren mit moderaten Schlafbeschwerden untersucht. Nach einer 16-wöchigen Sportintervention mit drei bis vier wöchentlichen moderaten Ausdauereinheiten (Fitnesstraining) von 30 bis 40 Minuten Dauer zeigte die Interventionsgruppe im Vergleich zur Kontrollgruppe eine reduzierte Einschlafzeit um knapp 12 Minuten und eine um 42 Minuten verlängerte Schlafdauer (selbst berichtete Angaben im PSQI) [14].

Die Intervention von Reid et al. (2010) über 16 Wochen bestand aus einem Sportprogramm und zweimal wöchentlich stattfindenden Beratungen über einen gesunden Schlaf [25]. Es wurden Personen eingeschlossen, die deutliche Schlafprobleme im Sinne einer Insomnie angaben. Die 10 Frauen der Experimentalgruppe im Alter von 62 Jahre wurden neben den Beratungsgesprächen gebeten, täglich Ausdauereinheiten (z. B. Walking oder Laufband) von 30 bis 40-minütiger Dauer durchzuführen während die Kontrollgruppe die Beratungsgespräche sowie soziale Aktivitäten (z. B. Park- und Museumsbesuche) in Anspruch nahmen. Nach der Intervention berichtete die Sportgruppe gegenüber der Kontrollgruppe über eine allgemein bessere subjektive Schlafqualität (PSQI-Werte) und Schlafeffizienz mit kürzerer Einschlafdauer von ca. 14 Minuten und längerer Gesamtschlafzeit von 75 Minuten. Im Vergleich zum Zeitpunkt vor der Intervention verringerten sich auch die depressiven Symptome und die Tagesmüdigkeit, wohingegen das subjektive Vitalitätsgefühl zunahm [25].

In einer eigenen Interventionsstudie wurde der Einfluss eines kombinierten 6-wöchigen Schlaftrainings auf die subjektive Schlafqualität bei Menschen mit insomnischen Schlafbeschwerden untersucht [8]. Die 70 Personen der Interventionsgruppe (Durchschnittsalter von 55 Jahren) trafen sich einmal wöchentlich für eine jeweils einstündige Schlafedukation und anschließender moderater Sportintervention (Nordic Walking im Freien). Die Teilnehmer waren zudem aufgefordert, selbständig zweimal in der Woche für mindestens 30 Minuten zu trainieren. Nach der Intervention berichtete die Interventionsgruppe gegenüber einer Wartelistekontrollgruppe über klinisch relevante Verbesserungen ihrer allgemeinen subjektiven Schlafqualität mit einer kürzeren Einschlafdauer, weniger nächtlichen Schlafunterbrechungen und einer längeren Schlafdauer von 33 Minuten – gemessen durch Schlaffragebögen (◘ Abb. 12.1). Die subjektiv eingeschätzte Schlafeffizienz von 84 % erreichte nahezu den Wert von gesunden Probanden. Zudem fühlte sich die Interventionsgruppe am Morgen nach dem Programm deutlich erholter als die Wartelisten-Kontrollgruppe. Die allgemeine psychische Belastung sank, vor allem die depressiven Symptome, zudem stieg das Gefühl von mehr Energie bzw. Vitalität [8]. Die Verbesserungen blieben auch drei Monate nach Beendigung der Intervention bestehen.

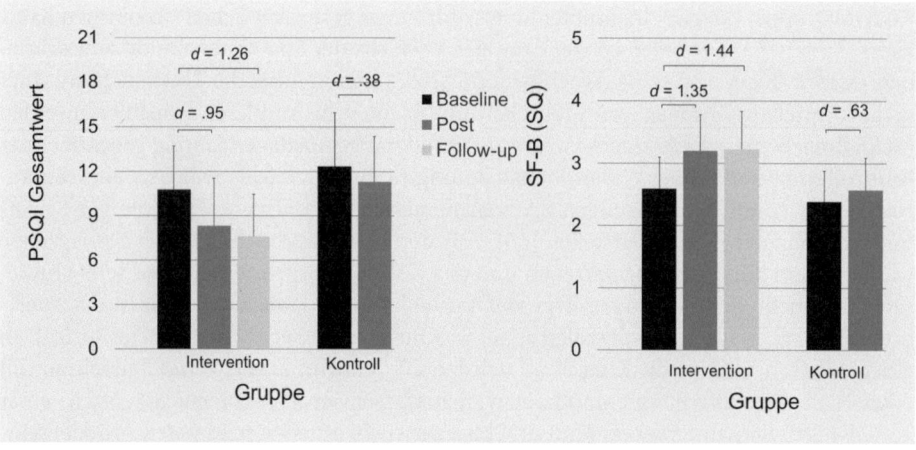

◘ Abb. 12.1 Ergebnisse der Studie von Gebhart et al. (2011). Beschreibungen siehe Text. Daten aus Gebhart et al. [8]

In einer weiterführenden Auswertung wurden zwei Regressionsanalysen durchgeführt, um den Einfluss der Häufigkeit, der Dauer und der Intensität der sportlichen Aktivität sowie die Gesamtschrittzahl auf die subjektiven Schlafparameter zu untersuchen [6]. Es zeigte sich der erwartete Zusammenhang zwischen der Dauer der sportlichen Aktivität sowie der Anzahl der Schritte und der subjektiven Schlafqualität. Da in den Regressionsanalysen mögliche, konfundierende Variablen (z. B. Alter, Geschlecht, sportliches Aktivitätsniveau Ebene) ebenfalls aufgenommen waren und somit statistisch kontrolliert wurden, kann auf einen unabhängigen Effekt des Ausmaßes an körperlichen Aktivität auf die subjektiven Schlafparameter geschlossen werden. Zudem kann aus der Regressionsanalyse abgeleitet werden, dass weniger die Intensität als die Dauer der körperlichen Aktivität von Bedeutung ist.

> Insgesamt zeigen sich gute Effekte von regelmäßiger sportlicher Aktivität auf den Schlaf bei Menschen mit Schlafproblemen.

12.4 Sporttherapie bei SBAS und RLS

Neben der Insomnie wurde auch für die schlafbezogenen Atmungsstörungen (SBAS) und dem Restless-Legs-Syndrom (RLS) die unterstützende Wirkung sportlicher Aktivität beschrieben. Da Übergewicht die obstruktive Apnoe begünstigt (erhöhte Fettablagerung im Rachen und im Mundboden), führt eine Gewichtsreduktion oft zu einer Senkung der Häufigkeit der Atemaussetzer [20]. Hier kann gezielt durchgeführte sportliche Betätigung einen großen Beitrag leisten. Zum anderen kann durch Training die Atemmuskulatur gestärkt werden, um das Kollabieren der Atemwege nachts während des Schlafes zu verhindern. Anatomisch sind in diesem Bereich des Rachens die Wände, im Gegensatz zu anderen Abschnitten, nicht ausreichend mit Muskeln und Bindegewebe stabilisiert. Da es während der Nacht zu einer deutlichen Abnahme des Muskeltonus kommt (bedingt durch den Schlafzustand) ist unklar, ob eine Stärkung der Muskulatur im Hals-/Schlundbereich einen greifbaren Effekt aufweist.

Giebelhaus, Strohl, Lormes, Lehmann und Netzer (2000) zeigten an elf Patienten, dass innerhalb von sechs Monaten mit leichter bis moderater sportlicher Aktivität (zwei Mal in der Woche für je zwei Stunden) die Atemwerte deutlich verbessert wurden – Respiratorischer Arousal-Index reduziert sich von 32,8 auf 23,6. Es zeigten sich keine Veränderungen weder in der Schlafarchitektur noch im Körpergewicht [9]. Eine epidemiologische Studie von Peppard und Young (2004) an 1104 Patienten, im Alter zwischen 30 und 60 Jahren, konnte einen Zusammenhang zwischen der Anzahl der Stunden physischer Aktivität in der Woche und dem Schweregrad der Apnoe bzw. Hypopnoe-Index finden [22]. Dieser Effekt war unabhängig vom Body-Mass-Index (BMI). Des Weiteren berichtet Youngstedt (2005) von unkontrollierten Versuchen, die sportliche Aktivität alleine oder in Kombination mit einer gedrosselten Kalorienzufuhr in Zusammenhang mit einer signifikanten Abnahme der Atemstörungen gebracht haben [31].

Es könnte sein, dass ein Stärken der Schlund- und Mundbodenmuskulatur genau diese Muskeln weniger anfällig für einen Kollaps im Schaf machen. Es stellt sich jedoch zum einen die Frage, wie diese Muskulatur trainiert werden soll und zum zweiten, ob der Muskelaufbau auch wirksam ist, wenn der Muskel durch den Schlafzustand sehr entspannt ist. Für viele Skelettmuskeln existieren eine Vielzahl von Übungen im Kraftsport, bei der Schlund- und Rachenmuskulatur ist eine gezielte Aktivierung allerdings nicht so einfach. Eine Möglichkeit wurde mit einem Didgeridoo-Training erforscht [24]. In dieser randomisierten Studie zeigten sich Verbesserungen beispielsweise im Apnoe-Hypopnoe-Index und der Tagesschläfrigkeit. Allerdings lässt die Studie einige Fragen offen, z. B. waren die betroffenen Patienten durch das regelmäßige Didgeridoospielen nicht beschwerdefrei (auch wenn die Beschwerden abgenommen haben). Eine Übersicht zeigt, dass verschiedene Trainings der Schlund- und Mundbodenmuskulatur (z. B. elektrischen Muskelstimulation) keinen gewünschten Effekt aufwiesen [27]. Was funktioniert, ist die Stimulation des N. hypoglossus, was zu einem geringfügigen nach-vorne-schieben der Zunge und damit zu einer Erweiterung der Atemwege während des Schlafes führt („Zungenschrittmacher"), das kann bei einer Subgruppe von Schlafapnoe-Patienten (sie dürfen nicht zu dick sein) eine Besserung der Beschwerden erreichen [27].

Mit Blick auf das Restless-Legs-Syndrom (RLS) zeigen epidemiologische Studien, dass ein Mangel an physischer Aktivität ein wesentlicher Risikofaktor für RLS darstellt [23]. Eine der wenigen Studien mit sportlicher Aktivität als Behandlungsalternative hat gezeigt, dass regelmäßige sportliche Betätigung RLS-Symptome und die periodischen Beinbewegungen während des Schlafes reduzierte [3]. Diese Effekte waren der vorangegangenen konservativen medikamentösen Behandlung mit L-Dopa gleichgestellt. Eine weitere Studie von Esteves und Kollegen (2009) zeigte zudem verbesserte objektive Schlafparameter nach akuter und regelmäßiger Sportaktivität sowie weniger Beinbewegungen und eine Linderungen der Symptome [7]. Allerdings liegen auch klinische Berichte vor, dass viel Bewegung (z. B. Wandern) die RLS-Beschwerden verstärken können, weil diese ja genau dann auftreten, wenn man sich schön entspannt fühlt und schlafmüde ist. Da RLS-Patienten allerdings auch viel unter depressiven Verstimmungen leiden, die wiederum zu einer verstärkten Beschäftigung mit den Symptomen führen kann, ist es durchaus plausibel, dass auch bei dieser Patientengruppe aktivierende Sportprogramme sinnvoll sind, auch wenn es möglicherweise keinen direkten Effekt auf die neurologisch bedingte Schlafstörung gibt.

> **Körperliche Aktivität zeigt auch bei der SBAS und RLS einige positive Wirkungen wobei es möglicherweise keine direkten Effekte gibt.**

12.5 Sportpraktische Empfehlungen und Perspektiven

In diesem Kapitel wurde gezeigt, dass sportliche Aktivität sich positive auf den Schlaf auswirken kann. Diese Beobachtungen wurden über die Effekte einmaliger oder regelmäßiger physischer Aktivität auf den Schlaf – von Gesunden oder auch von schlafgestörten Personen – gegeben. Auf der Suche nach Behandlungsalternativen für Personen mit Ein- und/oder Durchschlafstörungen scheint demnach Sport ein vielversprechender Weg. Die bis dato vorliegenden Ergebnisse aus Studien, die überwiegend subjektiven Beurteilungen der Schlafqualität erfasst haben, sind in ihrer Effektivität vergleichbar mit kognitiv verhaltenstherapeutischen Maßnahmen. Dementsprechend sind die folgenden Empfehlungen sowohl an betroffene Personen aber auch an interessierten Sporttherapeutinnen und Sporttherapeuten gerichtet. Denn die Schnittstelle zwischen sportlicher Aktivität und Schlaf ist ein fruchtbares und weites Feld und dementsprechend sind die Empfehlungen auch eher als offene Fragen und demnach als Perspektiven für die sporttherapeutische Anwendung formuliert.

Mit Blick auf die schlafförderliche Wirkung der körperlichen Betätigung könnten Sporttherapeuten und Sportwissenschaftlerinnen ein Beitrag für die Behandlung von

Schlafstörungen leisten. In Schlaftrainings, die theoretische Inputs über Schlafhygiene und sportlicher Aktivität (z. B. Nordic Walking) kombinieren, zeigte sich im Durchschnitt eine große Verbesserung – vergleichbar mit verhaltenstherapeutischen Maßnahmen. So könnte die körperliche Aktivität eine gesunde, sichere und günstige Alternative zur Behandlung von Schlafproblemen sein, vor allem, wenn man an einen längerfristigen Behandlungserfolg denkt. Auch wenn für die klinische Bedeutsamkeit des Schlafes die subjektive Einschätzung der Schlafqualität und des Gefühls der Erholung im Vordergrund stehen, sind für weitere Effektivitätsstudien zusätzliche objektive Daten für diese Zielgruppe wünschenswert, um zu prüfen, ob der Sport über die Verbesserung der Schlafphysiologie wirkt oder möglicherweise über andere Faktoren (Verbesserung der Stimmung).

Es stellt sich die Frage, wie ein optimales Behandlungsangebot, das Sport einschließt, für Menschen mit Schlafstörungen aussieht. Es geht darum herauszufinden, welche sportlichen Aktivitäten sinnvoll sind (Uhrzeit, Dauer, Intensität) und ob zusätzliche Komponenten wie Schlafedukation (wie in unserem Programm) erst das Sportangebot wirksam machen. Ein interessanter Punkt ist Tageslicht, so kann es sein, dass eine sportliche Intervention nur einen Effekt auf den Schlaf hat, wenn sie draußen ausgeübt wird, also hier spielt die circadiane Schlaf-Wachregulation, z. B. Melatonin, eine Rolle.

Für weitere Effektivitätsstudien sind zusätzliche objektive Daten für Patientinnen und Patienten mit Schlafstörungen wünschenswert. Jedoch soll dieser Anspruch nicht die subjektive Bewertung des Schlafes schmälern, im Gegenteil, sie spielt bei der Entwicklung, dem Verlauf und der Behandlung von Schlaf-Wach-Störungen eine wichtige Rolle. Schon der Gang zum Arzt basiert auf subjektive Schlafbeschwerden und zur Behandlungscompliance sind diese Bewertungen grundlegend. Um detaillierte und individuell abgestimmte Sportprogramme für Menschen mit Schlafproblemen zu entwickeln und anzubieten, sind weitere differenzierte Untersuchungen notwendig. Denn mit globalen Aussagen wie, dass der Sport ein Allzweckmittel für ein gesundes Leben darstelle, begnügt sich die Sportwissenschaft bzw. der Gesundheitssport nicht mehr. Stattdessen müssen „maßgeschneiderte" sportliche Programme für spezifische Erkrankungen (z. B. Osteoporose, Adipositas) entwickelt und mit wissenschaftlichen Methoden evaluiert werden.

Diese Anforderung für den Gesundheitssport kann auf weitere Schlafstörungen (z. B. SBAS) übertragen werden. Dies bedeutet, dass weitere randomisiert-kontrollierte Interventionsstudien mit Blick auf die Belastungsnormative sowie Zeitpunkt und Art der Sportintervention durchgeführt werden müssen. Mögliche Moderatorvariablen (z. B. Tageslichteinfluss, Umgebungstemperatur, Medikamentenkonsum) müssen dabei berücksichtigt werden. Ob die Forschung jemals die genauen Wirkungszusammenhänge des Sports mit dem Schlaf entschlüsseln kann, bleibt offen.

Literatur

1. Brand, S., Beck, J., Gerber, M., Hatzinger, M., & Holsboer-Trachsler, E. (2010). Evidence of favorable sleep-EEG patterns in adolescent male vigorous football players compared to controls. *World Journal of Biological Psychiatry, 11*, 465–475.
2. Brand, S., Gerber, M., Beck, J., Hatzinger, M., Pühse, U., & Holsboer-Trachsler, E. (2010). High exercise levels are related to favorable sleep patternsand psychological functioning in adolescents: A comparison of athletes and controls. *Journal of Adolescent Health, 46*, 133–141.

3. De Mello, M. T., Esteves, A. M., & Tufik, S. (2004). Comparison between dopaminergic agents and physical exercise as treatment for periodic limb movements in patients with spinal cord injury. *Spinal Cord, 42*, 218–221.
4. Dworak, M., Wiater, A., Alfer, D., Stephan, E., Hollmann, W., & Struder, H. K. (2008). Increased slow wave sleep and reduced stage 2 sleep in children depending on exercise intensity. *Journal of Sleep Medicine, 9*, 266–272.
5. Edinger, J. D., Morey, M. C., Sullivan, R. J., Higginbotham, M. B., Marsh, G. R., Dailey, D. S., & McCall, W. V. (1993). Aerobic fitness, acute exercise and sleep in older men. *Sleep, 16*, 351–359.
6. Erlacher, C., Erlacher, D., & Schredl, M. (2015). The effects of exercise on self-rated sleep among adults with chronic sleep complaints. *Journal of Sport and Health Science, 4*, 289–298.
7. Esteves, A. M., De Mello, M. T., Pradella-Hallinan, M., & Tufik, S. (2009). Effect of acute and chronic physical exercise on patients with periodic leg movements. *Medicine and Science in Sports and Exercise, 41*, 237–242.
8. Gebhart, C., Erlacher, D., & Schredl, M. (2011). Moderate exercise plus sleep education improves self-reported sleep quality, daytime mood, and vitality in adults with chronic sleep complaints: A waiting list-controlled trial. *Sleep Disorders, 2011*, 1–10.
9. Giebelhaus, V., Strohl, K. P., Lormes, W., Lehmann, M., & Netzer, N. (2000). Physical exercise as an adjunct therapy in sleep apnea – An open trial. *Sleep & Breathing, 4*, 173–176.
10. Guilleminault, C., Clerk, A., Black, J., Labanowski, M., Pelayo, R., & Claman, D. (1995). Nondrug treatment trials in psychophysiologic insomnia. *Archives of Internal Medicine, 155*, 838–844.
11. Hong, S., & Dimsdale, J. E. (2003). Physical activity and perception of energy and fatigue in obstructive sleep apnea. *Medicine and Science in Sports and Exercise, 35*, 1088–1092.
12. Horne, J. A. (1981). The effects of exercise upon sleep: A critical review. *Biological Psychology, 12*, 241–290.
13. Hottenrott, K., & Hoos, O. (2013). Sportmotorische Fähigkeiten und sportliche Leistungen – Trainingswissenschaft. In A. Güllich & M. Krüger (Hrsg.), *Sport. Das Lehrbuch für das Sportstudium* (S. 439–501). Berlin: Springer.
14. King, A. C., Oman, R. F., Brassington, G. S., Bliwise, D. L., & Haskell, W. L. (1997). Moderate-intensity exercise and self-rated quality of sleep in older adults. A randomized controlled trial. *Journal of the American Medical Association, 277*, 32–37.
15. King, A. C., Pruitt, L. A., Woo, S., Castro, C. M., Ahn, D. K., Vitiello, M. V., et al. (2008). Effects of moderate-intensity exercise on polysomnographic and subjective sleep quality in older adults with mild to moderate sleep complaints. *Journals of Gerontology: Medical Sciences, 63*, 997–1004.
16. Kovacevic, A., Mavros, Y., Heisz, J. J., & Fiatarone Singh, M. A. (2018). The effect of resistance exercise on sleep: A systematic review of randomized controlled trials. *Sleep Medicine Reviews, 39*, 52–68.
17. Kredlow, M. A., Capozzoli, M. C., Hearon, B. A., Calkins, A. W., & Otto, M. W. (2015). The effects of physical activity on sleep: A meta-analytic review. *Journal of Behavioral Medicine, 38*, 427–449.
18. Kubitz, K. A., Landers, D. M., Petruzzello, S. J., & Han, M. (1996). The effects of acute and chronic exercise on sleep. A meta-analytic review. *Sports Medicine, 21*, 277–291.
19. Montgomery, I., Trinder, J., Fraser, G., & Paxton, S. J. (1987). Aerobic fitness and exercise: Effect on the sleep of younger and older adults. *Australian Journal of Psychology, 39*, 259–271.
20. Newman, A. B., Foster, G., Givelber, R., Nieto, F. J., Redline, S., & Young, T. (2005). Progression and regression of sleep-disordered breathing with changes in weight: The sleep heart health study. *Archives of Internal Medicine, 165*, 2408–2413.
21. Paxton, S. J., Trinder, J., & Montgomery, I. (1983). Does aerobic fitness affect sleep? *Psychophysiology, 20*, 320–324.
22. Peppard, P. E., & Young, T. (2004). Exercise and sleep-disordered breathing: An association independent of body habitus. *Sleep, 27*, 480–484.
23. Phillips, B., Young, T., Finn, L., Asher, K., Hening, W., & Purvis, C. (2000). Epidemology of restless legs symptoms in adults. *Archives of Internal Medicine, 160*, 2137–2141.
24. Puhan, M. A., Suarez, A., Lo Cascio, C., Zahn, A., Heitz, M., & Braendli, O. (2006). Didgeridoo playing as alternative treatment for obstructive sleep apnoea syndrome: Randomised controlled trial. *British Medical Journal, 332*, 266–270.
25. Reid, K. J., Baron, K. G., Lu, B., Naylor, E., Wolfe, L., & Zee, P. C. (2010). Aerobic exercise improves self-reported sleep and quality of life in older adults with insomnia. *Sleep Medicine, 11*, 934–940.
26. Singh, N. A., Clements, K. M., & Fiatarone, M. A. (1997). A randomized controlled trial of the effect of exercis on sleep. *Sleep, 20*, 95–101.

Literatur

27. Stuck, B. A., Maurer, J. T., Schlarb, A. A., Schredl, M., & Weeß, H.-G. (2018). *Praxis der Schlafmedizin. Diagnostik, Differenzialdiagnostik und Therapie bei Erwachsenen und Kindern* (3. Aufl.). Heidelberg: Springer Medizin.
28. Stutz, J., Eiholzer, R., & Spengler, C. M. (2019). Effects of evening exercise on sleep in healthy participants: A systematic review and meta-analysis. *Sports Medicine, 49*, 269–287.
29. Trinder, J., Montgomery, I., & Paxton, S. J. (1988). The effect of exercise on sleep: The negative view. *Acta Physiological Scandinavia, 133*, 14–20.
30. Woll, A. (2004). Diagnose körperlich-sportlicher Aktivität im Erwachsenenalter. *Zeitschrift für Sportpsychologie, 11*, 54–70.
31. Youngstedt, S. D. (2005). Effects of exercise on sleep. *Clinics in Sports Medicine, 24*, 355–365.
32. Youngstedt, S. D., Kripke, D. F., & Elliott, J. A. (2002). Circadian phase-delaying effects of bright light alone and combined with exercise in humans. *The American Journal of Physiology – Regulatory, Integrative and Comparative Physiology, 282*, R259–R266.

Sensorik und Motorik im Schlaf

13.1 Innen und Außen – 160

13.2 Wandeln im Schlaf – 162

13.3 Wandeln im Traum – 164

13.4 Interne Modelle im Schlaf und Traum – 165

13.5 Sportpraktische Empfehlungen und Perspektiven – 167

Literatur – 168

Wachsein und Schlaf sind hinsichtlich der Sensomotorik wie Plus und Minus. Im Wachen ist der Körper ununterbrochen aktiv: Im Sitzen, wenn die stützende Muskulatur permanent arbeitet oder bei der Pirouette im Tanz, wenn komplexe Motorik-Impulse an fast jeden Muskel im Körper gefeuert werden. Zeitgleich werden über die Sensorik anhaltend Informationen aus der Umwelt und dem Körper liefert. Im Schlaf hingegen ist der Körper wie „ausgeknipst". Dieses körperliche „schlaff werden" steckt bereits in der ursprünglichen Bedeutung des Wortes Schlaf. Im REM-Schlaf wird die Skelettmuskulatur komplett „heruntergeregelt". Hebt man in dieser Phase den Arm eines Schlafenden an, so fällt er widerstandslos zurück auf die Matratze. Auch die Sensorik reduziert sich auf ein Minimum, d. h. treffen Reize unter einer Weckschwelle auf die Sinnesorgane führen sie zu keinerlei Reaktion. Doch der Schlaf kennt auch andere Zustände. Ausnahmen. Bei den Schlafstörungen wurde bereits eine Klasse von klinischen Beschwerden benannt, die eine Dissoziation von Wach und Schlaf beschreibt. Etwa solche, bei denen Personen schlafwandeln, nachts essen, reden oder aufschrecken. Doch auch Traum-Handlungen können sonderbar wirken: Während wir im Traum beispielsweise rennen, unterdrückt der reale, der schlafende Körper alle motorischen Kommandos, die vom aktiven Gehirn ausgehen. Die Traumaktivität des Gehirns ist dieselbe wie beim tatsächlichen Sprinten in der Realität – das zeigt etwa die REM-Schlafverhaltensstörung, bei der die Signal-Blockade versagt und die geträumten Bewegungen umgesetzt werden. In diesem Kapitel sollen die Parasomnien anhand von eindrücklichen Beispielen genauer dargestellt werden. Dabei wird der Versuch unternommen, die einzelnen Phänome anhand einer Dichotomie von „erlebter" und „erlebnisjenseitiger" Handlungen zu sortieren. In einem weiteren Schritt sollen einige Beispiele auf die Theorie der internen Modelle übertragen werden. Am Ende soll ein Ausblick auf die Sportpraxis aber vor allem auf weitere Forschungsfragen gegeben werden.

13.1 Innen und Außen

In diesem Abschnitt soll zunächst ein erkenntnistheoretischer Einstieg gewagt werden, um Wahrnehmungen und Handlungen im Wachleben gegenüber den Wahrnehmungen und Handlungen im Schlaf/Traum begrifflich zu ordnen. Es wird sich dabei an den kritischen Realismus angelehnt, dessen epistemologische Kernaussage in der Gestaltpsychologie folgendermaßen klingt: „Die gesamte vorgefundene Welt – einschließlich der als objektiv erscheinenden Gegenstände und Personen – gehört demnach zur erlebten (anschaulichen, phänomenalen) Wirklichkeit, die von der erlebnisjenseitigen (physischen, transphänomenalen) Wirklichkeit streng zu unterscheiden ist" ([27], S. 179). Die Begriffe phänomenal und transphänomenal klingen dabei etwas angestaubt, was dadurch zu erklären ist, dass die Ursprünge der Gestaltpsychologie über einhundert Jahre zurückreicht und auf Max Wertheimer (1880–1943), Wolfgang Köhler (1887–1967) und Kurt Koffka (1886–1941) zurückgehen [12]. Wenn hier auf die Erkenntnistheorie eingegangen wird, dann geht es dabei um eine sprachliche Fassung von den inneren und äußeren Erscheinungen, die bei den eingangs beschriebenen Dissoziationen zwischen Wach und Schlaf/Traum stattfinden. Die knappen Ausführungen können dabei nur zu kurz greifen, wenn man bedenkt, dass die Grenzen von Innen und Außen an verschiedenen Stellen gezogen werden können und sich sowohl auf die Wahrnehmungen (Sensorik als afferenten Information) als auch auf die Handlungen (Motorik als efferente Information) beziehen kann, beide jedoch in einer engen Wechselbeziehung stehen [4].

13.1 · Innen und Außen

Mit Blick auf die erlebte und tatsächlich stattfindende Sensorik und Motorik im Schlaf/Traum können zwei extreme Phänomene beschrieben werden: Schlafwandeln und Klarträumen. Während einer Schlafwandel-Episode finden tatsächliche Bewegungen statt, die (zum Teil) gut koordiniert mit der Umwelt sind, d. h. die Schlafwandlerin läuft nicht gegen eine Wand. Dadurch kann angenommen werden, dass sensorische Information vorliegen, die jedoch nicht zu einem Erleben der Handlungen führt – denn typischerweise besteht am nächsten Morgen keine Erinnerung an die Schlafwandel-Episode. Die Handlungen finden in der erlebnisjenseitigen, transphänomenalen Wirklichkeit statt, aber nicht in der erlebten, phänomenalen Wirklichkeit. Umgekehrt beim Klarträumen. Hier sind die Wahrnehmungen und die Handlungen, die mit dem erlebten, phänomenalen Körper erfahren bzw. durchgeführt werden, so ausgeprägt, dass sich die Erscheinungsform nicht von der Wachwirklichkeit unterscheiden lässt. Der schlafende, transphänomenale Körper bleibt dagegen unbewegt im Bett liegen. Im ersten Fall scheint das innere Erleben zu fehlen, während die äußerliche Handlung sichtbar ist. Im zweiten Fall scheint das innere Erleben vollumfänglich vorhanden, während die Handlungen nicht nach außen dringen.

Am Beispiel des Traums sollen einige Abgrenzungen verdeutlicht werden. Die Wahrnehmung und Handlungen im Traum finden im phänomenalen Erleben statt. Also im Inneren des Menschen. Irgendwo im Gehirn (bei der Gestaltpsychologie wäre dies das Psycho-Physische-Niveau). Dieses Erleben ist jedoch keine direkte Wahrnehmung, weil die anschauliche Wirklichkeit nicht über unsere Sinne aus der tatsächlichen (transphänomenalen) Wirklichkeit erzeugt wird: Es gibt keine entsprechende Reizquelle außerhalb des Menschen, die wahrgenommen wird. Ebenso führen im Traum ausgeführte Handlungen zu keiner äußeren Handlung, weil die motorischen Impulse, die den tatsächlichen (transphänomenalen) Körper steuern unterbunden werden, und dadurch keine Bewegungen in der tatsächlichen (transphänomenalen) Wirklichkeit stattfinden: Die erlebnisjenseitige Welt wird nicht verändert. Dieses Erleben ist aber auch keine Vorstellung. Vorstellung findet innerhalb des Erlebens statt. In der Gestaltpsychologie werden dafür die sperrig wirkende Begriffe „Angetroffenes" und „Vergegenwärtigtes" verwendet [3, 12]. Die Vorstellung und das Denken werden im phänomenalen Raum vergegenwärtig. Die Trauminhalte oder Halluzinationen werden dabei durchaus „im Modus der Antreffbarkeit" erlebt [3]. Jedoch: Halluzinationen finden im Wachen statt und vermischen sich mit der tatsächlichen Wahrnehmung - Träume hingegen wären auf der Wahrnehmungsseite als rein halluzinatorisch zu bezeichnen.

Wie sieht es aber mit der Motorik aus? Der Begriff der Halluzination deckt nur die afferente aber nicht die efferente Seite ab. Eine halluzinierte Motorik ist grundsätzlich schwer denkbar, da die motorischen Signale dem Bewusstsein nicht zugänglich sind [10]. Dagegen ist die halluzinierte Wahrnehmung der Handlungsresultate – sei es innerhalb des Körpers durch die Propriorezeption (z. B. Muskelspannung, Gelenkswinkel) oder außerhalb des Körpers durch die Veränderungen in der Umwelt (z. B. Werfen eines Balls) – sehr gut möglich. In der extremsten Form als außerkörperliche Erfahrungen [5], wobei hier eine Person einen frei beweglichen Körper erlebt, der nicht dem tatsächlichen Körper entspricht. Die Nähe zum Traumerleben besonders zum Klarträumen ist sehr gross und eine Abgrenzung erscheint schwierig [26].

Die Vorwegnahme von Handlungsresultaten im Sinne von Simulationen erscheint in der Motorikforschung ein sinnvoller Kontrollmechanismus, der aber eben im inneren verborgen bleibt und nicht in das Erleben dringt. Im letzten Abschnitt soll dieser Gedanke der Simulation noch einmal aufgegriffen werden und mit sogenannten internen Modellen verknüpft werden.

> Die Unterscheidung von Innen und Außen ist eine psychologische und philosophische Kernfrage und hilft auch die Dissoziation zwischen Wach und Schlaf/Traum nähere zu beschreiben.

13.2 Wandeln im Schlaf

In diesem Abschnitt soll die Parasomnien vertieft betrachtet werden, die beobachtbaren Handlungen aufweisen (▶ Kap. 4). Sowohl beim Schlafwandeln als auch bei der REM-Schlaf-Verhaltensstörung kommt es zu motorischen Handlungen, die soweit führen können, dass die betroffene Person das Bett verlässt und teilweise erstaunliche Handlungen vollbringt. Der Unterschied im phänomenalen Erleben soll dabei in den Fokus gerückt werden.

Schlafwandeln. Beim Schlafwandeln handelt es sich um komplexe motorische Verhaltensweisen, welche meist im ersten Drittel des Nachtschlafs auftreten (▶ Kap. 4). Dazu zählt nicht nur das Umhergehen im Schlaf, sondern auch jegliche anderen Aktivitäten, welche nachts aus dem Tiefschlaf heraus durchgeführt werden, ohne dass die Person dabei richtig wach ist. Beim Ausführen solcher Aktivitäten kann es zum Verlassen des Bettes kommen, wobei meist gut automatisierte Handlungen durchgeführt werden, wie beispielsweise sich anziehen oder das Fenster öffnen. Die Augen sind zwar geöffnet, die Person ist aber gerade nicht im Vollbesitz ihrer geistigen Fähigkeiten und kann sich, wenn sie danach ins Bett zurückkehrt und weiterschläft, in der Regel nicht an das Geschehen erinnern [25]. Man geht davon aus, dass das Gehirn durch einen Weckreiz, der nicht zum kompletten Erwachen führt, in einen Zwischenzustand zwischen Schlaf und wach sein überführt wird. Dabei sind einige Teile des Gehirns (z. B. motorische Areale) wach, andere Teile (z. B. frontale Areale) sind dagegen im Schlafmodus. Dies könnte einerseits das Fehlen des phänomenalen Erleben bzw. der Erinnerung daran am nächsten Morgen erklären, andererseits aber auch die teilweise sinnlos anmutenden Aktivitäten und die eingeschränkte Ansprechbarkeit der Betroffenen [20].

Erstaunlich erscheint die Bandbreite der nächtlichen Aktivitäten: Sie reicht von harmlosen Handlungen wie Sprechen im Schlaf bis hin zu aggressiven Verhalten. Während einer Schlafwandelepisode kann es vermutlich deshalb auch zu heftigen Reaktionen kommen, da schlafwandelnde Menschen die Personen um sich herum häufig nicht erkennen. Entgegen dem Sprichwort der schlafwandlerischen Sicherheit kann es auch zu Verletzungen kommen. Gefährlich wird es vor allem dann, wenn das Haus verlassen wird. Die Zustände dauern meist nur wenige Minuten und die Personen schlafen, nachdem sie sich beruhigt haben, wieder ein. Am nächsten Morgen können sie sich nicht mehr an das Geschehen erinnern. Selbst bei gezielter Weckung während oder nach dem Aufschrecken kann der Betroffene höchstens ein Bild beschreiben, welches meist bedrohliche Situationen beinhaltet [16].

Aufgrund der stereotypen Verhaltensweisen werden die Aufwachstörungen weiter gruppiert. Beim Pavor Nocturnus (Nachtschreck) kommt es vornehmlich bei Kindern zu einem Aufschrecken aus dem Tiefschlaf. Oft beginnt die Episode mit einem lauten Schrei, mit Aufsitzen im Bett und weit aufgerissenen Augen. Bei der schlafbezogenen Essstörung kommt es zu wiederkehrenden Episoden von unwillkürlichem Essen und Trinken, was zu problematischen Konsequenzen führen kann (z. B. Ungenießbares essen). Es kann auch zu sexuellen Handlungen (Sexsomnia) kommen bei denen häufiger Männer betroffen sind und verschiedene Inhalte aufweisen können (z. B. sexueller

13.2 · Wandeln im Schlaf

Vokalisationen, Masturbation). Im Schlaf sprechen, Bettnässen oder Schluckreflexe sind weitere gehäufte Verhaltensweisen [1]. Besonders verstörend sind allerdings schlafwandlerische Episoden bei denen es zu schweren Unfällen, Verletzungen oder sogar Tötungen kommt. Für ein besonderes Aufsehen sorgte der Fall um den 23-jährigen Kanadier Kenneth Parks. Er fuhr knapp 20 Kilometer zu dem Haus seiner Schwiegereltern und würgte seinen Schwiegervater bis zur Bewusstlosigkeit und tötete seine Schwiegermutter mit zahlreichen Messerstichen. Nach einer sorgfältigen Untersuchung gelangte das Gericht zu der Schlussfolgerung, dass Parks während des Vorfalls Schlafwandelte und er wurde von der Mordanklage freigesprochen [24]. Dieses Beispiel verdeutlicht die Annahme eines fehlenden phänomenalen Erlebens und Bewusstseins während solcher Aufwachstörungen.

REM-Schlaf-Verhaltensstörung. Bei der REM-Schlaf-Verhaltensstörung werden Traumhandlungen tatsächlich ausagiert und es kommt zu Bewegungen im Bett und auch zum Verlassen des Betts (▶ Kap. 4). Da die Betroffenen einen Traum vor Augen haben und die tatsächliche Umgebung nicht wahrnehmen, ist die Verletzungsgefahr sehr gross, was in dem folgenden Beispiel deutlich wird.

Beispiel
Ich war ein Halfback, der Football spielte. Und, nachdem der Quarterback den Ball aus dem Zentrum bekommen hatte, spielte er ihn nach außen zu mir und von mir wurde erwartet, nach vorne zu laufen. Da wartete dieser 140 kg schwere Gegner und nach den Regeln stieß ich ihn mit der Schulter aus dem Weg. Als ich zu mir kam, stand ich vor der Kommode und hatte alles, Lampen, Spiegel, hinunter gefegt, bin mit dem Kopf gegen die Wand gestoßen und mit dem Knie gegen die Kommode. (aus Schredl, 2013, S. 224)

Dieser Traumbericht stammt von einem 67-jährigen Mann der an einer REM-Schlaf-Verhaltensstörung leidet. Diese traumassoziierten Bewegungen lassen sich durch den Verlust der Hemmung des Muskeltonus erklären. Die ausgehenden Nervensignale des motorischen Kortex werden während des REM-Schlafes beim gesunden Schläfer durch Schaltzentren im Hirnstamm auf Rückenmarksebene gehemmt, so dass kein Mitbewegen der Traumbilder stattfinden kann [6]. Ist die Unterdrückung des Muskeltonus zu schwach, so werden die vom motorischen Kortex ausgehenden Nervensignale nicht mehr ausreichend gehemmt und es kann zum Ausagieren der Traumbewegungen kommen. Im Gegensatz zu den Aufwachstörungen haben die Betroffenen ein stark ausgeprägtes phänomenales Erleben, was aber gerade nicht mit der Umwelt koordiniert ist und es deshalb auch zu den entsprechenden Verletzungen kommt.

Das mit einem Mal die gesamte Motorik der willentlich ansteuerbaren Körpermotorik „ausgeschaltet" werden kann, verdeutlicht die Kataplexie im Rahmen der Narkolepsie Typ1 (▶ Kap. 4). Der plötzliche Verlust des Muskeltonus wird durch emotionale Erregung (z. B. beim Lachen) getriggert [25]. Im Gegensatz zur REM-Schlafverhaltensstörung, wo sich die motorische Entkopplung dysfunktional verschwindet, ist bei der Kataplexie so, dass vermutlich der gleiche neuronale Mechanismus, die muskuläre Hemmung dysfunktional im Wachen aktiviert.

> Sowohl beim Schlafwandeln als auch bei der REM-Schlafverhaltensstörung finden Handlungen in der Wirklichkeit statt wobei das innere Erleben entweder nicht vorhanden ist oder sich auf die Traumhandlungen bezieht.

13.3 Wandeln im Traum

In diesem Abschnitt soll die Sensorik und Motorik im Traum betrachtet werden, wobei der Fokus eng an die zuvor aufgeworfene Beschreibung der inneren und äußeren Wirklichkeit bleibt – eine ausführliche Einführung in die Traumforschung findet sich im ersten Teil des Buches (▶ Kap. 4). Im Rahmen der Parasomnien wären das zum einen die Albträume, wobei die theoretischen Überlegungen generell für alle Träume gelten sollten, und zum anderen die Schlafparalyse. Besonders interessant sind solche Beobachtungen, in den der Zusammenhang zwischen der phänomenalen und transphänomenalen Wirklich beobachtbar oder gar experimentell untersuchbar wird.

Albträume. Die Namensgebung „Albträume" zeigt das Wesen dieser Träume auf. Ein „Alb" oder „Alp" ist ein koboldhaftiger, gespenstiger, unterirdisch lebender Naturgeist, der sich nachts auf die Brust der schlafenden Person setzt und dadurch ein beklemmendes Angstgefühl hervorruft [23]. Träume mit furchterregendem Inhalt, die zum Erwachen führen, werden dabei als Albträume bezeichnet. Der Betroffene kann sich gut an das Traumgeschehen erinnern. In der Regel treten Albträume in der zweiten Nachthälfte in den REM-Schlafphasen auf. Angst und Furcht ist der häufigste Affekt, den Albträume aufweisen, aber auch Traurigkeit, Einsamkeit und Ärger tauchen gehäuft auf [21]. Die Trauminhalte sind meistens bedrohlich für Leib und Leben. Dazu gehören Verfolgung, Angriff, Verletzung, Kränkung, Beleidigung oder das Fallen ins Bodenlose [22]. Albträume werden häufig sehr körperlich erlebt [23] wie das nachfolgende Beispiel verdeutlicht.

Beispiel
„Einmal bin ich mit Mama spazieren gegangen und auf einmal kamen Panzer auf uns zu, und die schossen auf uns. Wir sind um unser Leben gerannt. Da waren meine Geschwister, und mit denen sind wir zu meiner Mutter und ihrer Freundin. Auf dem Weg dorthin wurden meine Schwester, meine Mutter und mein Bruder erschossen" [21]

Fast jeder Mensch hat schon einmal einen Albtraum erlebt und kann deshalb sicherlich nachvollziehen, dass die Wahrnehmung und Handlungen in solchen Momenten sehr präsent sind. Wenn im Albtraum vor Panzern weggerannt wird, dann verdeutlichen die zuvor genannten Befunde der REM-Schlafverhaltensstörung, dass die motorischen Kommandos dazu generiert werden, jedoch die Weiterleitung an die Muskulatur aktiv unterdrückt wird. Die Handlungen finden auf der phänomenal erlebten Wirklichkeit tatsächlich statt, werden aber nicht nach außen getragen.

Neben den Alpträumen sind vor allem jene Träume interessant, in denen es Abweichungen beispielsweise des tatsächlichen Körpers zum erlebten Traum-Körper gibt. In einer Studie von Mulder et al. (2008) wurden beispielsweise Menschen mit Amputationen zu ihren Trauminhalten gefragt. Die Mehrheit der Personen träumten sich mit ihrem „intakten" Körper, wie vor der Amputation – und das obwohl die mittlere Zeit seit der Amputation zwölf Jahre betrug [14]. Diese Befunde sind nicht neu, so wurden schon in zahlreichen älteren Publikationen festgestellt, dass Amputationen im Traum selten auftauchen [7]. Während Mulder et al. argumentieren, dass die neuronale Repräsentation des Körpers zumindest teilweise genetisch determiniert ist und dadurch relativ robust im Traum beibehalten wird, macht Brugger darauf aufmerksam, dass das Körperbild im Traum auch durch andere Faktoren (z. B. das Sehen von Menschen ohne Amputationen) geprägt sein kann. Interessant ist beispielsweise ein Traum in dem ein amputierter Fuss, im Traum vorhanden war, allerdings bei einer Autofahrt nicht die Bremse betätigen konnte [7]. In einer neueren Studie wurde gezeigt, dass das Vorhandensein von Phantomschmerzen die Absenz eines Körperglieds im Traum wahrscheinlicher macht [2]. Die Ergebnisse verdeutlichen somit die komplexe Interaktionen von der trans-phänomenalen physischen und phänomenal erlebten Körperwahrnehmung.

Schlafparalyse. Die isolierte Schlafparalyse bezeichnet ein Aufwachen aus dem REM-Schlaf bei kompletter Lähmung der willkürlich bewegbaren Muskulatur mit Ausnahme der Augen [25]. Die Episoden können bis zu mehreren Minuten andauern. Häufig werden ungewöhnliche Wahrnehmungen in diesem Zustand beschrieben, z. B. eine fremde Person steht neben dem Bett. Die Betroffenen haben v. a. beim ersten Auftreten massive Angst wegen der vollständigen Lähmung. Schlafparalysen treten vorwiegend morgens auf, in seltenen Fällen werden auch Schlafparalysen beim Einschlafen berichtet [17]. Die Schlafparalyse kann Teil der Narkolepsie sein, was auf die gleichen neuronalen Mechanismen verweist, die hinter der Kataplexie stehen. Wobei genau nachgefragt werden muss, ob die Gliedmaßen tatsächlich gelähmt sind, da manche Patienten eine extreme Müdigkeit verbunden mit der Schwierigkeit, gleich aufzustehen, mit diesem Zustand verwechseln können.

Im Gegensatz zu Träumen, wo sich Wahrnehmung und Handlungen im erlebten Traum stattfinden, verschwinden die Wahrnehmungsgrenzen bei der Schlafparalyse, sodass die trans-phänomenal Welt wahrgenommen wird, die aktive Blockade der Muskulatur des REM-Schlafes aber noch aufrecht erhalten bleibt, so dass keine motorischen Handlungen nach außen getragen werden.

> Sowohl bei den Albträumen als auch bei der Schlafparalyse finden Handlungen in der erlebten Wirklichkeit statt wobei die Handlungen nicht nach außen getragen werden.

Nach der kurzen Rückschau auf die einzelnen Schlafstörungen zeigt sich, dass motorische Handlungen auf unterschiedlichen Ebenen stattfinden. Interessant erscheint vor allem die Dissoziation zwischen „erlebter" und „erlebnisjenseitiger" Handlung. In der Abbildung sind die einzelnen Störungen nach diesen beiden Kriterien sortiert (◘ Abb. 13.1).

13.4 Interne Modelle im Schlaf und Traum

Im Folgenden sollen einige kurze Ausführungen über die motorische Kontrolle mit Blick auf die inneren und äußeren Handlungen folgen [8]. Dazu werden phänomenal erlebten Handlungen mit der Bewegungsvorstellung im Rahmen der Simulationstheorie diskutiert (▶ Kap. 15), die generell „mentale" Zustände beschreibt, die eine motorische Handlung beinhalten und bei denen sich Aktivierungen von motorischen Arealen finden lassen, aber keine tatsächliche Bewegung stattfindet. Im Rahmen der Motorikforschung sind interne Modelle aktuell eine dominierende motorische Kontrolltheorie, die auch für die „simulierten" Bewegungen fruchtbare Anknüpfungspunkte bietet. Für die Kontrolle und Vorstellung von Bewegungen bedarf es zweier Komponenten: Erstens, einen Simulator, der aus einem Eingangssignal einen Effekt berechnet und das so, dass es dem tat-

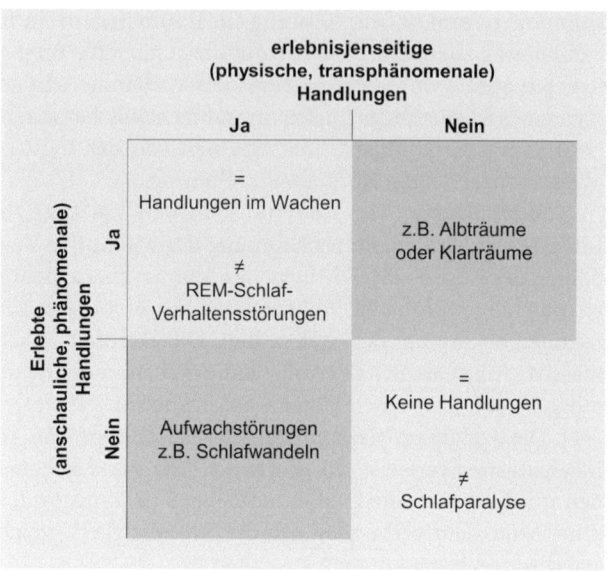

Abb. 13.1 Einteilung von „erlebter" und „erlebnisjenseitiger" Handlungen im Wachen und Schlaf/Traum

sächlichen Input-Output-System sehr nahe kommt, und zweitens, ein Aktivitätsmuster, welches den Simulator speist. In den Theorien zu internen Modellen wird eine neuronale Repräsentation der Zusammenhänge zwischen motorischen Kommandos und ihren sensorischen Konsequenzen postuliert [13]. Dabei wird ein inverses Modell und Vorwärtsmodell angenommen. Die Aufgabe des inversen Modells ist es, die Output-Signale (Efferenzen) zu bestimmen, die unter gegebenen situativen Bedingungen erforderlich sind, um eine Bewegung zu erzeugen, um einen intendierten Handlungseffekt zu erreichen. Das Vorwärtsmodell übernimmt dagegen die Aufgabe, die Handlungseffekte zu modellieren bzw. vorherzusagen, die unter gegebenen situativen Bedingungen bei bestimmten efferenten Signalen eintreten würden. Die Eingangssignale für das Modell werden durch Efferenzkopien erzeugt. Die Vorteile von Vorwärtsmodellen für das sensomotorische System sind vielfältig [13]. Die errechneten Signale können beispielsweise verrauschte bzw. unvollständige sensorische Informationen ersetzen oder zur Korrektur von Reafferenzen während einer Bewegung dienen. Für die Bewegungsvorstellung bieten Vorwärtsmodelle die Möglichkeit, aus gegeben Inputsignalen die entsprechenden Bewegungseffekte zu simulieren.

Vorwärtsmodelle sind nicht mit der simulierten Bewegung im Traum oder der Bewegungsvorstellung zu verwechseln. Das Vorwärtsmodell „berechnet" den Effekt bei einem gegebenen motorischen Input. An dieser Stelle ist zu ermitteln, was für ein Effekt berechnet wird. Grundsätzlich lassen sich Effekte unterscheiden, die sich auf den eigenen Körper beziehen (Propriozeption, Kinästhetik) und solche, die Veränderungen in der Umwelt betreffen (Exterozeption, Ball im Tor) [10]. Das Vorwärtsmodell bzw. der Emulator berechnet bei Grush (2004) dabei die Reafferenzen, also die haltungs- oder bewegungsbezogenen körperinternen Signale, die bei tatsächlicher Ausführung über die Propriozeptoren rückgemeldet werden würden. Für die Berechnung der Umwelteffekte bedarf es weiterer interner Modelle (z. B. amodaler Emulator), auf die hier nur knapp eingegangen wird [9]. Es soll lediglich festgehalten werden, dass solche Modelle die Umwelt und den Organismus simulieren müssen und nicht auf spezifische sensorische Informationen beruhen dürfen, sondern multimodale Verknüpfungen bewerkstelligen sollten, um beispielsweise die introspektiven Erlebnisse während der Bewegungsvorstellung abbilden zu können.

Eine spannende Frage stellt sich beispielsweise in der biologischen Implementierung der Vorwärtsmodelle, die vor allem mit dem Kleinhirn in Verbindung gebracht [18] und dem Zusammenspiel von motorischen Zentren bei simulierten Bewegungen dienen. Stark vereinfacht könnte die neuronale Aktivierung während der Bewegungsvorstellung im Gegensatz zur Bewegungsausführung folgendermaßen aussehen: Bei der vorgestellten Ausführung beispielsweise einer Fingersequenz würden prä-motorische Areale und Kleinhirn eine Aktivierung zeigen, während primär motorische Areale nur eine geringe Aktivität aufweisen würde. Die geringe Aktivität während der vorgestellten Ausführung einer Fingersequenz wäre dadurch erklärt, dass die Bewegungselemente der Aufgabe (z. B. Fingertapping) in prä-motorischen Arealen sequenziert und programmiert werden, die Weiterleitung der motorischen Kommandos an den primär motorischen Kortex jedoch nicht stattfindet. Der primär motorische Kortex übernimmt in dieser Überlegung zum einen die Funktion einer Relaisstation und feuert über die efferenten, kortikospinalen Projektionen der Pyramidenbahnen die kontralateralen Inter- und Motoneuronen des Rückenmarks (1. motorischer Nerv). Zum anderen könnten die minimalen Aktivierungen des primär motorischen Kortex während der Bewegungsvorstellung auf cortico-cerebrale Schleifen hinweisen. Diese Schleifen verbinden prä-motorische Areale mit dem Kleinhirn. Die beiden Hirnregionen werden dabei absteigend über die Pons und aufsteigend über den Thalamus miteinander verbunden. Daneben bestehen auch direkte Verbindungen zwischen Kleinhirn und dem Kortex [18]. Die neuronale Schaltstelle, die für die Unterdrückung der motorischen Signale im REM-Schlaf verantwortlich sind, wird hingegen im Stammhirn vermuten und wirkt auf das Rückenmark, so dass die motorischen Kommandos, die im Traum erzeugt werden, also erst beim Übergang von 1. auf den 2. motorischen peripheren Nerv stattfindet.

13.5 Sportpraktische Empfehlungen und Perspektiven

In diesem Kapitel wurden die unterschiedlichen Facetten von Wahrnehmung und Handlung im Rahmen von parasomnischen Störungen betrachtet. Die verschiedenen Störungen zeichnen sich durch eine Dissoziation zwischen Wach und Schlaf/Traum aus, wobei Schlafwandeln und Klarträumen als zwei Extreme angesehen werden können. Die Unterscheidung von Innen und Außen hilft die Dissoziation näher zu beschreiben. Weiterführend könnten motorische Kontrolltheorien mit Blick auf die inneren und äußeren Handlungen helfen, die neuronalen Mechanismen hinter diesen Phänomenen besser zu verstehen. Die Schnittstelle zwischen innerer und äußerer Wahrnehmung und Handlung ist eher theoretischer Natur - direkte Empfehlungen für die Sportpraxis lassen sich kaum ableiten. Dementsprechend sind die folgenden Empfehlungen und Perspektiven eher als offene Fragen für die weitere theoretische Auseinandersetzung in diesem Gebiet formuliert.

Eine Frage, die sich in der experimentellen Traumforschung aufdrängt, ist es, wie die Wahrnehmung im Traum durch externale Reize am schlafenden Körper beeinflusst werden kann. Neben der Beeinflussung der Trauminhalte durch das Wachleben, können auch äußere Reize wie ein Radiowecker oder ein Telefonklingeln, welche während des Schlafes auf uns wirken, einen Einfluss auf unseren Traum haben. Es zeigt sich, dass externe Reize während des Schlafes vom Gehirn verarbeitet werden [23]. Aus diesem Grund ist die Untersuchung von Inkorporationen von externen Stimuli im Trauminhalt eine gute Möglichkeit über die Informationsverarbeitung im Schlaf etwas zu erfahren. Eine andere Möglichkeit wäre es aber auch Gliedmaßen des schlafenden Körpers zu bewegen, um zu schauen, wie sich das Körperbild im Traum verändert.

Im Klartraum könnte die Beobachtung des erlebten Traumkörpers unmittelbar geschehen. Eine aktuelle Studie von LaBerge et al. (2018) untersuchte die Wahrnehmung im Klartraum. Die Klarträumenden mussten dazu eine Kreisbewegung mit dem ausgestreckten Arm durchführen und dabei den Blick auf die Fingerspitzen richten [11]. Diese Aufgabe wurde im Wachzustand, in der Vorstellung im Wachen und im Klartraum ausgeführt. Das EOG zeigt bei der Ausführung im Wachen langsame Folgebewegungen der Augen auf während in der Vorstellung sakkadische Blicksprünge stattfinden. Im Klartraum waren interessanterweise wieder langsame Folgebewegungen im EOG zu erkennen, was dafür spricht, dass das Traumerleben der Wahrnehmung näher ist als der Vorstellung. Weitere Studien in diese Richtung wären spannend, um die Grenzen von „Angetroffenem" und „Vergegenwärtigtem" zu explorieren.

In diesem Sinne können REM-Träume als eine Art Simulation der tatsächlichen Welt gesehen werden. Revonsuo (2000), beispielsweise, spekuliert in seiner „threat simulation theory", dass die biologische Funktion von Träumen genau in diesem nächtlichen Fitness-Programm liegt: Gefährliche Situation werden simuliert und dadurch die Wahrnehmung und Vermeidung von Bedrohungen geübt [19]. Neuere Modelle gehen sogar noch einen Schritt weiter, indem sie ganz allgemein Träume als virtuelle Realität ansehen, in der kognitive Fähigkeiten entwickelt und geschult werden. Diese Vermutungen implizieren, dass Träume die Performanz am Tag beeinflussen können. Dieser Gedanke wird auch in den Befunden zur Gedächtniskonsolidierung diskutiert. Welche Rolle das Traumerleben bei der Konsolidierung spielen könnte, wird im folgenden Kapitel behandelt (▶ Kap. 14). Ebenso könnten die Handlungen beim Schlafwandel auf Konsolidierungsprozesse verweisen [15].

In eine ähnliche Richtung weist auch die ontogene Theorie des REM-Schlafes, die eine wichtige Funktion in der Ausdifferenzierung des Gehirns in dem ersten halben Lebensjahr sieht (überproportionaler REM-Schlafanteil) (▶ Kap. 2). Bereits im Fetalstadium werden während des REM-Schlafes beispielsweise Atembewegungen neuronal ausgeführt. Während des REM-Schlafes finden in erster Linie Prozesse statt, die mit dem psychischen Befinden und dem intellektuellen Leistungsvermögen assoziiert sind und stehen somit im Einklang mit den zuvor genannten Simulationsansätzen.

Literatur

1. Arnulf, I. (2019). Dreaming in parasomnias. In K. Valli & R. J. Hoss (Hrsg.), *Dreams: Understanding biology, psychology, and culture* (Bd. 1, S. 238–249). Santa Barbara: Greenwood.
2. Bekrater-Bodmann, R., Schredl, M., Diers, M., Reinhard, I., Foell, J., Trojan, J., & Flor, H. et al. (2015). Post-amputation pain is associated with the recall of an impaired body representation in dreams-results from a nation-wide survey on limb amputees. *PLoS One, 10*, e0119552.

Literatur

3. Bischof, N. (1966). Erkenntnistheoretische Grundlagen der Wahrnehmungspsychologie. In W. Metzger (Hrsg.), *Handbuch der Psychologie* (S. 21–78). Göttingen: Hogrefe.
4. Bischof, N. (2014). *Psychologie. Ein Grundkurs für Anspruchsvolle* (3. Aufl.). Stuttgart: Kohlhammer.
5. Blanke, O., Landis, T., Laurent, S., & Seeck, M. (2004). Out-of-body experience and autoscopy of neurological origin. *Brain, 127*, 243–258.
6. Boeve, B. F., Silber, M. H., Saper, C. B., Ferman, T. J., Dickson, D. W., Parisi, J. E., & Braak, H. et al. (2007). Pathophysiology of REM sleep behaviour disorder and relevance to neurodegenerative disease. *Brain, 130*, 2770–2788.
7. Brugger, P. (2008). The phantom limb in dreams. *Consciousness and Cognition, 17*, 1272–1278.
8. Erlacher, D. (2010). Mentales Training als Simulation. *Zeitschrift für Sportpsychologie, 17*, 69–77.
9. Grush, R. (2004). The emulation theory of representation: Motor control, imagery, and perception. *Behavioral and Brain Sciences, 27*, 377–442.
10. Hossner, E.-J., Müller, H., & Voelcker-Rehage, C. (2013). Koordination sportlicher Bewegungen – Sportmotorik. In A. Güllich & M. Krüger (Hrsg.), *Sport. Das Lehrbuch für das Sportstudium* (S. 211–335). Berlin: Springer.
11. LaBerge, S., Baird, B., & Zimbardo, P. G. (2018). Smooth tracking of visual targets distinguishes lucid REM sleep dreaming and waking perception from imagination. *Nature Communications, 9*, 3298.
12. Metzger, W. (2001). *Psychologie. Die Entwicklung ihrer Grundannahmen seit der Einführung des Experiments* (6. Aufl.). Wien: Krammer.
13. Miall, R. C., & Wolpert, D. M. (1996). Forward models for physiological motor control. *Neural Networks, 9*, 1265–1279.
14. Mulder, T., Hochstenbach, J., Dijkstra, P. U., & Geertzen, J. H. B. (2008). Born to adapt, but not in your dreams. *Consciousness and Cognition, 17*, 1266–1271.
15. Oudiette, D., Constantinescu, I., Leclair-Visonneau, L., Vidailhet, M., Schwartz, S., & Arnulf, I. (2011). Evidence for the re-enactment of a recently learned behavior during sleepwalking. *PLoS One, 6*, e18056.
16. Oudiette, D., Leu, S., Pottier, M., Buzare, M.-A., Brion, A., & Arnulf, I. (2009). Dreamlike mentations during sleepwalking and sleep terrors in adults. *Sleep, 32*, 1621–1627.
17. Parker, J. D., & Blackmore, S. J. (2002). Comparing the contents of sleep paralysis and dream reports. *Dreaming, 12*, 45–59.
18. Ramnani, N. (2006). The primate cortico-cerebellar system: Anatomy and function. *Nature Reviews Neuroscience, 7*, 511–522.
19. Revonsuo, A. (2000). The reinterpretation of dreams: An evolutionary hypothesis of the function of dreaming. *Behavioral and Brain Sciences, 23*, 877–901.
20. Schenk, C. (2005). *Paradox lost. Midnight in the battleground of sleep and dreams – violent moving nightmares, REM sleep behavior disorder*. Minneapolis: Extreme-Nights.
21. Schredl, M. (2006). Behandlung von Alpträumen. *Praxis der Kinderpsychologie und Kinderpsychiatrie, 55*, 132–140.
22. Schredl, M. (2010). Nightmare frequency and nightmare topics in a representative German sample. *European Archives of Psychiatry and Clinical Neuroscience, 260*, 565–570.
23. Schredl, M. (2018). *Reserching dreams. The fundamentals*. Cham: Palgrave macmillan.
24. Siclari, F., Tononi, G., & Bassetti, C. (2012). Death by sleepwalker. *Scientific American Mind, 23*, 38–41.
25. Stuck, B. A., Maurer, J. T., Schlarb, A. A., Schredl, M., & Weeß, H.-G. (2018). *Praxis der Schlafmedizin. Diagnostik, Differenzialdiagnostik und Therapie bei Erwachsenen und Kindern* (3. Aufl.). Heidelberg: Springer Medizin.
26. Tholey, P. (1980). Klarträume als Gegenstand empirischer Untersuchungen. *Gestalt Theory, 2*, 175–191.
27. Tholey, P. (1988). Gestaltpsychologie. In R. Asanger & G. Wenninger (Hrsg.), *Handwörterbuch der Psychologie* (4. Aufl., S. 249–255). Weinheim: Beltz.

Traumerleben von Athletinnen und Athleten

14.1 Kontinuität zwischen Sport und Trauminhalt – 172

14.2 Albträume vor sportlichen Wettkämpfen – 175

14.3 Kreative Träume im Sport – 176

14.4 Konsolidierung und Trauminhalte – 178

14.5 Sportpraktische Empfehlungen und Perspektiven – 179

Literatur – 180

© Springer-Verlag GmbH Deutschland, ein Teil von Springer Nature 2019
D. Erlacher, *Sport und Schlaf*, https://doi.org/10.1007/978-3-662-58132-2_14

Athletinnen und Athleten träumen häufig von ihrem Sport. Das ist nicht verwunderlich, sondern genau das, was die Kontinuitätshypothese besagt: Träume spiegeln jene Gedanken und Handlungen wider, die ein Mensch erlebt und die ihn beschäftigten. Darüber hinaus beeinflussen die Inhalte von Träumen auch das Wachleben. Schlimme Albträume können die Tagesbefindlichkeit massiv verschlechtern. Bei einem Wettkampf könnte so auch die sportliche Leistung leiden. Knapp 15 Prozent der Athletinnen und Athleten erleben vor einem wichtigen Wettkampf oder Spiel einen belastenden Traum. Tatsächlich existieren bislang noch so gut wie keine Forschungsergebnisse, ob die Tagesform ebenfalls darunter leidet. Träume können das Wachleben aber auch positiv beeinflussen. Es existieren zahlreiche Berichte über kreative Träume in Kunst, Literatur und Forschung. Auch im Sport gibt es eindrückliche Beispiele: So berichtet der berühmte Golfspieler Jack Nicklaus von einem prägenden Traum, in dem ihm der „perfekte Schlag" gelang. Im Traum realisierte er, dass er seinen Golfschläger anders griff als im Wachen. Am nächsten Tag probierte er diesen Traum-Griff aus – und spielte das beste Golf seines Lebens [2]. In diesem Kapitel sollen sportbezogene Träume im Fokus stehen. Dazu soll anhand von Anekdoten und Studien die Kontinuität von sportlichen Handlungen im Traum wiedergegeben werden. Im Anschluss werden die negativen und positiven Träume mit Blick auf den Sport näher analysiert. Zudem wird nachvollzogen, ob Träume die zuvor angesprochenen Konsolidierungsprozesse widerspiegeln. In den Schlusszeilen soll ein Ausblick auf sportpraktische Implikationen gegeben werden.

14.1 Kontinuität zwischen Sport und Trauminhalt

Mein Kollege Michael Schredl führt seit über 30 Jahren ein Traumtagebuch, in dem er über 10.000 Träume notiert hat. Eine Analyse der Traumserie offenbarte, dass insgesamt 7,4 Prozent der Träume (also über 800 von insgesamt 11.180 Träume) Bezüge zu Sport aufwiesen wie Jonglieren, Joggen, Einradfahren, Akrobatik. Sportarten wie Kampfsport (2 Träume) oder Surfen (1 Traum), die Schredl im Wachleben nie ausgeübt hat, kommen sehr selten vor, im Gegensatz zu den bevorzugten Sportarten wie Jonglieren (N = 305 Träume) oder Einradfahren (N = 55 Träume) – ein schöner Hinweis für die Kontinuität zwischen dem Wachleben und Traum. Auch passend zur Kontinuitätshypothese ist, dass die Anzahl der Sportträume mit dem Lebensalter vom 21. Lebensjahr bis zum 51. Lebenjahr abnahm, auch am Tage nahmen die sportlichen Aktivitäten von Schredl ab. Ein Beispiel:

Beispiel
„Wir, eine ganze Menge junger Männer, spielen Fußball an einem Hang, der von Bäumen umrandet ist. Unsere Mannschaft spielt bergaufwärts und erzielt das erste Tor. Doch kurz hintereinander bekommen wir zwei eingefahren. Ich und noch einer sind in der Abwehr. Obwohl wir gut spielen, haben wir keine Chance, da unser Rest der Mannschaft vorne rumsteht und die Angreifer zahlenmäßig überlegen sind. Nach einer Weile kommt ein zweiter, kleiner Ball ins Spiel, der auch schwarz-weiß ist. Es gibt Durcheinander. Ich hebe den Ball auf und versuche, ihn wieder dem Besitzer zu geben. Andere aus der Mannschaft spielen Frisbee. Das Fußballspiel löst sich auf."

Obwohl die Kontinuitätshypothese anhand von zahlreichen Studien unterstützt wird (▶ Kap. 5), existieren nur wenige Untersuchungen, die den Einfluss von physischer Aktivität auf die nachfolgenden Trauminhalte erforscht haben [21]. In einer Schlaflaborstudie von Hauri (1970) führten die Versuchsteilnehmer zunächst sechs Stunden lang eine der folgenden drei Abendaktivitäten durch: leichte Ausdauerbelastung, Lernen und Entspannung [11]. In der Nacht wurden je zwei Weckungen in REM und NREM-Schlaf durchgeführt und Traumberichte erhoben. Die Versuchsteilnehmer stuften nach Abenden mit körperlicher Aktivität die physische Aktivität in ihren Träumen geringer ein als nach Abenden mit Lernen und Entspannung – ein Ergebnis, das der Kontinuitätshypothese widerspricht. Eine Re-Analyse der Trauminhalte durch einen unabhängigen Beurteiler anhand einer spezifischen Skala ergab jedoch, dass die Traumberichte nach körperlicher Aktivität mehr (allein durchgeführte) physische Betätigung beinhalteten als die Traumberichte nach Abenden mit Lernen und Entspannung [11]. In einer weiteren Schlaflaborstudie von Browman und Cartwright (1982) führten die Versuchsteilnehmer in der Experimentalbedingung am Abend eine zweistündige leichte Ausdauerbelastung durch [4]. In der Nacht wurden REM-Weckungen durchgeführt. Zusätzlich wurde eine Baseline-Nacht durchgeführt ohne körperliche Aktivität am Abend. Die Inhaltsanalyse der Traumberichte zeigte keine Unterschiede in der Traumaktivität zwischen den beiden Nächten. Leider liegen hier keine unabhängigen Auswertungen mit spezifischen Traumskalen vor.

In einer Fragebogenstudie von Heishman und Bunker (1989), wurden professionelle Lacrosse-Spieler befragt, wie häufig sie in der Wettkampfvorbereitung von ihrem Sport träumten [12]. Fast alle Sportler (93 %) gaben an von ihrem Sport zu träumen; und gut die Hälfte der Lacrosse-Spieler meinten sogar häufig davon zu träumen. In einem strukturierten Interview von Carpinter und Cratty (1983) zeigen sich vergleichbare Resultate für Wasserball-Spieler [5]. Interessanterweise zeigte sich, dass die Häufigkeit der Sportträume zunimmt, wenn wichtige Spiele anstehen oder die Saison voranschreitet.

Erlacher und Schredl (2010) werteten Fragebögen von insgesamt 253 Sportlerinnen und 379 Sportlern aus unterschiedlichen Sportarten nach der Häufigkeit von Sportträumen aus [9]. Die Häufigkeiten sind in der Tabelle dargestellt (◘ Tab. 14.1). Insgesamt 47 Prozent der Sportlerinnen und Sportler gaben an, dass sie in der Wettkampfphase häufi-

◘ Tab. 14.1 Absolute und relative Angaben zur Häufigkeit von Sportträumen bei Athletinnen und Athleten. (Quelle: Erlacher und Schredl [9])

	absolut	relativ
nie	69	10,9 %
weniger als einmal im Jahr	75	11,9 %
etwa einmal im Jahr	58	9,2 %
etwa 2–4 mal im Jahr	136	21,5 %
etwa einmal im Monat	127	20,1 %
2–3 mal im Monat	89	14,1 %
etwa einmal die Woche	53	8,4 %
mehrmals die Woche	25	4,0 %
N = 632		

ger von Sport träumten, 31 Prozent während intensiver Trainingsphasen und 10 Prozent in Zeiten ohne Training oder Wettkampf. Teilt man die Anzahl der Sportträume mit der generellen Traumerinnerung erhält man eine grobe Einschätzung über die Anteile der Sportträume an der Gesamtzahl erinnerter Träume. Sie liegt bei 24 Prozent, also knapp jeder vierte Traum handelt von Sport. Zum Vergleich: In einer Online-Erhebung von Noveski et al. (2016) mit 2929 Befragten aus der Allgemeinbevölkerung liegt der Anteil der sportbezogenen Träume bei insgesamt nur 6 Prozent [20], also ähnlich hoch wie bei der einleitenden Traumserie von Schredl, der auch Hobbysportler ist. Sportlerinnen und Sportler träumen demnach deutlich häufiger von Sport.

Nicht nur Sportlerinnen und Sportler träumen häufiger von Sport, sondern auch schon Sportstudierende. In einer Traumtagebuch-Studie von Erlacher und Schredl (2004) wurden über eine Woche die Träume von Sport- und Psychologiestudierenden erhoben [8]. Die Trauminhalte wurden anhand zweier Skalen auf sportliche Inhalte von einem unabhängigen Beurteiler analysiert. Die Ergebnisse zeigen, dass die Sportstudierenden mehr Träume, in denen sie sportlich aktiv sind und mehr Träume mit sportbezogenen Trauminhalten aufweisen als die Gruppe von Psychologiestudierenden. Die Unterschiede sind dabei durch die vermehrten sportlichen Tagesaktivitäten zu erklären und bekräftigt damit die Kontinuitätshypothese. In einer weiteren Studie konnten die Befunde in einer Fragebogenerhebung repliziert werden [23]. Darüber hinaus wurde in der Studie deutlich, dass die Dauer der sportlichen Aktivität am Tag in direkter Relation zu der prozentualen Häufigkeit von sportlichen Inhalten im Traum steht. Zusammengefasst stützen die Befunde die Idee, dass Trauminhalte die sportlichen Aktivitäten vom Tag in den Träumen widerspiegeln.

Ob die sportlichen Träume auch einen Einfluss auf die sportliche Leistung haben, fragten sich erstmals Mahoney und Avener (1977) und untersuchten dazu in einer Fragebogenstudie 13 professionelle Turner [17]. Die Befragung wurde einen Tag vor einem Entscheidungswettkampf durchgeführt, bei dem sich sechs der Turner für die Olympischen Spiele qualifizieren konnten. Die Ergebnisse: Die Turner, die sich für das Olympiateam qualifizierten, träumten häufiger von ihrem Sport, als die Turner, die sich nicht qualifizieren konnten. Zudem ergab sich ein Zusammenhang zwischen der Häufigkeit der Träume über das Turnen und der Trainingshäufigkeit, d. h., die Athleten, die mehr trainierten, berichteten mehr Trauminhalte vom Turnen. Sicherlich ist der Zusammenhang nicht so zu interpretieren, dass sich die Athleten deshalb qualifiziert haben, weil sie öfter von ihrem Sport träumten – dennoch wird deutlich, dass sich die Erfahrung (mehr Training) in den Träumen widerspiegelt. Auch die Inhalte bilden das Wacherleben ab: Es zeigte sich eine Korrelation zwischen den Zweifeln, die ein Athlet an seinen Turnqualitäten hatte (Fragebogenwerte) und der Anzahl von tragischen Träumen (leider kein Beispiel vorhanden). Es muss jedoch berücksichtigt werden, dass es sich um eine explorative Untersuchung handelt und zahlreiche Korrelationen berechnet wurden.

In der zuvor genannten eigenen Fragebogenstudie gaben 77 von 632 Athleten (12,2 %) an, dass sie den Eindruck hatten, dass ein Traum vom Sport ihre Leistung beeinflusst hat. Insgesamt 53 Athleten gaben ein Beispiel. Die Mehrzahl der Beispiele war positiv (z. B. „Ich hatte eine gute Aktion in der Straftat. Ich bin hoch und weit in den Strafraum gesprungen und habe das Tor geschossen. Am nächsten Tag war ich motiviert und selbstbewusst im Spiel"), nur 5 waren negativ (z. B. „Ich hatte einen Traum, in dem ich sehr unsicher war, diese Ungewissheit bestand im nächsten Wettkampf in einem 110-Meter-Hürdensprint.") und 8 mischten sich mit positiven und negativen Berichten [8].

> Für sportliche Aktivität zeigt sich eine Kontinuität zwischen Wacherleben und Trauminhalten, wer intensiv Sport betreibt träumt auch häufig davon.

14.2 Albträume vor sportlichen Wettkämpfen

Albträumen sind definiert als Träume mit einem stark negativen Inhalt, die meist zum Erwachen führen (▶ Kap. 5 und 13). Ungefähr 5 Prozent der Allgemeinbevölkerung erleben oft Albträume und leiden darunter [21]. Wenn Albträume einmal pro Woche oder häufiger auftreten dann werden sie als behandlungsbedürftig eingeschätzt. Insbesondere dann, wenn sich die starke Belastung durch die Träume in einem Auftreten von Angst vor dem Einschlafen zeigt und/oder das Tagesbefinden durch die Albträume beeinträchtigt ist.

Dass sich Albträume negativ auf das Wachbefinden auswirken können, wurde in einer sehr umfassenden Tagebuchstudie von Köthe und Pietrowsky (2001) untersucht [14]. Insgesamt 49 Prozent der Probanden sind auf Grund des Albtraums aufgewacht und 49 Prozent hatten Schwierigkeiten danach wieder einzuschlafen, d. h. Albträume stören den Schlaf. So fühlten sich 58 Prozent nach einer Nacht mit einem Albtraum müde und 10 Prozent sogar sehr müde. Auch die Stimmung am Morgen war von den Auswirkungen des stark negativen Traums betroffen: Die Probanden fühlten mehr sich erregt, trauriger, ängstlicher, weniger selbstbewusst und weniger zufrieden als nach einer Nacht ohne Albtraum. Dysfunktionale Kognition wie Schuldgefühle oder Selbstzweifel wurden selten berichtet. Jedoch gaben 7 Prozent an, sich am nächsten Tag teilweise nicht in der Lage gefühlt zu haben alltägliche Aktivitäten bewältigen zu können.

Wichtige Wettkämpfe, Spiele oder Turniere sind Highlights aber auch Stresssituationen in der Karriere eines jeden Sportlers. So wie akademische Prüfungen in einigen Studien nachweislich die Albtraumhäufigkeit steigern [1], könnte dieser Stress auch die Trauminhalte von Athletinnen und Athleten im Leistungssport verändern und folglich zu negativen Träumen führen. Interessanterweise gibt es zu diesem Zusammenhang sogar Überlieferungen aus dem antiken Griechenland [16]. So wusste schon Artemidor von Daldis, dass jedes Anzeichen von Schwäche im Traum eines Athleten Schlimmes vorhersagt. Wer beispielsweise träumte, ein Säugling zu sein oder als Läufer mit einem Wagen zu fahren, brauchte nach seinen Rückschlüssen erst gar nicht im Wettkampf anzutreten. Die Niederlage war prophezeit.

In einer Fragebogenstudie von Erlacher und Kollegen (2011) wurden 840 deutsche Sportler aus verschiedenen Sportarten befragt, ob in den Nächten vor einem wichtigen Wettkampf oder Spiel negative Träumen auftraten [10]. Die Häufigkeit von Albträumen sind in der Tabelle dargestellt (◘ Tab. 14.2), und zeigt, dass ein beträchtlicher Anteil der Befragten Albträume erlebt. In einer weiteren Frage gaben 15 Prozent der Athletinnen und Athleten an, dass sie in den letzten 12 Monaten vor einem wichtigen Wettkampf oder Spiel mindestens einen belastenden Traum erlebt haben. Anhand der Angaben über die tatsächliche Anzahl an Wettkämpfen konnte abgeschätzt werden, dass für diese 15 Prozent vor 23 Prozent ihrer Wettkämpfe Angstträume auftauchen, wohin gegen für die Gesamtstichprobe (alle 840 Sportler/innen) nur vor ca. 3 Prozent der Wettkämpfe ein Albtraum erlebt wird – d. h., dass es Personengruppen gibt, die anfälliger für wettkampfbezogene Alpträume sind. Typische Alptraumthemen waren:

Tab. 14.2 Absolute und relative Angaben zur Häufigkeit von Albträumen bei Sportlerinnen und Sportlern. (Quelle: Erlacher et al. [10])

	absolut	relativ
nie	183	21,8 %
weniger als einmal im Jahr	106	12,6 %
etwa einmal im Jahr	103	12,3 %
etwa 2–4 mal im Jahr	214	25,5 %
etwa einmal im Monat	122	14,5 %
2–3 mal im Monat	67	8,0 %
etwa einmal die Woche	33	3,9 %
mehrmals die Woche	12	1,4 %
N = 840		

- Sportlicher Misserfolg: „Wir verlieren ein entscheidendes Spiel und können uns deshalb nicht für das Finale qualifizieren."
- Organisatorische Probleme: „Ich komme zu spät zum Wettbewerb, zudem habe ich meine Schuhe vergessen und schließlich bin ich viel zu spät am Start. Meine Skier und Skistöcke brechen. "
- Körperliche Probleme: „Ich habe geträumt, dass ich nicht weiterlaufen konnte, obwohl ich rannte."
- Sport-unspezifische Themen: „Ich werde von jemandem verfolgt, der meine Familie ermordet hat, und ich habe keine Chance wegzukommen, weil ich gelähmt bin."

Der Hauptrisikofaktor für einen Athleten, vor einem Wettkampf Alpträume zu erleben, ist die allgemeine Alptraumhäufigkeit unabhängig von Wettkämpfen. Das wäre eine Zielgruppe, die von einer Kurzintervention zur Alptraumsenkung [15] profitieren kann.

> Albträume über bevorstehende Wettkämpfe drücken Ängste aus, die sich leistungsmindernd auswirken können. Dementsprechend wären Therapien für anfällige Sportler/innen durchaus lohnenswert.

14.3 Kreative Träume im Sport

Die nächtliche Traumwelt bietet ganz unterschiedliche Geschichten und häufig staunt man aufs Neue über die Inhalte der Träume: Oftmals trivial, häufig bizarr, zuweilen angsteinflößend und manchmal auch sehr kreativ. Für die letzte Kategorie gibt es viele prominente Beispiele, so auch der Traum des Chemikers August Kekulé über eine Schlange, die sich in den Schwanz beißt und dadurch die Struktur des Benzols als Ring offenbart. An einer Tagung zum 25. Jubiläum seiner Entdeckung schilderte Kekulé wie er zur durchbrechenden Idee gekommen ist: „Atome gaukelten vor meinen Augen ... Alles in Bewegung, schlangenartig sich windend und drehend. Und siehe, was war das? Eine der Schlangen erfasste den eigenen Schwanz und höhnisch wirbelte das Gebilde vor meinen Augen. Wie durch einen Blitzstrahl erwachte ich" ([13], S. 229). Andere „Traumlösungen" beziehen sich auf die Dechiffrierung babylonischer Hieroglyphen (Herman V. Hilprecht), die Erfindung der Nähmaschine (Elias Howe) oder den Aufbau des Periodensystems (Dimitri Mendeleyev). Letzterer beschrieb seinen Traum aus dem Jahr 1869 wie folgt: „Ich sah in einem Traum eine Tabelle, auf der die Elemente ihren Platz einnahmen. Als ich erwachte, schrieb ich es sofort auf. Nur an einer einzigen Stelle musste ich später korrigieren" ([13], S. 231).

Träume können aber auch durch ihren Inhalt der Träumerin oder dem Träumer einen direkten Anstoß für eine Veränderung im Wachleben geben. Ein sehr eindrückliches Beispiel berichtete William C. Dement, ein Pionier der modernen Schlafforschung. Zum Zeitpunkt des Traumes war Dement starker Raucher und träumte davon, dass er bei einer Untersuchung die Diagnose Lungenkrebs gestellt bekommt. Er wird sehr traurig bei dem Gedanken, seine Kinder nicht heranwachsen zu sehen. Der intensive Traum veranlasste den Forscher unmittelbar mit dem Rauchen aufzuhören [21]. Schließlich haben Träume seit jeher kreativ schaffende Menschen in Kunst, Film, Literatur und Musik inspiriert: Bekannt sind z. B. die surrealistischen Bilder von Salvador Dali, die bizarren Filmesequenzen aus Ingeborg Bachmanns Wilde Erdbeeren oder die berühmte Verwandlung von Dr. Jekyll zu Mr. Hyde von Robert Louis Stevenson und Giuseppe Tartini und seine Teufelstrillersonate; ein Teufel spielte in seinem Traum diese Melodie auf einer Geige.

Kreative Träume stellen aber in keiner Weise ein exklusives Erlebnis von hochbegabten Künstlern und Wissenschaftlern dar, in einer Fragebogenstudie von Schredl und Erlacher (2007) mit 1080 Personen konnte gezeigt werden, dass ungefähr 8 Prozent der Träume auch bei „normalen" Menschen kreative Anstöße geben – sei es bei Problemen bei der Arbeit, als Anstoß für das Verhalten im Alltag oder bei einem künstlerischen Hobby wie dem Musizieren [22]. Folgende Themen wurden von den Befragten genannt:

- Malen: Bilder welche im Traum erschienen sind und direkt als Vorlage für ein neues Werk dienten.
- Problemlösung: Defekte Geräte wurden im Traum repariert. Nach dem Aufwachen war klar, wie diese repariert werden konnten.
- Anstoß durch den Traum: Träume von Mitmenschen welche dazu führten, diese im Wachleben anzusprechen.
- Emotionale Erkenntnis: Handtaschen welche ihren Inhalt verloren und beim Versuch diesen wieder einzupacken, überquollen. Dies führte dazu, dass die betreffende Person sich damit befasste, sich von überflüssigen Dingen und Gedanken zu Trennen.

Aus sportwissenschaftlicher Sicht sind die vier Berichte in der Kategorie „motorische Fertigkeiten" besonders interessant:
- Ich träume vom BMX und Kunstradfahren, was mich beim Erlernen der Sportarten weiterbrachte.
- Ich träumte komplexe Bewegungsabläufe im Fußball, die ich am nächsten Morgen ohne Schwierigkeiten nachahmen und anwenden konnte.
- Längerer Traum über eine alte Freundin, die nach dem Joggen bei mir klopfte und mich um etwas bat. Ich war am Morgen so beeindruckt von diesem Traum, dass ich mir die Laufschuhe anzog und wieder zu laufen begann.
- Träumte von Sprungbewegungen im Wasser, die mich nach dem Aufwachen inspirierten ein neuartiges Wassersportgerät zu basteln. Seither arbeite ich schon fast zwei Jahre an der technischen Umsetzung. Ein Patent ist angemeldet.

So könnte in kreativen Berufen oder zum Erlernen komplexer motorischer Bewegungen das Achten auf Träume von Nutzen sein. Ein weiteres Feld ist, dass im Traum aktiv geübt werden kann (▶ Kap. 15).

14.4 Konsolidierung und Trauminhalte

Wie bereits ausführlich behandelt (▶ Kap. 11), scheinen neu gelernte prozedurale Gedächtnisinhalte im REM-Schlaf gefestigt zu werden. Obwohl eine Gleichsetzung der physiologischen Ebene des REM-Schlafes mit der psychologischen Ebene der Träume nicht angemessen scheint, soll in diesem Abschnitt eine Reihe von Studien vorgestellt werden, die untersuchen, ob sich Konsolidierungsprozesse in den Trauminhalten widerspiegeln. Stickgold (2003) untersuchte die Inhalte von Einschlafbildern (hypnagogen Träumen) von Versuchsteilnehmern, die zuvor 7 bis 9 Stunden das Computerspiel „Tetris" spielten [27]. Es zeigte sich eine hohe Inkorporation von Tetrisbezogenen Inhalten bei den Einschlafbildern. Ähnliche Resultate ergaben sich bei dem Spielen eines Ski-Simulators [27]. In einer Studie von Wamsley et al. (2010) lernten die Versuchsteilnehmer ein Labyrinthspiel am Computer [28]. Im Anschluss durften die Teilnehmer einen Mittagsschlaf halten. Die Versuchsteilnehmer, die während des Mittagsschlafs „Traumbilder" von dem Spiel berichten konnten, erreichten im Post-Test eine bessere Leistung als die Teilnehmer ohne entsprechende mentale Bilder. In einer Studie von De Koninck et al. (1996) trugen acht Testpersonen an vier Tagen Umkehrbrillen und verbrachten die darauf folgende Nacht im Schlaflabor [6]. Durch REM-Weckungen wurden in der Nacht Träume erhoben und Inhaltsanalysen durchgeführt. Die Resultate zeigen, dass die vier Versuchsteilnehmer, die in ihren Träumen eine visuelle Invertierung erfuhren, bessere Resultate in einem visuellen Adaptationstest am Morgen aufwiesen, als die vier Versuchsteilnehmer, die keine visuellen Invertierungen in den Träumen aufzeigten.

In einer Studie von Schredl und Erlacher (2010) konnten die Befunde für REM-Träume jedoch nicht bestätigt werden [24]. Die Versuchsteilnehmer mussten für eine Stunde Spiegelzeichnen üben und wurden dann in der Nacht durch REM-Weckungen nach ihren Traumberichten gefragt. Am Morgen erfolgte ein Post-Test. Es zeigten sich Zusammenhänge zwischen bizarren, langen, intensiven und negativ getönten Träumen und der Fehlerrate im Spiegelzeichnen. Auffällig war die niedrige Inkorporationsrate in dieser Studie, ein Hinweis dafür, dass die Lernaufgabe im Gegensatz zu anderen Untersuchungen nicht so intensiv war. Jedoch zeigte sich in einer zweiten Studie von Nefjodov und Kollegen (2016), in der die Versuchsteilnehmer für zwei Stunden ein anspruchsvolles Computerspiel (Wii Balance Board) lernen sollten, ebenfalls nur eine geringe direkte Inkorporationsrate der Testaufgabe [19]. Auch in dieser Studie blieben die erwarteten Lerneffekte durch die Trauminhalte aus. Das Fazit: Die Vorstellung, dass sich der Konsolidierungsprozess in den Trauminhalten widerspiegelt und durch die kognitive Simulation der Bewegungsausführung die Handlungen im Wachen festigt, klingt zwar sehr verlockend, die bisherigen Ergebnisse können diese Annahme jedoch nicht eindeutig bestätigen, so dass weitere Untersuchungen abgewartet werden sollten.

> Ob sich Konsolidierungsprozesse in den Trauminhalten widerspiegeln, kann zurzeit noch nicht beantwortet werden.

14.5 Sportpraktische Empfehlungen und Perspektiven

Wie in diesem Kapitel dargelegt, träumen Sportlerinnen und Sportler häufig von ihrem Sport, das können negative oder positive Träume sein. Da die Kontinuität zwischen Wachleben und Traum sowohl die guten als auch die schlechten Trauminhalte beispielsweise die Stimmung am Tage beeinflussen kann, lohnt es sich einerseits auf Träume zu achten und andererseits mit den Träumen zu arbeiten.

Empfehlungen. Für den Umgang mit negativen Träumen gibt es wirksame Strategien wie das *Imagery Rehearsal Treatment*, ein Vorstellungstraining, das im Wesentlichen aus drei Schritten besteht [15]: Konfrontation (z. B. Aufschreiben des Traumes), Bewältigung der Albtraumsituation (z. B. neues positives Traumende schreiben) sowie trainieren der Bewältigungsstrategie (z. B. neuen „Traum" mehrmals in der Vorstellung durchgehen). Mit einem sehr geringen Zeitaufwand lassen sich wettkampfbezogene Alpträume angehen und die am Tage möglicherweise verbessern.

Ein weiterer Ansatz besteht darin, die Trauminhalte durch Interventionen vor oder auch während des Schlafes positiv zu beeinflussen. So zeigt sich ein Einfluss einer Gruppentherapiesitzung auf den Inhalt der Träume in der darauffolgenden Nacht [3]. In der Therapiesitzung wurde die Versuchsperson vom Therapeuten und allen anderen Therapieteilnehmern dazu aufgefordert, ihre Gefühle, Ängste und Konflikte so offen wie möglich auszudrücken und Fragen darüber zu beantworten. Die Träume nach den Gruppentherapiesitzungen enthielten sehr viele thematische Elemente der Gruppensitzungen, waren signifikant ängstlicher und gingen mit einer signifikant höheren emotionalen Beteiligung einher. Allgemein lässt sich eine recht starke und deutliche Auswirkung der Therapiesitzungen auf darauffolgende Traumberichte vorweisen. Der zweite Ansatz beruht auf Studien, die zeigten, dass positive Effekte der angenehmen Duft-Stimulation während des Träumens, welche den Albträumen entgegenwirken könnte, da zum Beispiel Rosenduft eine positive Gefühlstönung des Träumens fördert [26]

Weiterhin scheint es, dass sportbezogene Träume zusätzliche Informationen über das psychologische Funktionieren des Leistungssportlers bieten könnten. Der Inhalt und die Häufigkeit dieser Träume könnten ergänzende Informationen und suggestive Richtlinien bereitstellen, um dem Athleten zu helfen, sich auf bestimmte Problembereiche (z. B. Selbstzweifel, tragische Bilder usw.) zu konzentrieren [8]. Darüber hinaus können die Fantasien des Athleten – sowohl verbal als auch visuell – eine doppelte Funktion in der Sportberatung und im Coaching übernehmen. Einerseits spiegeln sie möglicherweise die aktuellen Einstellungen und Wahrnehmungen des Athleten über sich selbst und / oder eine bestimmte Leistungsaufgabe wider. Als solche können sie wichtige Bewertungsfunktionen erfüllen. Durch systematische Behandlung durch strukturierte Meditationsübungen können diese kognitiven Phänomene auch zu einem Mittel zur therapeutischen Verbesserung werden [18]. Der Athlet und die Athletin kann beispielsweise lernen, bestimmte leistungsbezogene Bilder zu überwachen und zu ändern [17]

Perspektiven. Schredl et al. (2014) untersuchten zur sogenannten *Targeted Memory Reactivation* (TMR) die Reaktivierung von Gedächtnisinhalten während des Schlafes der erlernten Inhalte während der Träume der REM-Phase (▶ Kap. 11). Sie erforschten, ob die olfaktorische Stimulation während der REM-Phase spezifische Bilder im Traum reaktivieren kann, welche die Lernphase vor dem Schlaf entsprechen und jeweils mit demselben Geruch gekoppelt wurden [26]. Die berichteten Träume wurden nach dem Auftreten der gezeigten Bilder untersucht. Die Ergebnisse unterstützen die Hypothese, nach welcher die olfaktorische Stimulierung während des Schlafes spezifische Gedächtnisinhalte reaktivieren könnte, welche mit dem olfaktorischen Reiz verbunden sind.

Mit Blick auf den Leistungssport sollte zukünftige Forschung Tagebuchtechniken verwenden, um die Auswirkungen belastender Träume auf die sportliche Leistung des nächsten Tages in einem Wettkampf oder Spiel zu untersuchen.

Literatur

1. Arnulf, I., Grosliere, L., Le Corvec, T., Golmard, J., Lascols, O., & Duguet, A. (2014). Will students pass a competitive exam that they failed in their dreams? *Consciousness and Cognition, 29*, 36–47.
2. Barrett, D. (1993). The „committee of sleep": A study of dream incubation for problem solving. *Dreaming, 3*, 116–122.
3. Breger, L., Hunter, I., & Lane, R. W. (1971). *The effect of stress on dreams*. New York: International Universities Press.
4. Browman, C. P., & Cartwright, R. D. (1982). The influence of evening activity and psychological state on dream life. *Journal of Psychiatric Treatment and Evaluation, 4*, 307–311.
5. Carpinter, P. J., & Cratty, B. J. (1983). Mental activity, dreams and performance in team sport athletes. *International Journal of Sport Psychology, 14*, 186–197.
6. De Koninck, J., Prevost, F., & Lortie-Lussier, M. (1996). Vertical inversion of the visual field and REM sleep mentation. *Journal of Sleep Research, 5*, 16–20.
7. Delorme, M.-A., Lortie-Lussier, M., & De Koninck, J. (2002). Stress and coping in the waking and dreaming states during an examination period. *Dreaming, 12*, 171–183.
8. Erlacher, D., & Schredl, M. (2004). Dreams reflecting waking sport activities: A comparison of sport and psychology students. *International Journal of Sport Psychology, 35*, 301–308.
9. Erlacher, D., & Schredl, M. (2010). Frequency of sport dreams in athletes. *International Journal of Dream Research, 3*, 91–94.
10. Erlacher, D., Ehrlenspiel, F., & Schredl, M. (2011). Frequency of nightmares and gender significantly predict distressing dreams of German athletes before competitions or games. *The Journal of Psychology, 145*, 331–342.
11. Hauri, P. (1970). Evening activity, sleep mentation, and subjective sleep quality. *Journal of Abnormal Psychology, 76*, 270–275.
12. Heishman, M. F., & Bunker, L. (1989). Use of mental preparation strategies by international elite female lacrosse players from five countries. *The Sport Psychologist, 3*, 14–22.
13. Klein, S. (2014). *Träume. Eine Reise in unsere innere Wirklichkeit* (3. Aufl.). Frankfurt a M: Fischer.
14. Köthe, M., & Pietrowsky, R. (2001). Behavioral effects of nightmares and their correlations to personality patterns. *Dreaming, 11*, 43–52.
15. Krakow, B., Kellner, R., Pathak, D., & Lambert, L. (1995). Imagery rehearsal treatment for chronic nightmares. *Behavior Research and Therapy, 33*, 837–843.
16. Langenfeld, H. (1991). Artemidors Traumbuch als sporthistorische Quelle. *Stadion, 17*, 1–26.
17. Mahoney, M. J., & Avener, M. (1977). Psychology of the elite athlete: An exploratory study. *Cognitive Therapy and Research, 1*, 135–141.
18. Myers, W. A. (1983). An athletic example of the typical examination dream. *Psychoanalytic Quarterly, 52*, 594–598.
19. Nefjodov, I., Winkler, A., & Erlacher, D. (2016). Balancing in dreams: Effects of playing games on the Wii balance board on dream content. *International Journal of Dream Research, 9*, 89–92.
20. Noveski, A., Schredl, M., & Göritz, A. S. (2016). Frequency of sports dreams and dreams about politics: An online study. *International Journal of Dream Research, 9*, 142–145.
21. Schredl, M. (2018). *Reserching dreams. The fundamentals*. Cham: Palgrave macmillan.
22. Schredl, M., & Erlacher, D. (2007). Self-reported effects of dreams on waking-life creativity: An empirical study. *The Journal of Psychology, 141*, 35–46.
23. Schredl, M., & Erlacher, D. (2008). Relation between waking sport activities, reading, and dream content in sport students and psychology students. *The Journal of Psychology, 142*, 267–276.

Literatur

24. Schredl, M., & Erlacher, D. (2010). Is sleep-dependent memory consolidation of a visuo-motor task related to dream content? *International Journal of Dream Research, 3*, 74–79.
25. Schredl, M., Atanasova, D., Hormann, K., Maurer, J. T., Hummel, T., & Stuck, B. A. (2009). Information processing during sleep: The effect of olfactory stimuli on dream content and dream emotions. *Journal of Sleep Research, 18*, 285–290.
26. Schredl, M., Hoffmann, L., Sommer, J. U., & Stuck, B. A. (2014). Olfactory stimulation during sleep can reactivate odor-associated images. *Chemosensory Perception, 7*, 140–146.
27. Stickgold, R. (2003). Memory, cognition, and dreams. In P. Maquet, C. Smith, & R. Stickgold (Hrsg.), *Sleep and brain plasticity* (S. 17–39). New York: Oxford Press.
28. Wamsley, E. J., Tucker, M., Payne, J. D., Benavides, J. A., & Stickgold, R. (2010). Dreaming of a learning task is associated with enhanced sleep-dependent memory consolidation. *Current Biology, 20*, 850–855.

Techniktraining im Klartraum

15.1 Definition Klartraumtraining – 184

15.2 Anekdotische Berichte und weitere Befunde – 186

15.3 Klartraumtraining unter der Forschungs-Lupe – 188

15.4 Wirkungsweise des Klartraumtrainings – 191

15.5 Sportpraktische Empfehlungen und Perspektiven – 194

Literatur – 195

„Komplizierte Kunststücke übt man am besten im Traum." Diese Empfehlung äußerte der im Jahr 1998 verstorbene Sportpsychologe Paul Tholey. Eine tollkühne Behauptung, die er zu seinen Lebzeiten durch Studien und Selbstversuch beim Erlernen von Skateboardtricks oder dem Einrad fahren eindrucksvoll untermauerte. Er bezog sich dabei auf Klarträume, also jene Träume, in denen sich die Person während des Traums bewusst wird, dass er oder sie gerade träumt. Tholey zählt zu den Pionieren der Klartraumforschung und konnte zeigen, dass das Üben im Klartraum zu Verbesserungen von sportlichen Techniken führt [22]. Lernen im Klartraum klingt jedoch paradox: Denn wer schläft, der bewegt sich nicht und wer sich nicht bewegt, der kann keine Bewegungen üben. Es ist demnach wichtig zwischen physiologischer und psychologischer Ebene zu unterscheiden: Während der tatsächliche Körper schlafend im Bett liegt, kann der erlebte Körper frei im Traum bewegt werden. Demnach stellt sich die Frage, ob durch Bewegungswiederholungen mit dem erlebten „Traum"-Körper Lernprozesse angestoßen werden können, die sich im Wachen bemerkbar machen. Das ist vergleichbar mit dem mentalen Training; hier wird etwas in der Vorstellung geübt, damit es später im „richtigen Leben" besser von der Hand geht. Dazu existieren bereits zahlreiche Befunde, so dass auf diese Forschungsrichtung Bezug genommen wird. In diesem Kapitel sollen zunächst anekdotische Berichte und Ergebnisse aus qualitativen Studien sowie Fragebogenstudien über das Training im Klartraum dargestellt werden. Im Anschluss werden drei Studie geschildert, welche die Trainingseffekte eines Klartraumtrainings beispielsweise beim Darts werfen untersucht. Schließlich wird geschaut, wie die Wirkungsweise des motorischen Lernens im Klartraum aussehen könnte. Hierzu wird anhand der Simulationstheorie auf verschiedenen Ebenen nach Äquivalenzen zwischen tatsächlichen und geträumten Handlungen geschaut. Am Ende soll ein Ausblick auf sportpraktische Implikationen gegeben werden.

15.1 Definition Klartraumtraining

Das Techniktraining im Klartraum ist bisher keine traditionelle Trainingsform wie das gut etablierte mentale Training. Dies ist auch nicht verwunderlich, wenn man bedenkt, dass das Phänomen Klartraum kaum bekannt ist. Dementsprechend erscheint es sinnvoll, zu beschreiben wie das Training im Klartraum aussieht und umgesetzt werden kann. Das Klartraumtraining kann als Spezialfall des Mentalen Trainings angesehen werden, der große Unterschied liegt darin, dass das Mentale Training im Wachzustand durchgeführt wird und das Klartraumtraining im Schlaf. Das Mentale Training im Sinne der planmäßig wiederholten Vorstellung einer motorischen Fertigkeit ist ein zentraler Gegenstand der sportpsychologischen Forschung und eine wichtige Trainingsergänzung in der Sportpraxis [8]. Es gibt mehrere Meta-Analysen, basierend auf einer Vielzahl von empirischen Studien, die zeigen, dass Mentales Training zu einer Leistungssteigerung in motorischen Aufgaben (z. B. Basketball Freiwurf) führt [18]. Durch die physiologischen Gegebenheiten (Muskelatonie im REM-Schlaf) ergeben sich keine tatsächlichen Bewegungen des schlafenden Körpers beim Klartraumtraining, die Bewegungen werden ausschließlich auf der phänomenalen Ebenen mit dem erlebten Traumkörper ausgeführt. Geübte Klarträumende können Vorsätze aus dem Wachen im Klartraum umsetzen (▶ Kap. 6). Dabei ist es auch möglich sportliche Bewegungsabläufe wie einen Salto beim Turmspringen oder einer Abwehrbewegung im Kampfsport zu trainieren. Daraus können folgende Eckpunkte festgehalten werden:

15.1 · Definition Klartraumtraining

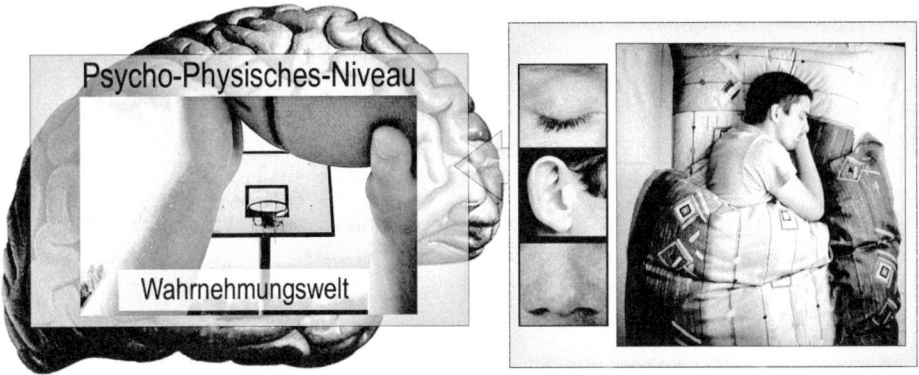

Abb. 15.1 Veranschaulichung des Klartraumtrainings [7]

- Das Training im Klartraum findet im REM-Schlaf statt.
- Das Training im Klartraum erfolgt aus der Innensicht.
- Das Training im Klartraum zeigt keine sichtbaren äußeren Bewegungen.

In der Abbildung soll der Ablauf des Klartraumtrainings veranschaulichen werden (Abb. 15.1). Die Person befindet sich im Bett und erkennt in ihrem REM-Schlaf, dass sie gerade träumt. Daraufhin entschließt sich die nun klarträumende Person gezielt den Basketballfreiwurf zu trainieren. Das Training findet ausschließlich in der erlebten Umgebung des Traums mit dem wahrgenommenen Traum-Körper statt. Die Grundidee dabei ist, dass nicht die Muskeln trainiert werden, sondern Bewegungsabläufe, die in verschiedenen motorischen Hirnregionen abgelegt sind [5, 22]. Die Sinneswahrnehmung bezieht sich demnach auf die phänomenale Ebene, die tatsächlichen Sinne sind weitestgehend inaktiv (▶ Kap. 13). Durch die Entkopplung von externen Einflüssen ist zu erwarten, dass die geträumte Bewegung zu ähnlichen Verbesserungen führen sollten, wie das mentale Training. Im Gegensatz zum Mentalem Training, ist der Traumzustand im phänomenalen Erleben zu verorten und dementsprechend näher an der Wahrnehmung als der Vorstellung [14]. So ist beim mentalen Training im Wachen das Vorstellungsbild von der Bewegung meist weniger klar und lebhaft als die tatsächliche Wahrnehmung der Bewegung. Klarträume werden in der Regel als realer erlebt als die mentale Vorstellung im Wachzustand. Dieser Umstand könnte darauf hinweisen, dass das Klartraumtraining zu besseren Lernerfolgen führen könnte.

Der Trainingsbegriff soll an dieser Stelle noch etwas präzisiert werden, um dadurch vorab mögliche Grenzen des Klartraumtrainings zu benennen. Der Begriff Training wird im Rahmen der Trainingswissenschaft auf Übungen bezogen, die sich auf die Veränderung der physiologischen Leistungsfaktoren beziehen also hauptsächlich den konditionellen Faktoren wie Ausdauer und Kraft. Durch ein Training im Traum sind jedoch – wie beim mentalen Training – kaum periphere Beanspruchungen wie bei tatsächlicher Bewegungsausführung zu erwarten, da der Körper unbewegt bleibt. Beim Klartraumtraining sollen also im Sinne eines Techniktrainings Bewegungsabläufe eingeübt und verbessert werden. Durch eine Verbesserung der Technik sind in der Folge auch Veränderungen in der motorischen Fähigkeiten zu erwarten, diese Verbesserungen beispielsweise in der Maximalkraft beruhen dann jedoch auf einer besser koordinierten Bewegungsausführung [7]. Deshalb steht also beim Training im Klartraum das Techniktraining im Vordergrund, aber es sind auch andere Ziel vorstellbar. Beispielsweise gibt es Berichte, um neue Tricks zu üben oder als Vorbereitung auf einen Wettkampf, hier wird das Ereignis simuliert mit der Vorstellung, dass man ruhig und konzentriert ist („Nervenbehalten-Training') [28].

> Unter Training im Klartraum oder Klartraumtraining versteht man das planmäßig wiederholte Ausführen einer sportlichen Handlung mit dem erlebten „Traum-Körper" in einem Klartraum, mit dem Ziel Bewegungsläufe einzuüben.

15.2 Anekdotische Berichte und weitere Befunde

In der Literatur finden sich immer wieder Berichte zum Klartraumtraining sowohl aus dem Breitensport als auch aus dem Profisport von Athletinnen und Athleten unterschiedlichster Sportarten. Die Berichte, die von mir zusammengestellt und gesammelt wurden [7], reichen von Skilaufen, Turnen, Turmspringen, Yoga, Windsurfen, bis zu Leichtathletik und viele anderen mehr. In den Berichten wird das Klartraumtraining als inspirierend und gewinnbringend beschrieben. Das folgende Beispiel stammt von einem Kampfsportler, der nach jahrelangem Karate-Training zu einem anderen Kampfstil, dem Aikido, wechselte. Er stand vor dem Problem, lang einstudierte Bewegungsfolgen vom Karate in neue Aikido-Elemente umzulernen.

Beispiel

An diesem Abend, nachdem ich im freien Training immer noch nicht in der Lage war, den Stockangreifer ohne Kontakt leerlaufen und „zu Fall bringen" zu lassen, wie mein Trainer immer zu sagen pflegte, ging ich sehr mutlos zu Bett. Während des Einschlafens hatte ich immer wieder die Situation vor Augen, wie – während der Abwehr – die eigentlich richtige Ausweichbewegung mit meinem inneren Impuls zu einem harten Abwehrblock kollidierte, so dass ich letztlich immer wieder völlig ungeschützt und wie ein Fragezeichen dastand. Eine lächerliche und unwürdige Situation für einen Schwarzgurtträger. Während eines Traumes in dieser Nacht fiel ich einmal zu Boden und schlug hart auf, statt mich abzurollen. In dieser Situation, so hatte ich mir vorgenommen, wollte ich mir die kritische Frage (Träume ich oder bin ich wach?) stellen; das hatte ich während des Wachens schon oft eingeübt. Ich war sofort klar! Ohne lange nachzudenken, wusste ich sofort, was ich nun tun musste: Ich ging sofort zu meinem Dojo, wo ich mit einem Traumpartner ein freies Training von Stockabwehrtechniken begann. Immer und immer wieder übte ich den Ablauf locker und anstrengungslos durch. Es ging mit jedem Mal besser. Am nächsten Abend ging ich voller Erwartungen zu Bett, erreichte auch wieder den Klartraumstatus und übte weiter. So ging es die ganze Woche, bis ich wieder zum Mittwochstraining kam. Obwohl ich ganz gespannt und aufgeregt war, verblüffte ich meinen Trainer mit einer fast perfekten Stockabwehr, und obwohl wir die Angriffsgeschwindigkeit immer weiter steigerten, bis zur realistischen Schnelligkeit und Impulsabgabe, machte ich keinen gravierenden Fehler mehr. Von da an lernte ich sehr schnell, und nach einem weiteren Jahr hatte ich selbst die Trainerlizenz erworben. (aus [26], S. 203–204)

15.2 · Anekdotische Berichte und weitere Befunde

Das Beispiel beschreibt eindrücklich wie gezielt ein Training im Klartraum stattfinden und sogar mehrmals wiederholt werden kann. In diesem Beispiel beschreibt der Kampfsportler eindrücklich, dass der im Traum trainierte Bewegungsablauf im Wachleben viel besser „saß".

In einer früheren Untersuchung von Paul Tholey zum sportlichen Lernen im Klartraum wurde erstmals systematisch erfasst, ob es Klarträumenden möglich war, verschiedene Arten von sportlichen Aktivitäten in ihren Klarträumen durchzuführen. Dazu sammelte er annähernd 400 Klartraumberichte von über 60 Personen [27]. Komplexe Bewegungen, wie das Skilaufen oder Turnen, die auch schon im Wachzustand sicher beherrscht wurden, konnten die Klarträumenden im Traum meist ohne Schwierigkeiten ausüben. Die Bewegungen wurden als in sich stimmig, leicht und locker erlebt und waren meist von einem angenehmen Gefühl begleitet. Darüber hinaus berichteten sämtliche Teilnehmer über deutliche Übungseffekte bei ihren Bewegungshandlungen im Traum sowie über positive Auswirkungen im Hinblick auf ihr sportliches Können im Wachzustand. Insbesondere führten rasche aufeinanderfolgende Drehungen um die Körperlängs- und -querachse zur Verbesserung des Lage- und Bewegungsgefühls bei unterschiedlichen Sportarten [27].

Melanie Schädlich hat in einer Interviewstudie zahlreiche Berichte von Klartraumtraining erfasst und durch gezieltes Fragen genauer unter die Lupe genommen [19]. Insgesamt hat sie mit vier Klarträumerinnen und zwölf Klarträumern, die Erfahrungen mit dem Training im Klartraum aufweisen, halbstrukturierte Interviews durchgeführt. Die qualitative Inhaltsanalyse ergab, dass verschiedene Sportarten und Bewegungen in Klartraum praktiziert werden können. Die Erfahrungen während des Klartraumtrainings wurden dabei von den Klarträumenden als sehr realistisch eingeschätzt und umfassten auch intensive kinästhetische Empfindungen. Benötigte Ausrüstung oder Sparringspartner waren normalerweise verfügbar oder konnten von den Klarträumenden vorgestellt und angepasst werden. Dreizehn der Befragten berichteten über positive Auswirkungen des Trainings im Klartraum. Diese Verbesserungen zeigten sich beispielsweise in der körperlichen Leistungsfähigkeit, einem gestärkten Selbstvertrauen aber auch in einer positiven Stimmungslage nach dem Erwachen. Die Interviews veranschaulichen eindrucksvoll die besonderen Möglichkeiten das Training im Traum zu gestalten, beispielsweise die gezielte Variation von Übungsbedingungen (z. B. Schwimmen in zähflüssigem Wasser) oder aber auch die Veränderung von Bewegungsgeschwindigkeit (z. B. Zeitlupe) und Perspektive (z. B. Außenperspektive von sich selbst). D.h., man kann mit der Vorstellung „spielen". Ebenfalls interessant waren die Einblicke in die Probleme, die während eines Klartraumtrainings auftreten können, beispielsweise bewegte sich der Traumkörper nicht erfahrungsgemäß oder aber Sportgeräte konnten nicht gefunden werden. Zusammenfassend zeigen die Studienergebnisse das Potenzial und verschiedene Facetten des Klartraumtrainings für die Sportpraxis.

In einer Fragebogenstudie von Erlacher et al. (2011–2012) wurden insgesamt 483 Athleten und 357 Athletinnen aus Deutschland zum Klarträumen befragt [11]. Die Häufigkeit verteilte sich vergleichbar zu der repräsentativen Befragungen (▶ Kap. 6) und sind in der Tabelle dargestellt (◘ Tab. 15.1). Insgesamt 21 Klarträumerinnen und 23 Klarträumer (5 % der Gesamtstichprobe) berichteten im Klartraum zu trainieren – 34 Personen davon meinen, dass sich durch das Klartraumtraining die sportliche Leistung im Wachen verbessert hat.

Tab. 15.1 Absolute und relative Angaben zur Häufigkeit von Klarträumen bei Sportlerinnen und Sportlern. Daten aus Erlacher, Stumbrys und Schredl [11]

	absolut	relativ
nie	365	43,4 %
weniger als einmal im Jahr	78	9,3 %
etwa einmal im Jahr	69	8,2 %
etwa 2–4 mal im Jahr	129	15,4 %
etwa einmal im Monat	95	11,3 %
2–3 mal im Monat	59	7,0 %
etwa einmal die Woche	20	2,4 %
mehrmals die Woche	25	3,0 %
N = 840		

> Recht viele Sportler und Sportlerinnen haben schon mal einen Klartraum erlebt und ein kleine Gruppe nutzt bereits das Klartraumtraining zur Verbesserung der eigenen Fertigkeiten.

15.3 Klartraumtraining unter der Forschungs-Lupe

Die vorliegenden positiven Einzelfallberichte über das Klartraumtraining wurden bislang in drei quasi-experimentellen Studien genauer untersucht. Die untersuchten Aufgaben sind dabei noch recht sportfern, was der möglichst einfachen Anforderungen für die Klarträumenden geschuldet ist, dennoch bilden sie motorische Grundfertigkeiten ab, die auch auf den Sport übertragbar sind. Außerdem musste eine Aufgabe gewählt werden, in der in einer Nacht ein beträchtlicher Fertigkeitszuwachs gemessen werden kann. Zudem ist anzumerken, dass alle drei Arbeiten aus derselben Arbeitsgruppe stammen. Ein Grund für den Mangel an weiteren, unabhängigen Studien ist sicherlich darin zu sehen, dass Personen mit häufigen Klartraumerlebnissen eher selten sind, was besonders für die sehr aufwendigen Schlaflaborstudien ein Hindernis darstellt (vgl. ▶ Kap. 6). Insofern sind die im Folgenden vorgestellten Studien ein erster Schritt in diese Richtung.

Münzwerfen. In der Pilotstudie von Erlacher und Schredl (2010) nahmen insgesamt 40 Personen teil, wobei 20 davon Erfahrung mit dem Klarträumen hatten und eine einfache Zielwurfaufgabe im Traum üben sollten [6]. Die restlichen 20 Personen teilten sich je zur Hälfte in eine Gruppe, die tatsächlich die Zielwurfaufgabe im Wachzustand übte, und einer Kontrollgruppe ohne Übung. Die Zielwurfaufgabe bestand aus einem Münzwurf auf eine Kaffeetasse, die zwei Meter entfernt auf dem Boden stand. Am Abend wurde jeweils in einem Prä-Test die Trefferleistung aus 20 Würfen erfasst, am nächsten Morgen erfolgte der Post-Test (wieder 20 Würfe). Dreizehn Personen konnten trotz Vorerfahrung keinen Klartraum in der Nacht herbeiführen oder schafften es nicht im Klartraum zu trainieren. Insgesamt sieben Klarträumende konnten die Aufgabe im Traum üben. Diese Gruppe

15.3 · Klartraumtraining unter der Forschungs-Lupe

zeigte eine signifikante Verbesserung der Leistung von 3.7 (±2.0) auf 5.4 (±2.6) Treffern, also 8 Prozent mehr Treffer aus 20 Würfen, wobei die geschätzte Übungsdauer bei durchschnittlich sechs Minuten lag. Die anderen 13 Probanden wiesen eine leichte Verschlechterung (−2,5 %) auf. Beim Vergleich aller vier Bedingungen zeigte die tatsächlich im Wachzustand übende Gruppe, die ebenfalls durchschnittlich sechs Minuten übten, die höchste Leistungssteigerung von 15 Prozent und die Trefferzahl der Kontrollgruppe (ganz ohne Übung) blieb erwartungsgemäß fast unverändert (0,5 %). Wenn auch das quasi-experimentelle Design mögliche unspezifische Effekte (z. B. Motivation, gute Leistungen beim Test am Morgen zu erzielen, steigt, weil man ja von dem Üben der Aufgabe in der Nacht geträumt hat) nicht ausschließen kann, veranschaulichen die Studienergebnisse erstmals, dass das Üben in einem Klartraum die spätere Leistung verbessern kann.

Fingertapping. In der Studie von Stumbrys et al. (2016) nahmen insgesamt 32 Männer und 36 Frauen teil [23]. Die motorische Lernaufgabe bestand daraus, fortlaufende Fingertapping-Sequenzen richtig zu drücken (vgl. ▶ Kap. 11). Die Sequenz, die aus fünf Tastendrücken bestand, wurde dazu genau erklärt und die Teilnehmende mussten sich die Abfolge einprägen. Dann sollten im Prä-Test die Sequenz so häufig und fehlerfrei für 30 Sekunden am PC getippt werden. Die Anzahl der korrekt getippten Sequenzen ergab das Leistungsmaß. Am nächsten Morgen erfolgte zu einer festen Uhrzeit der Post-Test. Die Teilnehmenden wurden folgendermaßen eingeteilt:

1. Klartraumtraining. Eine Gruppe von 21 Klarträumenden, die im Klartraum die Fingersequenz üben sollten.
2. Mentales Training. Eine Gruppe von 15 Personen, die im Wachen die Aufgabe mental übten. Der Zeitpunkt und der Umfang des Trainings wurde dabei zu einer Person aus der Klartraumgruppe „gematcht".
3. Physisches Training (PT). Eine Gruppe von 16 Personen, die im Wachen die Fingersequenz übten. Der Zeitpunkt und der Umfang des Trainings wurde dabei zu einer Person aus der Klartraumgruppe „gematcht".
4. Kontrollgruppe. Insgesamt 16 Personen, die zwischen der ersten und der zweiten Testung nicht übten.

Vier Personen aus der Klartraumgruppe konnten die Aufgabe nur unzureichend im Traum üben und wurden aus der Auswertung ausgeschlossen. Die restlichen 17 Klarträumenden konnten die Aufgabe im Schnitt für zwei Minuten (subjektive Angaben) im Klartraum trainieren. Nach dem Erwachen sollte die Uhrzeit und die Anzahl der geübten 30-s-Lernblöcke notiert werden. Um zirkadiane Einflüsse zu minimieren und den Trainingsumfang konstant zu halten, wurden die Teilnehmenden der mentalen und tatsächlichen Lerngruppe mit den Trainingsvorgaben der Klartraumgruppe „gematcht", so dass die gleiche Trainings-Uhrzeit und Trainings-Dauer vorlagen. Für das Training der mentalen und physischen Trainingsgruppe mussten die Teilnehmenden sich wecken (z. B. um 6:00 Uhr), um zur vorgeben Uhrzeit die entsprechende Anzahl von Übungsblöcken in der Vorstellung oder tatsächlich durchzuführen. Danach durften die Personen bis zum morgendlichen Erwachen weiterschlafen. Der Post-Test erfolgte 30 Minuten nach dem morgendlichen Aufwachen, um eine so genannte Schlafträgheit (sleep inertia) zu vermeiden. Die Ergebnisse dieser Studie sind in der Abbildung dargestellt (◘ Abb. 15.2). Es zeigt sich, dass alle drei Interventionsgruppen eine signifikante Verbesserung vom Prä- zum Post-Test erzielten, wobei das Klartraumtraining zu der höchsten Leistungssteigerung (+20 %) führte, gefolgt von physischem Training (+17 %) und mentalem Training (+12 %). Die Kontrollgruppe verbessert sich nur unwesentlich (+5 %), d. h., das spiegelt den Effekt wieder, dass

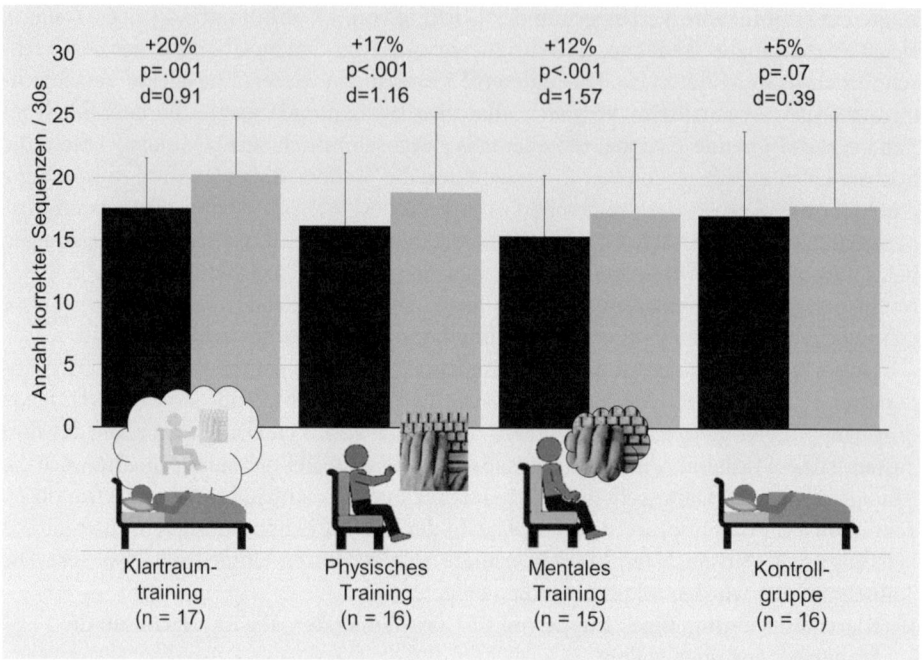

☐ **Abb. 15.2** Ergebnisse der Studie von Stumbrys et al. (2016). Beschreibungen siehe Text. Daten aus [24]

man beim zweiten Mal die Aufgabe etwas besser kann als beim ersten Mal. Die Effektgrösse waren jedoch am höchsten für die physisch trainierende Gruppe (d = 1.57), gefolgt von mentalem Training (d = 1.16) und dem Klartraumtraining (d = 0.91), was durch einen heterogenen Leistungszuwachs in der Klartraumgruppe erklärt werden kann, d. h. einige Teilnehmende profitierten mehr vom Klartraumtraining als andere.

Dartwerfen. In der Studie von Schädlich et al. (2017) verbrachten insgesamt 33 Personen eine Nacht im Schlaflabor [20]. Die motorische Lernaufgabe war wiederum eine Zielwurfaufgabe, wobei mit der nicht-dominanten Hand Dartwürfe auf eine Zielscheibe ausgeführt werden mussten. Am Abend vor der Schlaflabornacht und am Morgen danach wurden nach einer kurzen Gewöhnungsphase im Pre- und Post-Test jeweils 21 Würfe durchgeführt. Es gab drei Bedingungen: Klartraumtraining, physisches Training und eine Kontrollgruppe ohne Training. Insgesamt 15 Klarträumende versuchten in der Nacht einen Klartraum zu erlangen, um das Dartwerfen im Traum zu üben. Insgesamt neun Klarträumerinnen und Klarträumer schafften es im Mittel 20 Würfe im Traum auszuführen, wobei fünf Personen im Klartraum stark abgelenkt wurden beispielsweise durch andere Traumcharaktere und so nicht effektiv trainieren konnten. Die Ergebnisse der Klartraumgruppe wurden deshalb getrennt betrachtet. Für die physische Übungsgruppe wurde ebenfalls die Uhrzeit und Dauer des Klartraumtrainings als Vorgaben verwendet, jedoch nicht die Ablenkungen während des Trainings. Es zeigt sich für die physischen Übungsgruppe ein Zuwachs der Trefferleistung (+9 %). Dagegen wurde die Performanz in der Kontrollgruppe schlechter (−6 %). Für die Klartraumgruppe ergaben sich nur für das Klartraumtraining mit wenigen Ablenkungen eine Verbesserung (+18 %), während sich die Gruppe mit viel Ablenkungen deutlich verschlechterte (−14 %). Aufgrund der quasi-experimentell entstandenen kleinen Teilgruppen müssen die Ergebnisse mit Vorsicht bewertet werden.

Dennoch konnte das erste Mal das Klartraumtraining unter Schlaflaborbedingungen untersucht werden. Zudem verdeutlich die Untersuchung, dass rein quantitative Analysen der Traumberichte in manchen Fällen zu kurz greifen, so dass die qualitativen Betrachtungen, was und wie wird im Traum trainiert, in Klartraumstudien immer mit einbezogen werden sollten.

15.4 Wirkungsweise des Klartraumtrainings

Wenn es um die Erklärung der zuvor berichteten Übungseffekte geht, bieten sich verschiedene Theorien aus dem Bereich des Mentalen Trainings an. Dort werden zwischenzeitlich Simulationstheorien diskutiert, welche in den mentalen Bewegungsausführungen eine Simulation der tatsächlichen Bewegung verstehen [8]. In der Simulationstheorie von Jeannerod (2001) wird die Theorie der neuronalen Simulation von Bewegungen durch die Vorstellung am weitesten vorangetrieben [12]. Die neuronale Simulation wird dabei nicht nur auf die Bewegungsvorstellung, sondern auf jegliche „mentale" Zustände übertragen, die eine motorische Handlung beinhalten und bei denen sich Aktivierungen von motorischen Arealen finden lassen. Diese Zustände werden als „S-States" bezeichnet. Es finden sich zahlreiche Beispiele, in denen gezeigt wird, dass die S-States zu einem gewissen Grad dieselben zentralnervösen Mechanismen von tatsächlicher Bewegungsausführung teilen [8]. Es zeigt sich, dass sich in motorischen Arealen überlappende Aktivierungen in beiden Bedingungen ergeben. Belege für die Theorie von Jeannerod finden sich auch anhand von peripher-physiologischen Reaktionen beispielsweise führt Rennen in der Vorstellung zu einer schwachen aber dennoch messbaren Erhöhung der Atmung und Herzfrequenz. Die theoretische Erklärung hierfür liegt in der Annahme, dass sich die zentralnervösen Aktivierungen zu einem Teil auf periphere Systeme auswirken.

Im Folgenden sollen Schlaflaborstudien vorgestellt werden, die Hinweise liefern, dass im Klartraum ebenfalls Aktivierung auf zentralnervöser, peripher-physiologischer und zeitlich-psychologischer Ebene stattfinden und somit in Einklang mit der Simulationstheorie von Jeannerod (2001) sind [5, 12].

Zentralnervöse Ebene. Im EEG zeigte sich bei der Untersuchung der „Alpha-Power", ein Maß für die Aktivität der Großhirnrinde, dass während der Ausführung zweier einfachen kognitiven Aufgaben (singen vs. zählen) eine höhere Aktivität der linken Gehirnhälfte während dem Zählen im Klartraum und höhere Aktivität der rechten Gehirnhälfte während dem Singen im Klartraum vorliegt [16]. In einer Studie wurde ebenfalls die Alpha-Power im EEG über dem motorischen Cortex (C3, Cz, C4) betrachtet,. während die Klarträumer im Klartraum viermal die linke oder rechte Hand ballten und wieder öffneten [10]. Die Ergebnisse dieses Experiments zeigten, dass die Alpha-Power über den motorischen Regionen abnimmt (spricht für mehr Aktivität), wenn der Klarträumer im Traum die Hände bewegt im Vergleich zum Zählen ohne Handbewegungen. Die aktuelle Klartraumforschung geht aber auch unbequeme Wege. Um einen genaueren Blick auf die Hirnvorgänge zu erhalten, baten Martin Dresler und Kollegen (2011) die Probanden in einem Magnetresonanztomograph zu schlafen und klar zu träumen [2]. Neben den unangenehmen Geräuschen sind vor allem die fixierte Kopfposition und das damit verbundene regungslose Liegen auf dem Rücken eine große Herausforderung. Dennoch schaffte es einer von sechs Teilnehmenden einzuschlafen, zu träumen und bewusst zu werden. Als Aufgabe wurden auch hier alternierend die Fäuste geballt. Die funktionellen MRT-Aufnahmen zeigten, exakt in den beiden motorischen Hirnarealen unter der Schädeldecke, die unsere Hände kontrollieren, eine vermehrte Aktivität. Im Vergleich zur tatsächlichen Ausführung ist diese Aktivität deutlich kleiner, was Sinn macht, da es ja zu keiner Bewegungsausführung kommt.

Peripher-physiologische Ebene. Diese Ebene zeigt den Zusammenhang zwischen Trauminhalt und Reaktionen von kardiorespiratorischen Parametern des schlafenden Körpers auf. In einer Pilotstudie konnte eine Übereinstimmung der subjektiv erlebten sexuellen Aktivität im luziden Traum und verschiedenen autonomen Parametern wie Herz- und Atemfrequenz, Hauwiederstand, vaginales EMG und die vaginale Pulsamplitude gefunden werden [17]. Die Probandin gelangte mit ihrem „Partner" im luziden Traum bis zum Orgasmus. Während dem Orgasmus stiegen die autonomen Parameter signifikant an. Die Herzfrequenz stieg entgegen den Erwartungen nur leicht und nicht signifikant an. In einer weiteren Studie wurde untersucht, wie sich die autonomen Parameter bei der Ausführung von einer physischen Aktivität wie Kniebeugen im Klartraum verändern [4]. Die Probanden wurden instruiert im luziden Traum eine stehende Position einzunehmen und anschließend von 21 auf 25 zu zählen. Nach dem Zählen, was die Kontrollbedingung darstellte, sollten sie zehn Kniebeugen machen und abschließend wieder von 21 auf 25 zählen. Die verschiedenen Aufgaben mussten sie jeweils mit LRLR Augenbewegungen (Links-Rechts-Links-Rechts) signalisieren (▶ Kap. 6, ◘ Abb. 6.1). Die Resultate zeigen eine signifikant höhere Herzfrequenz während der aktiven Phase (Kniebeugen) im Vergleich zum Zählen. Weiter wurde ein leichter Anstieg der Respirationsrate während den Kniebeugen im Klartraum beobachtet. Der Anstieg war jedoch nicht signifikant. Aufgrund der Resultate kann davon ausgegangen werden, dass motorische Aktivitäten im luziden Traum ein moderat erhöhtes Level in den peripheren Systemen verursacht [4].

Zeitlich-psychologische Ebene. Man glaubte seit des berühmten Guillotinen-Traums von Alfred Maury [21], dass Träume innerhalb des kurzen Moments des Aufwachens erzeugt werden. Da aber die Erlebnisse in einem Traum meist aus subjektiver Sicht sehr lange dauern können, schloss man daraus, dass die Traumzeit sehr viel schneller verläuft. Auch die Macher des Blockbusters „Inception" folgten dieser Idee und so dauerten fünf Minuten reale Zeit für Leonardi DiCaprio und Kollegen eine Stunde im Traum. Zur Entkräftung dieser Annahmen wurde Klarträumern die einfache Aufgabe gestellt, im Traum zu zählen: Augenbewegung (LRLR) – 1, 2, 3, 4, 5, 6, 7, 8, 9, 10 – Augenbewegung (LRLR). Das Resultat: Die gemessene Zeit zwischen den beiden LRLR entsprach dabei der Zeit, die man braucht, um im Wachen von 1 auf 10 zu zählen (ungefähr 10 Sekunden). In manchen Fällen – und das im Gegensatz zur ursprünglichen Vermutung – dauerte es im Traum sogar gar länger als im Wachen. Das Ergebnis zeigte, dass die Klarträumenden genauso viel Zeit für das Zählen im Traum brauchten wie im Wachzustand [13].

In einer Re-Analyse der zuvor genannten Studie von Erlacher und Schredl zum Ausführen von Kniebeugen im Klartraum zeigte sich, dass die zeitliche Dauer der zehn Kniebeugen im Traum deutlich länger war als die der Ausführung im Wachen [3]. Im Gegensatz dazu fanden sich für die Zählintervalle, die ebenfalls in dem luziden Traum ausgeführt wurden, keine Unterschiede hinsichtlich der Zeitdauer. In drei Experimenten wurde drei Faktoren geprüft, die diese Unterschiede möglicherweise erklären können: Die Art der Aufgabe (kognitiv vs. motorisch), die Komplexität der Aufgabe (einfach vs. Komplex) und disproportionale zeitliche Effekte (kurze vs. lange Aufgabendauern). Die Klarträumenden wurden deshalb aufgefordert im Traum zu gehen, zu zählen oder eine Gymnastikübung auszuführen. Die Zählaufgabe beinhaltete das Zählen in eigenem Tempo von 1 bis 10, 1 bis 20 und 1 bis 30. Beim Gehen wurden 10, 20 oder 30 Schritte in eigenem Tempo aufgeführt. Die Gymnastikübung beinhaltete verschiedene Elemente (Sprung Bein nach recht, Rolle, usw.). Ein Bei-

15.4 · Wirkungsweise des Klartraumtrainings

spiel für einen solchen Klartraum ist in der Abbildung dargestellt (◘ Abb. 15.3). Die Analyse der Studie zeigt, dass die Gesamtdauer für die drei Aufgaben im Klartraum im Mittel länger dauern, die relativen Zeiten jedoch stabil bleiben [9]. Dieses Ergebnis zeigt zum einen, dass keiner der drei Faktoren, die absoluten Zeitdifferenzen erklären kann, jedoch kann die Stabilität der relativen Zeiten als Hinweis für die funktionale Äquivalenz zwischen geträumten und tatsächlichen Handlungen gesehen werden

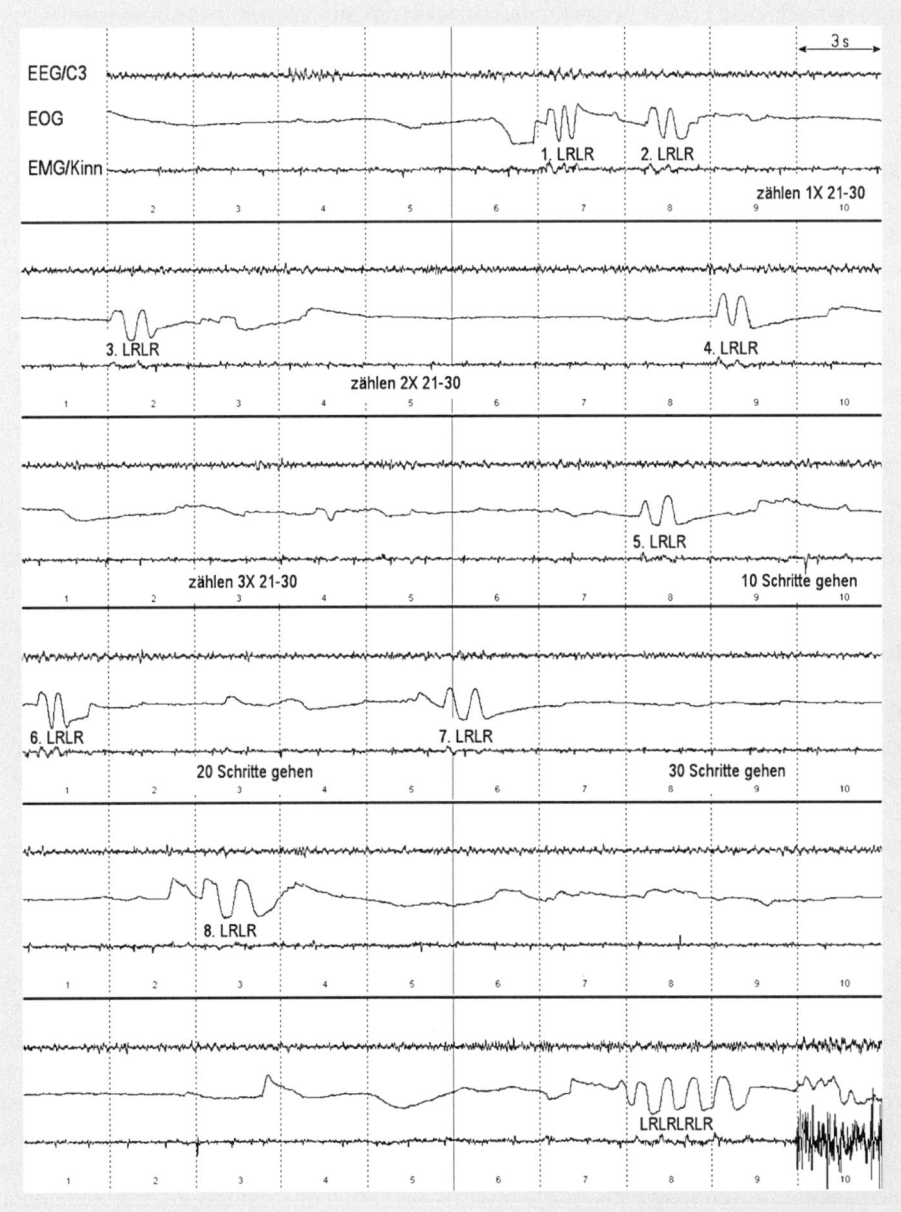

◘ Abb. 15.3 Klartraum mit LRLR-Augenbewegung und der Aufgabe zu Zählen und zu Gehen [7]#. Beschreibungen siehe Text

15.5 Sportpraktische Empfehlungen und Perspektiven

In diesem Kapitel wurde Klartraumtraining als das planmäßig wiederholte Ausführen einer sportlichen Handlung mit dem erlebten „Traum-Körper" in einem Klartraum, mit dem Ziel Bewegungsläufe einzuüben, vorgestellt. Die bisherigen Befunde – sowohl im Grundlagenbereich als auch in der Anwendung – sind recht vielversprechend, wodurch sich einige konkrete Empfehlung für die Sportpraxis ableiten lassen. Auf der anderen Seite müssen noch viele Fragen perspektivisch in weiteren Studien beantwortet werden.

Empfehlungen. Statt einiger konkrete Anwendungen, soll an dieser Stelle eine weitere Anekdote angeführt werden:

Beispiel
„Auf einer Straße begegnet mir ein Monster (größer als Daddy) mit langen Armen, ganz langen Fingernägeln und spitzen Zähnen – wie man sich einen Klabautermann vorstellt. Ich sage mir: ‚Das kann nicht sein!' und zaubere das Monster weg. Dann ist mir langweilig, deshalb zaubere ich mich ins Stadion. Dort liegen der Speer und der Ball bereit und ich mache mir eine Linie, nehme den Speer und messe meine Schritte nach hinten. Dann laufe ich an und mache zwei Warmwürfe, dann zwei Warmwürfe mit dem Ball. Dann fange ich an zu werfen, immer abwechselnd. Speer und Ball. Insgesamt fünf Ball- und sechs Speerwürfe. Der Ball macht einen schönen Bogen, aber ich sehe nicht, wo er landet. Der Speer fliegt wie ein Blitz, wie durch ein Rohr und bleibt im Boden stecken. So in etwa 20 Meter. Mein Bruder weckt mich dann auf."

Martin ist ein stolzer Vater und geübter Klarträumer, der schon einige Nächte für uns im Schlaflabor verbracht hat. Vor einiger Zeit sendete er mir diesen Traumbericht von seiner 11-jährigen Tochter vor ihrem Schülerwettkampf. Die Woche darauf folgte die Ergebnisliste, in dem seine Tochter einen neuen persönlichen Rekord im Speerwurf aufstellte. Zudem schrieb er mir folgende Zeilen:

Beispiel
„Obwohl wir heute nicht einmal über den Klartraum gesprochen hatten, sprach mich Jana sofort nach dem letzten Wurf an: ‚Ist das jetzt ein Zeichen, dass der Klartraum geklappt hat?' Unvorbereitet wie ich war, antwortete ich: ‚Ich denke schon.' Danach haben wir ausgemacht, dass ich sie einmal im Monat gegen Morgen wecke – am Wochenende – und ihr ein nachfolgendes Klarträumen suggeriere. Sie sagte, sie wolle dann aber nur noch Speerwurf ‚mit genau dem Speer' aus dem Klartraum üben und keinen Ballwurf mehr."

Die Frage ist nun, wie das Klartraumtraining in die Praxis des Leistungssports integriert werden kann. Zum einen sind effektive Methoden, die derzeit geprüft werden, zur Induktion von Klarträumen notwendig. Denn wenn es um den Einsatz des Klartraumtrainings im Leistungssport geht, dann ist der größte limitierende Faktor die zuverlässige und effektive Induktion von Klarträumen. Es existieren zwar einige vielversprechenden Methoden, beispielsweise die Wake-up-Back-to-Bed-Technik [23], doch spezifische Induktionsstudien bei Sportlern und Sportlerinnen stehen noch aus. Neben dem Leistungssport sind auch andere Anwendungsgebiete, die motorische Fertigkeiten umfassen, wie Rehabilitation, Musik oder Chirurgie denkbar.

Perspektiven. Die Forschung zur Klartrauminduktion wird in zukünftigen Studien ein zentraler Fokus sein. Allerdings ist jedoch nicht kurzfristig mit einem großen Erfolg zu hoffen, da die neuronalen Mechanismen, die zum Klarträumen führen, nicht gut verstanden sind. Das zeigen vor allem aktuelle Studien: Beispielsweise der gezielte Einsatz von leichtem Reizstrom, um frontale Hirnbereiche zu aktivieren, scheint nur wenig bis überhaupt keinen Effekt auf das Erleben von Klarträumen zu haben [25, 29]. Andererseits gibt es Medikamente bzw. Substanzen, welche die Klarträume erhöhen können. Solche „Traumpille" wurden bislang nur in einer Studie untersucht und dort ist unklar, ob die Substanz alleine oder nur in Kombination mit dem Besuch eines einwöchigen Klartraumseminares wirkt [15].

Eine weitere Forschungsrichtung ist die Erkundung möglicher Lernmechanismus. Wie in einem vorherigen Kapitel beschrieben, werden für das motorische Lernen die Optimierung so genannter interner Modelle diskutiert (▶ Kap. 13). Vor allem das Vorwärtsmodell, dass die aus der Bewegung entstehenden Handlungseffekte in der Umwelt simuliert, scheint ein interessanter Ansatzpunkt. Vor allem, weil aus neurophysiologischer Perspektive die motorischen Areale vor allem prä- und supplementär-motorische Areale, cortico-cerebrale Schleifen und das Kleinhirn eine wichtige Rolle spielen. Alles Zentren, die während des REM-Schlafes ebenfalls eine Aktivierung zeigen. Für diese Annahme sprechen Studien, die eine enge Kopplung zwischen erlebten Traumhandlungen und physiologischen Veränderungen am schlafenden Körper nachweisen konnten [8]. Wo genau die Unterdrückung der Nervenimpulse stattfindet, ist bislang nicht geklärt. Immerhin konnten verschiedene Schlaflaborstudien mit Klarträumenden einen Zusammenhang zwischen geträumter Körpergliederbewegungen und gemessener EMG-Aktivität in den entsprechenden Körpergliedern nachweisen [5]. Die Amplituden der Aktivitäten im EMG sind sehr klein, wobei Bewegungen von distalen Muskelgruppen (z. B. Hand) eine höhere EMG Aktivität ausweisen als Bewegungen von proximalen Muskelgruppen (z. B. Schulter). Interessanterweise konnte Brylowski [1] in einer Studie nachweisen, dass der H-Reflex im Klartraum deutliche geringer ausfällt als in normalen REM-Träumen – was für eine Deaktivierung der Nervenimpulse auf spinaler Ebene sprechen könnte. Weitere Studien in diesem Bereich scheinen jedenfalls wünschenswert.

Literatur

1. Brylowski, A., Levitan, L., & LaBerge, S. (1989). H-reflex suppression and autonomic activation during lucid REM sleep: A case study. *Sleep, 12*, 374–378.
2. Dresler, M., Koch, S. P., Wehrle, R., Spoormaker, V. I., Holsboer, F., Steiger, A., ... Czisch, M. (2011). Dreamed movement elicits activation in the sensorimotor cortex. *Current Biology, 21*, 1833–1837.
3. Erlacher, D., & Schredl, M. (2004). Time required for motor activity in lucid dreams. *Perceptual and Motor Skills, 99*, 1239–1242.
4. Erlacher, D., & Schredl, M. (2008). Cardiovascular responses to dreamed physical exercise during REM lucid dreaming. *Dreaming, 18*, 112–121.
5. Erlacher, D., & Schredl, M. (2008). Do REM (lucid) dreamed and executed actions share the same neural substrate? *International Journal of Dream Research, 1*, 7–14.
6. Erlacher, D., & Schredl, M. (2010). Practicing a motor task in a lucid dream enhances subsequent performance: A pilot study. *The Sport Psychologist, 24*, 157–167.
7. Erlacher, D. (2005). *Motorisches Lernen im luziden Traum: Phänomenologische und experimentelle Betrachtungen*. Unveröffentlichte Doktorarbeit: Universität Heidelberg.
8. Erlacher, D. (2010). Mentales Training als Simulation. *Zeitschrift für Sportpsychologie, 17*, 69–77.

9. Erlacher, D., Schädlich, M., Stumbrys, T., & Schredl, M. (2014). Time for actions in lucid dreams: Effects of task modality, length, and complexity. *Frontiers in Psychology, 4*, 1013.
10. Erlacher, D., Schredl, M., & LaBerge, S. (2003). Motor area activation during dreamed hand clenching: A pilot study on EEG alpha band. *Sleep and Hypnosis, 5*, 182–187.
11. Erlacher, D., Stumbrys, T., & Schredl, M. (2011–2012). Frequency of lucid dreams and lucid dream practice in German athletes. *Imagination, cognition and personality, 31*, 237–246.
12. Jeannerod, M. (2001). Neural simulation of action: A unifying mechanism for motor cognition. *NeuroImage, 14*, 103–109.
13. LaBerge, S. (1988). The psychophysiology of lucid dreaming. In J. Gackenbach & S. LaBerge (Hrsg.), *Conscious mind, sleeping brain* (S. 135–153). New York: Plenum.
14. LaBerge, S., Baird, B., & Zimbardo, P. G. (2018). Smooth tracking of visual targets distinguishes lucid REM sleep dreaming and waking perception from imagination. *Nature Communications, 9*, 3298.
15. LaBerge, S., LaMarca, K., & Baird, B. (2018). Pre-sleep treatment with galantamine stimulates lucid dreaming: A double-blind, placebo-controlled, crossover study. *PLoS One, 13*, e0201246.
16. LaBerge, S., & Dement, W. C. (1982). Lateralization of alpha activity for dreamed singing and counting during REM sleep. *Psychophysiology, 19*, 331–332.
17. LaBerge, S., Greenleaf, W., & Kedzierski, B. (1983). Physiological responses to dreamed sexual activity during REM sleep. *Psychophysiology, 19*, 454–455.
18. Mayer, J., & Hermann, H.-D. (2015). *Mentales Training. Grundlagen und Anwendungen in Sport, Rehabilitation, Arbeit und Wirtschaft* (3. Aufl.). Heidelberg: Springer Medizin.
19. Schädlich, M., & Erlacher, D. (2018). Practicing sports in lucid dreams – Characteristics, effects, and practical implications. *Current Issues in Sport Science, 3*, 007.
20. Schädlich, M., Erlacher, D., & Schredl, M. (2017). Improvement of darts performance following lucid dream practice depends on the number of distractions while rehearsing within the dream. A sleep laboratory pilot study. *Journal of Sports Sciences, 35*, 2365–2372.
21. Schredl, M., & Erlacher, D. (2011). Dream consciousness and sleep physiology. In D. Cvetkovic & I. Cosic (Hrsg.), *States of consciousness: Experimental insights into meditation, waking, sleep and dreams* (S. 93–108). Berlin: Springer.
22. Stemberger, G. (Hrsg.) (2018). *Paul Tholey. Gestalttheorie von Sport, Klartraum und Bewusstsein. Ausgewählte Arbeiten herausgegeben und eingeleitet von Gerhard Stemberger*. Wien: Wolfgang Krammer.
23. Stumbrys, T., & Erlacher, D. (2014). The science of lucid dream induction. In R. Hurd & K. Bulkeley (Hrsg.), *Lucid dreaming: New perspectives on consciousness in sleep* (Bd. 1, S. 77–102). Santa Barbara: Praeger.
24. Stumbrys, T., Erlacher, D., & Schredl, M. (2016). Effectiveness of motor practice in lucid dreams: A comparison with physical and mental practice. *Journal of Sports Sciences, 34*, 27–34.
25. Stumbrys, T., Erlacher, D., & Schredl, M. (2013). Testing the involvement of the prefrontal cortex in lucid dreaming: A tDCS study. *Consciousness and Cognition, 22*, 1214–1222.
26. Tholey, P., & Utecht, K. (1997). *Schöpferisch Träumen. Der Klartraum als Lebenshilfe* (3. Aufl.). Eschborn: Klotz.
27. Tholey, P. (1981). Empirische Untersuchungen über Klarträume. *Gestalt Theory, 3*, 21–62.
28. Tholey, P. (1990). Applications of lucid dreaming in sports. *Lucidity Letter, 9*, 6–17.
29. Voss, U., Holzmann, R., Hobson, A., Paulus, W., Koppehele-Gossel, J., Klimke, A., & Nitsche, M. A. (2014). Induction of self awareness in dreams through frontal low current stimulation of gamma activity. *Nature Neuroscience, 17*, 810–812.

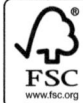

MIX
Papier aus verantwortungsvollen Quellen
Paper from responsible sources
FSC® C105338

If you have any concerns about our products, you can contact us on
ProductSafety@springernature.com

In case Publisher is established outside the EU, the EU authorized representative is:
**Springer Nature Customer Service Center GmbH
Europaplatz 3, 69115 Heidelberg, Germany**

Printed by Libri Plureos GmbH
in Hamburg, Germany